JN062614

下肢と体幹の筋がよくわかる基礎ノート

渡邊 裕也　著
石井 直方　監修

株式会社 杏林書院

著　者

渡邊 裕也（わたなべ　ゆうや）
公益財団法人 明治安田厚生事業団 体力医学研究所　研究員

監修者

石井 直方（いしい　なおかた）
東京大学名誉教授

監修のことば

わが国では，全人口に占める65歳以上人口の割合が28%を超えようとしている．この割合（高齢化率）が21%を超えた社会を「超高齢社会」と呼ぶが，すでにわが国は「超・超高齢社会」と呼ぶべき状況である．さらに，韓国や中国も20～30年後には同様の状況を迎えると予測され，社会の高齢化は世界的な問題となっている．

こうした状況のもとで社会の活力を維持するために重要なことは，「健康寿命」を延ばすことであろう．平均寿命が延び，「人生100年時代」ともいわれるが，健康寿命と平均寿命の差は，男性で約9歳，女性で約12歳もある．すなわち，人生の10%以上の期間が，介護を必要としたり活動が制限されたりする期間になってしまう．健康寿命を延ばし，長期にわたって自立し健康的に過ごすことは，個人の幸福につながるだけでなく，社会への負担を減じるという点で社会貢献にもなるといえよう．

平成28年度国民生活基礎調査によれば，高齢者が要介護になった原因は，上位から順に1）認知症（18.0%），2）脳卒中（16.6%），3）高齢による衰弱（13.3%），4）骨折・転倒（12.2%），5）関節疾患（10.2%）となっていて，ここまでで全体の約70%を占めている．これらのうち，3）～5）には筋・骨・関節などの運動器の機能が関わっており，合わせると30%を超える．さらに，運動器の機能低下は身体活動全般を阻害することで認知症や脳卒中のリスクを高める可能性がある．したがって，加齢に伴う運動器，特に骨格筋の機能低下をなるべく早期のうちから予防することが重要と考えられる．

本書はこうした観点から，加齢に伴う機能低下の著しい下肢と体幹の筋群に焦点を絞り，それらの生理学的および機能解剖学的特徴に加え，それらに対する効果的なトレーニング法を詳説したものである．全6章からなり，第1章では骨格筋と健康寿命の関係について特にサルコペニアとフレイルを中心に述べ，第2章では筋萎縮と増量の生理学的機序につき最新の知見を交えて解説している．第3章では体幹筋の機能と日常的な活動能力との関連性，第4章では加齢に伴う筋の質的変化とその評価法としての画像解析の可能性について述べ，さらに第5章では一般的な筋力トレーニングの効果，第6章では高齢者でも安全に行える新しいトレーニング法について筋発揮張力維持スロー法（スロートレーニング）を中心に解説している．

各章が豊富な文献と著者・監修者自身の研究データに基づいて構成されており，骨格筋の加齢変化とその対抗策としての筋力トレーニングに関する，これまでの内外の研究成果の集大成といえるのではないかと思う．また，下肢・体幹筋に焦点を絞ってその生理機能から実践的トレーニング法までを詳述した書は他に類を見ないものといえる．監修者として自信をもって世に出せるものである．

本書の著者である渡邊裕也君は，平成19（2007）年から平成24（2012）年の間，私の研究室に大学院生として所属し，高齢者に対する筋発揮張力維持スロー法の効果に関する研究で博士の学位を取得した．その後，博士研究員，助教として京都府立医科大学および同志社大学で高齢者の健康づくりに関する大規模な研究プロジェクトに貢献してきた．本書には，こうした研究者としての実績に加え，運動・トレーニングの指導における十分な経験も強く反映されていると思われる．

本書は，サルコペニアやフレイルを研究対象とする医学，看護学，健康科学関連分野の研究者や学生はもとより，現場で活躍する理学療法士，セラピスト，トレーニング指導者，さらには一般読者を対象としている．これらすべての方々にとって，下肢・体幹筋の基礎，最新知見，トレーニング法を理解するためのガイドブックになるものと確信する．

超高齢社会への対処は喫緊の課題である．こうした状況の下，研究面でのエビデンスを着実に積み上げて行くことも重要ではあるが，これまでに得られた研究資源をいかに効果的に活用し社会実装するかが同様に，あるいはそれ以上に重要ではないかと思われる．本書がそのための一助となれば幸いである．

令和 4 年 3 月
石井直方

序　文

私が高齢者の体力やレジスタンストレーニングに関する研究を開始したのは平成19 (2007) 年です．この頃，埼玉県三郷市で行われている高齢者の運動教室（シルバー元気塾）の様子を見学しました．そこでは，70歳代や80歳代を含む大勢の高齢者がスクワットをはじめとするレジスタンストレーニングを元気に行っていました．また，高齢者の筋力を測定する機会もありましたが，力自慢の方は若齢者と同じくらい強い力を発揮していました．高齢者であっても適切な運動やトレーニングを行うことで身体機能を維持，改善できることは理解していましたが，祖父母が早くに亡くなり高齢者が身近にいない環境で育った私にとっては大変な驚きでした．

日本人の平均寿命は男女ともすでに80歳を超えています．これは，多くの日本人が自身の身体，特に運動器を80年以上使って生活する時代であることを意味しています．長いライフスパンの中で，人生をより豊かに生きるためには，「健康な身体」が必須の基盤となります．そして，身体を健康に保つための有効な方法の1つがレジスタンストレーニングです．高齢者がトレーニングを実施し，骨格筋量や筋機能を維持，向上させることが健康寿命延伸につながることは確実です．ところが，筋肥大や筋力増強に効果的なトレーニングは関節や循環器への過度な負担となることも事実です．したがって，多くの人々にとって現実的に実践可能で，かつ効果的なトレーニング法の開発，普及が強く求められています．そこで，私は，軽微な負荷でも動作様式に工夫を加味することで十分なトレーニング効果が期待できる筋発揮張力維持スロー法（スロートレーニング）に着目し，高齢者を対象とした場合の効果検証に取り組んできました．これまでに，マシンを使ったマンツーマン指導による効果の検証，自体重エクササイズに応用したプログラムを集団指導した際の効果の検証，ポピュレーションアプローチとしてのスロートレーニングの応用可能性の検証というように研究を発展させてきました．京都府亀岡市における地域在住高齢者526名への大規模介入では，スロートレーニングを含む包括的なプログラムの実行を促すことで高齢者の骨格筋量が増加し，身体機能が改善することが明らかになりました．さらに私の研究グループでは，当該大規模介入による医療経済学的な効果の検証も進めており，確かな介護予防効果を示すエビデンスが得られています．こういった知見は，各自治体が介護予防を目的とした事業をより広く推進する契機となることから大きな価値があり，日本の健康づくり施策に大きく貢献するものと確信しています．

近年，健康維持，増進のため，あるいは自身の身体をカッコよく，美しく保つため，レジスタンストレーニングを習慣としている人が増えてきています．このニーズに応えるためフィットネスクラブやトレーニングジムも大変充実しています．また，地域の介護予防の現場での取り組みも活発であり，全国各地で高齢者を対象とした介護予防，フレイル予防の運動教室が開催されています．これは，スポーツの分野だけでなく，健康，保健，医療の分野でも骨格筋の重要性が深く認識されている証左に他なりません．平均寿命が極めて長くなっている今日，「身体を健康に保ちたい」という社会的な需要に応えるには，研究によるエビデンスを示すだけではなく，世の中に溢れる夥しい情報を整理し，わかりやすく提示することも研究者の責務の1つと思います．

本書では，介護予防やフレイル，サルコペニア予防をトレーニング科学の観点から体系的にまとめました．全6章での構成となっていますが，最新の情報を含む文献とともに私の研究グループの取り組みで得られた研究データを可能な限り紹介しています．本書が現場で高齢者のサポートを担っている方々，トレーナー，健康運動指導士，保健師，理学療法士，介護士などの専門職を目指す方々の参考になることを切に願っています．現場の方々の活動を通じて本書が日本の健康施策ひいては健康寿命延伸に少しでも貢献できれば，それは望外のよろこびです．

また，本書は，筋肉に興味をお持ちの方々，あるいはトレーニングをされている方々にも知っていただきたい骨格筋と健康維持，増進の基礎的内容をまとめたものでもあります．アスリートも加齢とともにいずれは体力が衰えます．筋肉を学術的な視点で深く理解することで，日々のトレーニングがより充実したものになり，長期的にトレーニングを楽しんでいただけるのではないかと思います．

末筆ながら本書を出版する機会をつくってくださった杏林書院の佐藤直樹氏に感謝の意を表します．また，本書を監修いただいた東京大学の石井直方先生，原稿を執筆，整理するうえで貴重なコメントをくださった京都府立医科大学の木村みさか先生，国立健康・栄養研究所の山田陽介先生，吉田司先生，ともに活動を続けてきた共同研究者の先生方に深く御礼申し上げます．

令和4年3月

渡邊裕也

Contents

1章　データでみる骨格筋と健康寿命の関係

はじめに

日本は今日，これまでにない超高齢社会を迎えている．人々が長生きできる社会が大変幸せであることに疑いはないが，その反面，長寿社会ゆえの課題も生じる．本章では，超高齢社会の現状について述べるとともに，フレイル，サルコペニアの概略を説明する．

1．超高齢社会

日本は世界に先駆けて超高齢社会を迎えている．令和3（2021）年7月30日に発表された最新の資料によると，令和2（2020）年における日本人の平均寿命は，男性81.64年，女性87.74年となっている[1)]．昭和22（1947）年の日本人の平均寿命は男性で50.06歳，女性で53.96歳であった．約70年で日本人の平均寿命は男女とも30歳以上延びたことになる．また，簡易生命表から特定年齢生存率を見ると，90歳で男性28.4％，女性52.5％，95歳で男性11.1％，女性28.3％となっている[1)]．これは，日本人の男性では約1/4が，女性では約半数が90歳を超えて生きる時代に突入していることを意味している．ちなみに，平均寿命は今後も延び続け，令和47（2065）年には，男性84.95年，女性91.35年に到達すると予想されている[2)]．長寿社会の到来は大変喜ばしいことではあるが，高齢者の健康や生活に大きな課題があるのも事実である．

日本における高齢者の人口は増加しており，しばらくこの傾向が続くと予想されている（**図1-1-1**）．少子化の影響も重なって総人口が減少する中でも，65歳以上の者が増加することにより，総人口に占める65歳以上人口の割合を指す高齢化率は上昇を続けると考えられる．なお，高齢化率が7％を超えると「高齢化社会」，14％を超えると「高齢社会」，21％を超えると「超高齢社会」と呼ばれる．日本は昭和45（1970）年に高齢化社会へ，平成7（1995）年に高齢社会へ，そして平成22（2010）年に超高齢社会へと突入している．令和18（2036）年には高齢

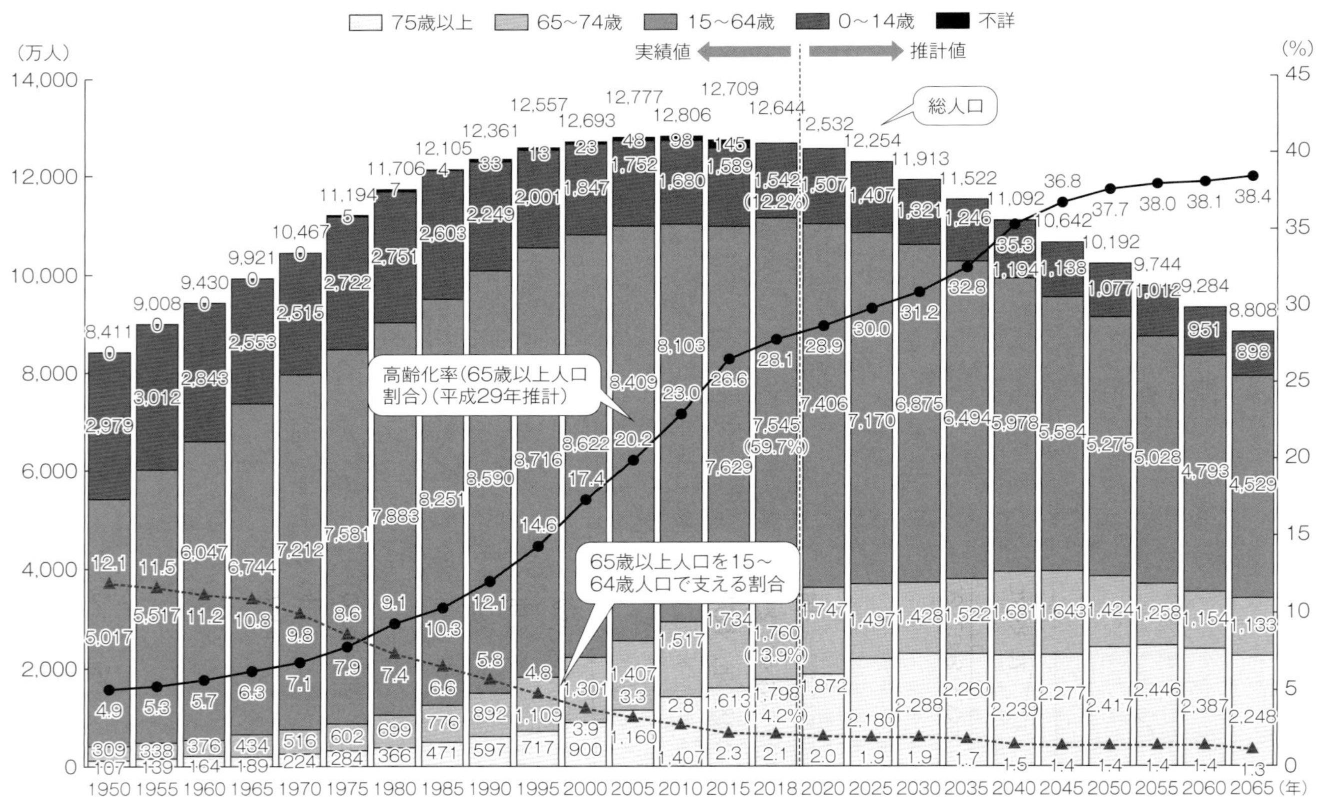

図1-1-1　日本における高齢化の推移と将来予測（内閣府，2019[3] より改変）

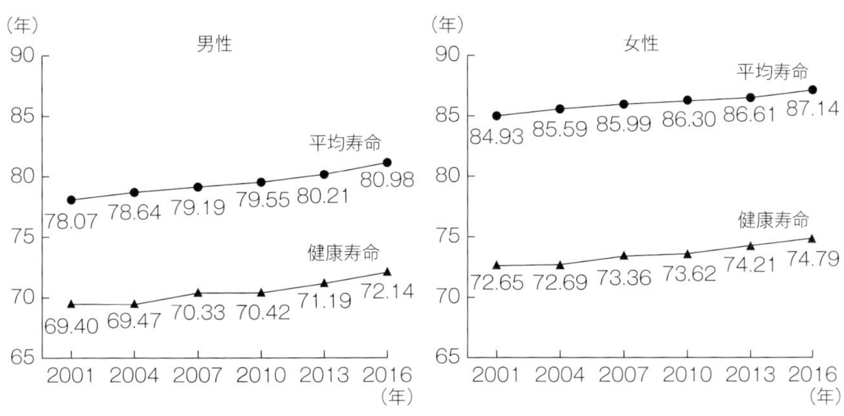

図1−1−2　平均寿命と健康寿命の推移（内閣府，2019[3] より改変）

化率が33.3％に達し，国民の3人に1人が高齢者となると推計されている[3]．

高齢者は，65〜74歳の前期高齢者と75歳以上の後期高齢者に分類されるが，平成30（2018）年，後期高齢者人口が前期高齢者人口を上回った（図1−1−1）．後期高齢者人口は令和36（2054）年まで増加すると見込まれている[3]．なお，令和47（2065）年には，全人口に占める後期高齢者の割合は25.5％となり，約3.9人に1人が75歳以上となると推計されている[3]．将来的な日本の人口構造の特徴の1つは，後期高齢者の割合が高まることである．令和7（2025）年にはいわゆる「団塊の世代」が後期高齢者となるが，それまでに高齢者の生活や健康に関連する諸問題への具体的な対応が求められる．

現在の日本のように平均寿命が極めて長い状況においては，日常生活に制限のない期間，すなわち健康寿命をいかに延伸させるかが大変重要な課題となる．平成28（2016）年時点での健康寿命は男性で72.14年，女性で74.79年となっている（図1−1−2）．一方，同年における平均寿命は男性で80.98年，女性で87.14年である．つまり，健康寿命は平均寿命と比べ男性では8.84年，女性では12.35年短いことになる．これは，人生の終焉を迎える前に男性はおよそ9年間，女性はおよそ12年間，他者のサポートを受けて生活する状態（要介護状態）にあるということを意味している．なお，平均寿命および健康寿命の推移を見ると，それぞれが延伸していることがわかる（図1−1−2）．両者の延びを比べると健康寿命が平均寿命をやや上回っている．この差をできるだけ縮め，自立して生活できる期間をいかに増やすかが国家的課題である．

前述の通りこの70年あまりで日本人の平均寿命は30年以上伸び，ライフスパンが大きく変化した．しかしながら，現在の社会制度の多くが時代の変化に適応しているとはいえない．今後，超高齢社会に適合した社会システムを構築することが世界一の長寿国である日本の果たすべき責任といえる．高齢化に伴う諸問題の解決において身体運動科学，健康科学に課せられた役割は極めて大きい．

2．要介護等認定

1）介護保険制度

日本においては，社会の高齢化に伴い介護を必要とする高齢者の増加や介護期間の長期化など介護ニーズが高まる一方で，核家族化の進行，介護する家族の高齢化，介護による離職の増加など，サポートする側の状況も変化してきた．このような背景から，平成12（2000）年，高齢者の介護を社会全体で支えるしくみとして介護保険制度が創設された．

認定作業は申請者に対して行われる．まず，市町村の認定調査員による心身の状況調査ならびに主治医意見書に基づくコンピュータ判定が行われる（一次判定）．次に，市町村（保険者）に設置された介護認定審査会（保健・医療・福祉の学識経験者により構成される）において審査，判定が行われ（二次判定），本人に通知される．なお，認定には有効期間が設定される．

介護度は要支援1および2，要介護1から5に区分されており，低下している日常生活能力に応じて決定される．具体的には介護サービスの必要度合いを時間で表した要介護認定等基準時間に基づいて決められる．そのため，介護度が病気の重さと一致しない場合もある．

2）要介護等認定者および介護給付費の推移

介護保険制度において要介護あるいは要支援の認定を受けた人（要介護等認定者）は増加の一途をたどっており，平成30（2018）年4月で644万人に達している[4]（図1−2−1）．制度が開始した平成12（2000）年と比較すると認定者数は約3倍に増加したことになる．なお，その内訳を見ると，重度の認定者数よりも軽度の認定者の増加が大きいことがわかる．当然のことであるが，高齢になるほど認定者の割合は増加し，90歳以上ともなればその多くが要介護等認定者ということになる．介護にかかる費用も認定者の急増とともに増加しており，すでに10兆

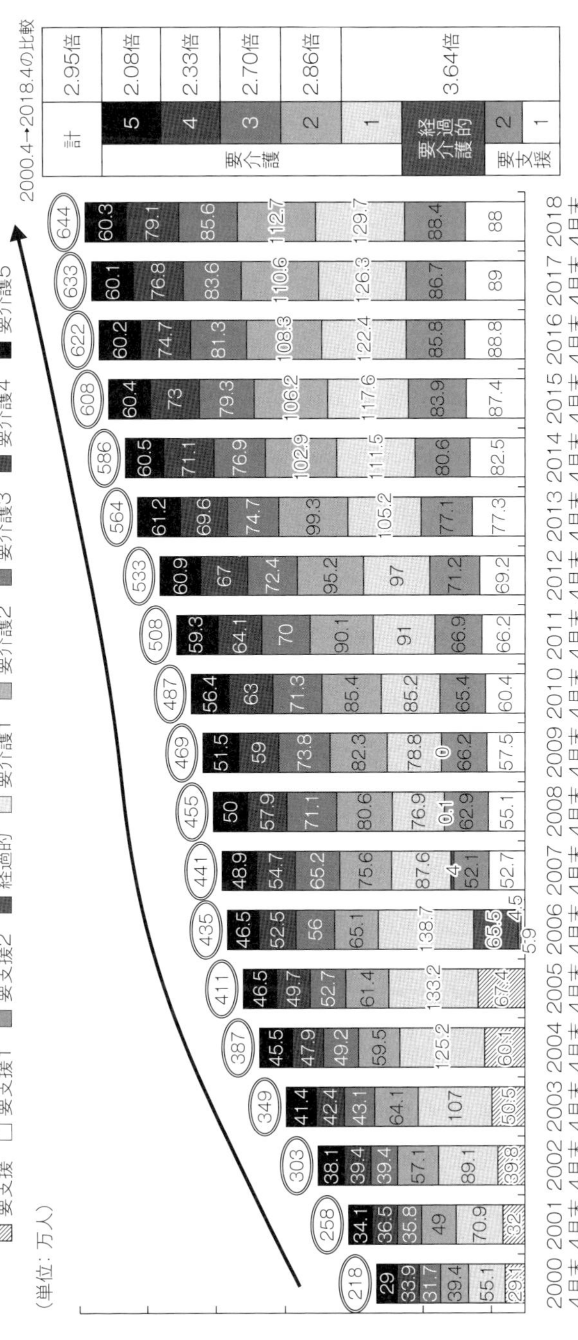

図1−2−1　介護度別認定者の推移（厚生労働省，2019[4]）より改変）

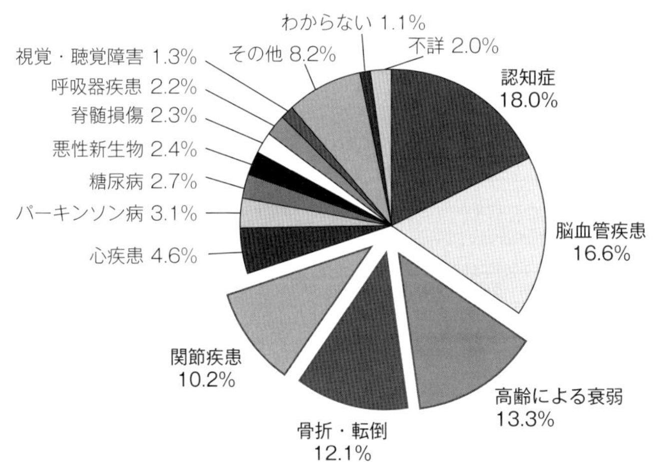

図1-2-2　介護が必要になる主な原因（厚生労働省，2016[5]より作成）
このグラフには65歳未満の者も含まれる．なお，65歳以上の高齢者に限定して計算すると，認知症18.7%，脳血管疾患15.1%，高齢による衰弱13.8%，骨折・転倒12.5%，関節疾患10.2%となる．

円を超えている．このような推移の中，介護保険の制度は2回の大幅改定がなされてきた．平成27（2015）年の改定では，より介護予防を重視するシステムに転換が図られている．現在および今後の平均寿命を考慮すると，長いライフスパンを前提とした社会制度の再構築に加えて，介護予防の理論を教育の中に取り入れ，その重要性を国民に広く周知させる必要があるだろう．

3）介護が必要となる要因

人々に介護が必要となる理由にはどのようなものがあるだろう．平成28（2016）年国民生活基礎調査[5]の結果を見ると，介護が必要になった主な原因の1位が認知症（18.0％），2位が脳血管疾患（16.6％），3位から5位が高齢による衰弱（13.3％），骨折・転倒（12.1％），関節疾患（10.2％）となっている（**図1-2-2**）．これら上位5位を合わせると70.2％となり，要介護等認定を受ける要因がこれらに集約されることがわかる．ここで注目したいのは，3位から5位は筋肉，骨，関節といった運動器に関連している点である．これらを合計すると35.6％となる．これは1位の認知症や2位の脳血管疾患を大きく超える割合となり，筋肉・骨・関節の問題が高齢者の生活の質（Quality of life：QOL）を著しく低下させていることがわかる．

表1−2−1　介護度別にみた介護が必要になった主な原因上位3位（厚生労働省，2016[5]より作成）

（単位：%）　2016年

要介護度	第1位		第2位		第3位	
総　数	認知症	18.0	脳血管疾患（脳卒中）	16.6	高齢による衰弱	13.3
要支援者	関節疾患	17.2	高齢による衰弱	16.2	骨折・転倒	15.2
要支援1	関節疾患	20.0	高齢による衰弱	18.4	脳血管疾患（脳卒中）	11.5
要支援2	骨折・転倒	18.4	関節疾患	14.7	脳血管疾患（脳卒中）	14.6
要介護者	認知症	24.8	脳血管疾患（脳卒中）	18.4	高齢による衰弱	12.1
要介護1	認知症	24.8	高齢による衰弱	13.6	脳血管疾患（脳卒中）	11.9
要介護2	認知症	22.8	脳血管疾患（脳卒中）	17.9	高齢による衰弱	13.3
要介護3	認知症	30.3	脳血管疾患（脳卒中）	19.8	高齢による衰弱	12.8
要介護4	認知症	25.4	脳血管疾患（脳卒中）	23.1	骨折・転倒	12.0
要介護5	脳血管疾患（脳卒中）	30.8	認知症	20.4	骨折・転倒	10.2

注：熊本県を除いたものである．

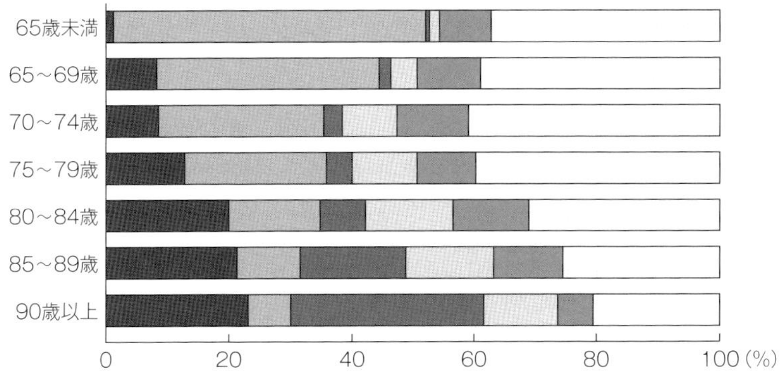

図1−2−3　年齢別にみた介護が必要になる主な原因（厚生労働省，2016[5]より作成）

一方，要介護等認定に至る主要因の上位3位を要介護度別に見ると違った様相がみえてくる．要支援者では関節疾患が17.2％，高齢による衰弱が16.2％，骨折・転倒が15.2％となっているが，要介護者では認知症が24.8％，脳血管疾患が18.4％，高齢による衰弱が12.1％となっている（表1−2−1）．また，年齢別でみた場合も違った様子が浮かび上がってくる（図1−2−3）．65歳未満では，脳血管疾患が最も高率で51.1％を占める．脳血管疾患は65～79歳においても最も高率であるが，さらに高齢になると徐々に減少し，80歳以上では認知症や高齢による衰弱の割合が増加し，90歳以上では認知症が23.3％，高齢による衰弱が31.5％に達する．また，高齢による衰弱，骨折・転倒，関節疾患を運動器の問題としてまとめた割合を見ると，65歳未満では10.7％，65～69歳では16.7％，70～74歳では23.5％，75～79歳では24.4％，80～84歳では34.4％，85～89歳では42.9％，90歳以上では49.5％となる．これは，運動器の状態を良好に保つことの価値が高齢になるほど高まることを意味している．

このように介護が必要となる要因は介護度や年齢で大きく異なることがわかる．したがって，介護予防策も一律ではなく状況に応じたものが必要となる．高齢期の初期段階では，特に脳血管疾患への対策，つまり生活習慣病予防が，その後の段階では認知症や運動器への対策が重要となるといえよう．なお，現在は男女ともに長寿の時代である．要介護状態に至るきっかけとなる事象は，高齢期に入る前から進行していると考えられるため，若いうちからのメタボリックシンドロームやロコモティブシンドロームの予防を心がけることが個人にとっても社会にとっても極めて重要になる．また，特に後期高齢者においては，メタボリックシンドロームの対策とともに，後述のフレイル・サルコペニアへの対策をより重視していく必要があると考えられる．

3．加齢に伴う体力の変化

1）高齢者における体力の重要性

体力は，**表1-3-1**に示すように複数の要素に分類される[6]．各種体力要素は成長とともに向上しピークを迎えると，その後，加齢とともに低下していく．特に高齢期以降，体力の衰えつまり身体機能の低下がQOLに直接影響を及ぼすことが知られている．若齢者や中年者においては，体力が他人と比べて多少劣っていても日常生活に大きな問題は生じない．ところが，高齢者では体力低下は即，生活機能の喪失につながってしまう．

Cooperらは，システマティックレビューおよびメタアナリシスを行い，高齢者における体力と死亡率の関連を報告した[7]．各種体力で対象者を四分位に群分けし分析したところ，握力が最も低い群では最も高い群に比べおよそ1.7倍の死亡率であること，歩行速度が最も低い群では最も高い群に比べおよそ2.9倍の死亡率であることが明らかになった（**図1-3-1**）．また，およそ14万人を4年間追跡した大規模研究においても，握力の低下は全死亡，心疾患死亡，心疾患発症のリスクを上昇させることが示されている[8]．握力や歩行速度は比較的簡単に測定可能であるが，高齢者の総合的な体力を反映していると考えられる．このよう

表1-3-1　体力の分類（池上，1987[6] より改変）

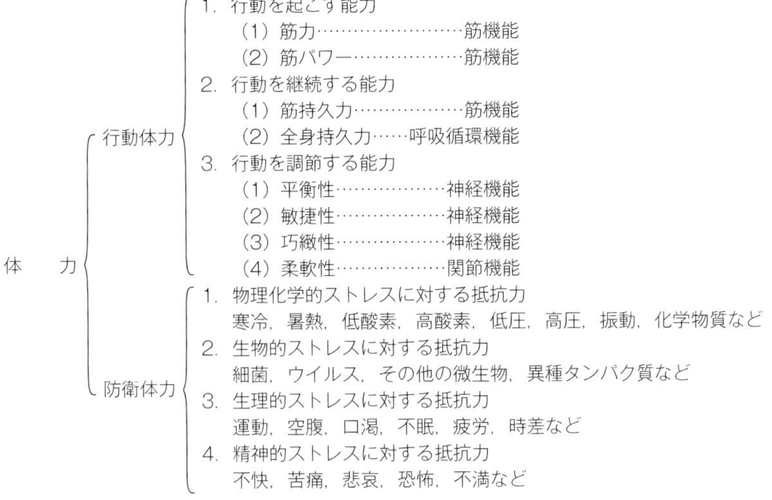

体力
- 行動体力
  1. 行動を起こす能力
     （1）筋力……………………筋機能
     （2）筋パワー………………筋機能
  2. 行動を継続する能力
     （1）筋持久力………………筋機能
     （2）全身持久力……呼吸循環機能
  3. 行動を調節する能力
     （1）平衡性………………神経機能
     （2）敏捷性………………神経機能
     （3）巧緻性………………神経機能
     （4）柔軟性………………関節機能
- 防衛体力
  1. 物理化学的ストレスに対する抵抗力
     寒冷，暑熱，低酸素，高酸素，低圧，高圧，振動，化学物質など
  2. 生物的ストレスに対する抵抗力
     細菌，ウイルス，その他の微生物，異種タンパク質など
  3. 生理的ストレスに対する抵抗力
     運動，空腹，口渇，不眠，疲労，時差など
  4. 精神的ストレスに対する抵抗力
     不快，苦痛，悲哀，恐怖，不満など

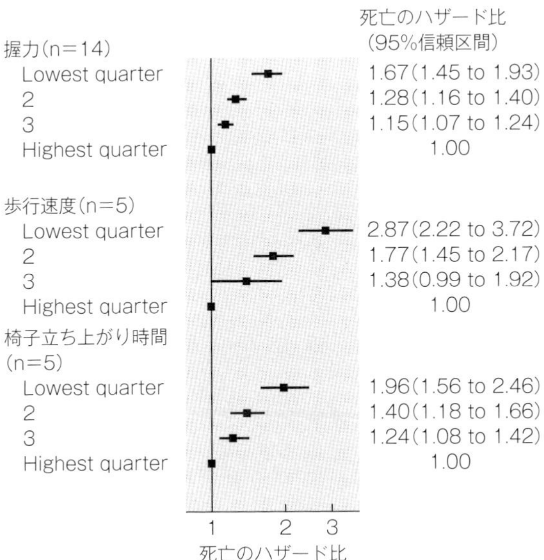

図1-3-1　体力とその後の死亡率（Cooper et al., 2010[7] より改変）

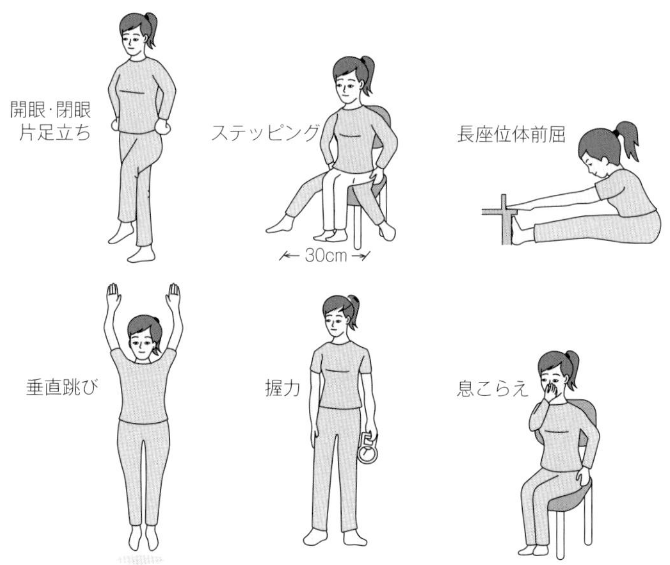

図1−3−2　高齢者向けのバッテリーテスト（木村ほか，1989[9]より改変）

な単純な指標が死亡率と関連することは，高齢者における体力維持がいかに重要かを強く示している．

2）高齢者に適応可能な体力評価方法

著者が所属する研究グループでは，京都市のフィールドにおいておよそ40年にわたり高齢者の身体能力（体力）測定を実施しており，これまでに延べ35,000名以上の体力を評価してきた．この体力測定会がスタートした昭和55（1980）年には，運動習慣のない低体力者も含めた一般高齢者の体力測定法に関する資料が全く存在していなかった．その中で，文部省（現文部科学省）の壮年体力テストなどを参考に試行錯誤を繰り返し，閉眼片脚立ち時間（平衡性），座位ステッピング回数（敏捷性），長座位体前屈（柔軟性），垂直跳び高（下肢筋パワー），握力（上肢筋力），息こらえ（持久力）の6項目で構成される高齢者向けのバッテリーテストが作成された[9]（図1−3−2）．このバッテリーテストは，高齢者にとって安全であること，場所を選ばず簡単に実施できること，若い年代とも比較可能な項目が含まれていることを特徴としている．なお，閉眼片脚立ち時間は，ほとんどの高齢者が5秒以下に分布し，75歳を過ぎると測定不可能なケースもあることから，現在は開眼片脚立ち時間も同時に測定している．また，全身持久力に関しては，木村らが3分間シャトルスタミナウォークテスト[10]を開発して以降，これが採用されており，息こらえは実施していない．現在では，ファンクショナルリーチテスト，歩行速度，Timed up & goテストなどを含めた高齢者向けの体力測定を地域フィールドや軽費老人ホームで展開している．

地域フィールド（京都市）における高齢者の体力測定活動の中で，Kimuraらは7年間継続して測定会に参加した高齢者のデータに基づいて，加齢に伴う機能低下を反映する体力要素として10m歩行時間（通常速度），ファンクショナルリーチ，開眼片脚立ち時間，垂直跳び高，握力の5つの測定項目を抽出するとともに，この5項目からFitness Age Score（FAS）を算出する以下の式を報告した[11]．なお，FASはAging Biomarkerに基づく生物学的年齢を体力要素で評価するものである．

男性：$FAS = -0.203X_1 + 0.034X_2 + 0.0064X_3 + 0.044X_4 + 0.046X_5 - 3.05$
女性：$FAS = -0.263X_1 + 0.033X_2 + 0.0074X_3 + 0.048X_4 + 0.079X_5 - 2.52$

X_1＝10m歩行時間（通常速度）（秒），X_2＝ファンクショナルリーチ（cm），X_3＝開眼片脚立ち時間（秒），X_4＝垂直跳び高（cm），X_5＝握力（kg）

Kimuraらは，FAS低下の度合いは加齢とともに増大すること，女性に比べ男性の低下が大きいこと，80歳以降で男女差は拡大することを報告している[11]．また，Yoshidaらは地域在住の自立高齢者939名を対象とした2年間の追跡調査研究を行い，FASが要介護等認定の予測因子となることを報告した[12]．この研究では，−0.29をFASのカットオフ値として算出し，対象者を2群に分けて新規認定の発生を比較したところ，低体力群は高体力群に比べ2年以内の認定発生率がおよそ5.4倍になることが明らかになった（**図1−3−3**）．この−0.29が1つの基準になると考えられる．なお，要介護等認定高齢者のFASはこの値を大きく下回っていることがわかっている．例えば，通所型デイサービス施設を利用している要介護等認定高齢者のFASの平均値は男性で−2.07，女性で−2.12であった[13]．また，施設利用高齢者を対象とした縦断調査において，追跡期間中に認定を受けた群（認定群）と受けなかった群（自立群）の2群でFASの変化を比較したところ，認定群でFAS低下が大きい傾向が観察された（渡邊ほか，未発表データ）．この

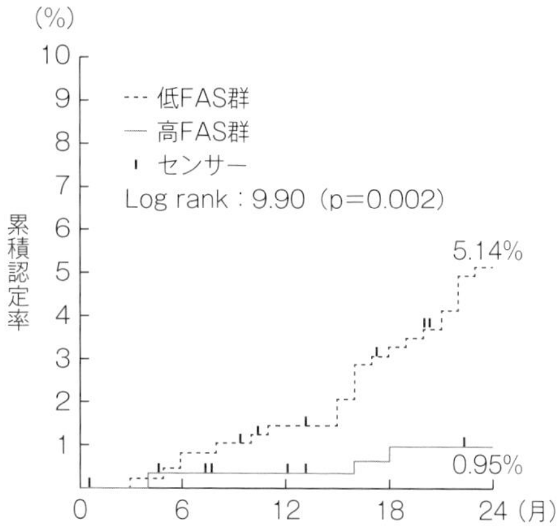

図1-3-3　低FAS群と高FAS群の2年間の累積認定発生率（Yoshida et al., 2017[12] より改変）
FAS：Fitness age score

結果は，要介護等認定者では体力低下に拍車がかかることを意味しており，認定者に特化した，つまり低体力者でも取り組むことが可能な健康維持策の確立の必要性を提起している．

3）地域在住高齢者の体力

図1-3-4は地域在住高齢者895名（男性368名，女性527名，60〜89歳）の体力測定結果を，60歳未満の日本人の報告値とともに示したものである[14]．各体力要素は20歳前後でピーク値を迎えた後，青年期，壮年期を通じて観察される加齢変化と同じように低下していくことがわかる．しかし，体力低下の経過は各体力要素で大きく異なる．例えば，握力は，60歳代でピーク時のおよそ70％，80歳代でも50％程度を維持している．ところが，閉眼片脚立ち時間は，60歳代ですでにピーク時のおよそ20％まで低下しており，80歳代では男性で5.9％，女性で9.4％にまで落ち込むことが見て取れる．

図1-3-5は，895名の対象者におけるバッテリーテスト6種目の各測定値に1〜5点の得点を与えて，算出した総合点を年齢ごとにプロットしたものである[9, 14]．総合点は年齢との間に有意な負の相関関係があり，1年間でおよそ1%，10年間で約10%（2.9点）の低下が見込まれる．総合点の低下は個人差も大きいが，75〜80歳において低下がやや加速する様子がうかがえる（**図1-3-5**）．75歳を過ぎると体力の衰えを強く自覚するといわれるが，この結果はそれを反映しているのかもしれない．高齢者の日常生活における活動性や行動力は，体力に裏打ちされるため，なるべく早い段階から体力の低下を防ぎ，高齢期以降，とりわけ75歳以降もある程度体力を維持することが求められる．

高齢者では，体力の個人差が年齢とともに拡大することが知られている．木村らは，高齢者の体力と運動習慣の関連に着目し，地域在住高齢者179名（男性82名，女性97名，60〜88歳）を対象に，散歩など低強度の生活活動を含めた運動習慣

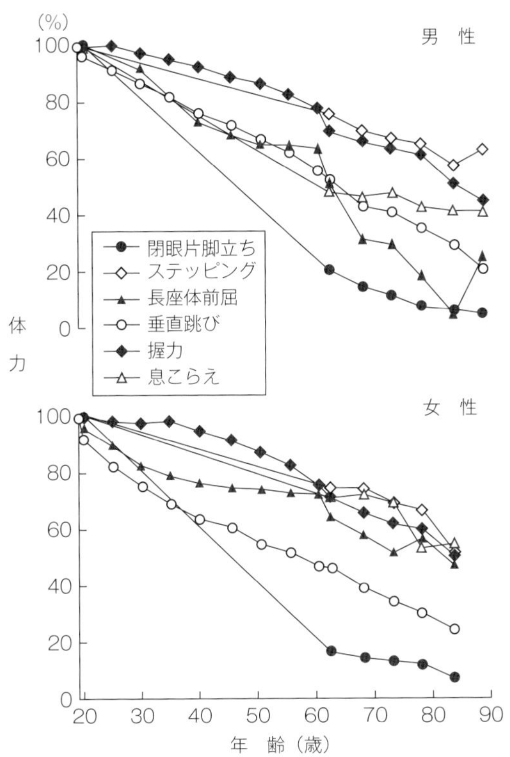

図1-3-4　各種体力要素の年齢別平均値（当時の体力ピーク値に対する相対値）
（木村，1991[14]より改変）

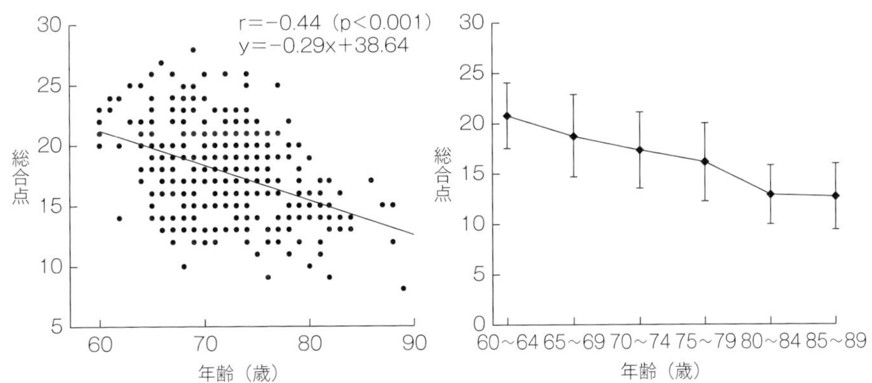

図1-3-5　体力総合点と年齢の関係（左）および体力総合点の加齢変化（右）
（木村ほか，1989[9]；木村，1991[14]より改変）

の有無で体力を比較した[15]．その結果，体力総合点は運動習慣のある者と比較して運動習慣がない者で有意に低値を示した（運動習慣あり：男性20.5点，女性20.3点：運動習慣なし：男性18.0点，女性17.4点）．両者の総合点の差は男性2.5点，女性2.9点であり，前述の横断研究における体力年齢に換算するとおよそ10年にあたる．近年，厚生労働省は身体活動量の増加に取り組んでおり，意図的な運動だけではなく，買い物や通勤などの生活活動も含めて活発な身体活動を行うことの重要性を呼びかけている．高齢者の体力維持には，軽微な身体活動でもそれなりの効果を期待できると考えられる．

また，Kimuraらは高齢者の10年間の縦断的な体力データの評価も行っている[16]．追跡期間の測定値がそろっている男性11名および女性49名（初回測定時の平均年齢：男性69.5歳，女性69.3歳）の10年間の体力の推移を見ると，握力，垂直跳び高，閉眼片脚立ち時間の加齢変化は，前述の横断データにおける変化（図1-3-4）とほぼ一致しており，75～80歳以上で低下が加速していた．しかし，座位ステッピング回数や長座位体前屈においては加齢に伴う変化は観察されなかった．これらの体力要素は加齢による影響を受けにくいのかもしれない．一方，体力総合点を見ると，縦断データ分析対象者の初回値は，先の横断データの平均値を下回っていたが，10年目には平均値と同程度であった．この結果は，追跡対象者における体力の加齢変化が一般地域在住高齢者を対象とした横断データに比べ，緩やかであった可能性を示している．この集団には特別体力が優れている者やスポーツを行っている者は含まれていない．しかし，体力測定に10年間欠かさず参加していることに加え，多くの者が体操や散歩などを日課としており，健康への意識や関心が高い集団といえる．自身の健康に関心を持ち続けることや軽微であっても運動習慣を持つことが高齢期以降の体力低下の抑制をもたらすのかもしれない．このような知見は，自身の健康を見直す機会としての体力測定の意義を提起していると考えられる．

平成11（1999）年，文部省（現文部科学省）は昭和39（1964）年から実施してきた児童生徒用のスポーツテストも含め，従来からの体力・運動能力調査方法を全面的に見直した「新体力テスト」を発表した．しかし，この新体力テストが対象とする高齢者は65歳から79歳までであり，80歳以上は適用外となっている．前述の通り，現在の平均寿命は男女ともに80歳を超えており，80歳以上の高齢者は極めて多い．高齢者における体力測定は自身の体力を知り，運動など日頃の生活習慣を見直す良い機会となる．技術の発達とともに多くの身体機能をフィールドで測定し，すぐにフィードバックすることができるようになってきており，体力評価が地域の健康づくりの戦略ツールになり得る．これをどのように活用するかは地域の健康づくりにおいて重要な課題といえよう．

4．フレイル

1）フレイルとは

前述の国民生活基礎調査[5]において，介護が必要になる要因の3位となっていた「高齢による衰弱」は，近年，老年医学の分野で「フレイル」として注目されている．フレイルは「虚弱」を意味する英語「frailty」に由来し，日本老年医学会が「衰弱」や「虚弱」に代わる新たな用語として提案したものである．フレイルの定義は，「高齢期に生理的予備能力が低下することで，ストレスに対する脆弱性が亢進し，生活機能障害，要介護状態，死亡などの転帰に陥りやすい状態」とされている[17]．生理的予備能力とは，恒常性維持能力である．ストレスは，新しい投薬，軽度の感染症，手術など多岐にわたる．フレイル高齢者はストレスにさらされることで健康状態が大きく悪化するリスクが高くなる．実際にフレイル高齢者では日常生活機能障害や転倒などを認めやすく，死亡割合も高いことが知られている．フレイルは，包括的な高齢者医療においても重要な概念といえる．

フレイルを理解するにあたり，高齢者が要介護状態に至る経過を示した2つのモデルをみていきたい（図1−4−1）．上段は，脳卒中などの特定の原因（病気）によって身体機能が急激に低下し要介護に至る，あるいは介護度が進行するというものである．このモデルは前期高齢者に多く該当すると考えられる．一方，下段は，加齢が進行することにより生理的予備能力が徐々に失われることで各種ストレスへの抵抗力が低下し，些細なことがきっかけで自立を失っていくというものである．このモデルにおける予備能力の変化は，特定の原因で急激な低下を示す上段のモデルとは異なりスロープ状になっている．フレイルとは，図内の健康と身体機能障害の中間に位置する状態である．下段のモデルは後期高齢者で多く見られるケースで，入院している高齢者のほとんどがこの過程を経て要介護状態に近づくといわれている．特定の原因や目立った病気がないにもかかわらず徐々に予備能力が低下するため，気が付いた時には要介護状態となっていたということも少なくない．なお，フレイルは要介護状態につながるリスクが高いものの自立を失ってはいないため，健康寿命の範囲内であると判断される．

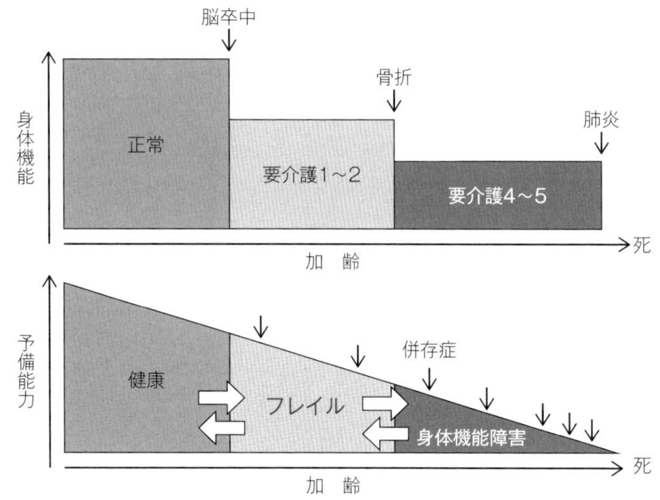

図1-4-1　高齢者が要介護等認定に至るプロセス（葛谷，2011[18] より改変）

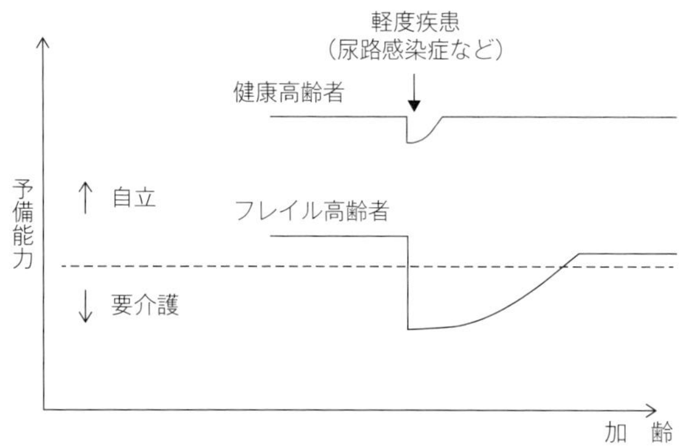

図1-4-2　軽度疾患による影響とその後の回復過程の概念図（Clegg et al., 2013[19]）

フレイルであるか否かは高齢者の生活に大きく影響する．図1-4-2はフレイル高齢者の疾患からの回復過程のイメージ図である[19]．まず，フレイル高齢者は健康な高齢者と比べ予備能力（身体機能レベル）が低値である．この状態で軽度疾患を患うと大きなダメージを受け，回復にも長い時間を要する．加えて，フレイル高齢者においては予備能力がもとの水準まで回復しない．図中の点線は介助を必要とする閾値を表したものである．図中のフレイル高齢者が近い将来，再び同様の疾患に至った場合，自立した生活が失われる可能性が極めて高い．前述の通り，フレイルは些細なことがきっかけで自立を喪失するリスクが高い状態ということになる．平均寿命が極めて長い今日，フレイル対策が健康寿命延伸のキーポイントになることに疑いはない．

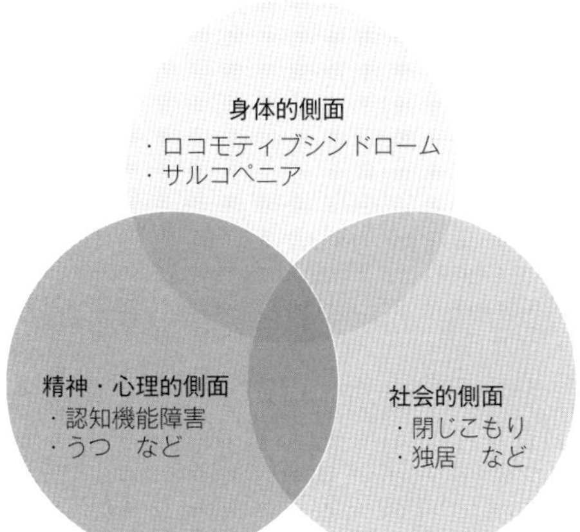

図1-4-3　フレイルに含まれる3つの側面
この3つ側面のどれかに問題があると負のスパイラルの起点になり得る．例えば，外出頻度が低下し閉じこもりがちになると，身体活動量が低下し筋力低下が進行する．その結果，より閉じこもりがちになるという状況に至る．この場合，他者との関わりが少なくなることで，認知機能にもネガティブな作用がはたらくと推察される．したがって，身体機能面のみに注意を向けるのではなく，精神・心理的側面，社会的側面を包括的に評価する必要がある．

2）フレイルの多面性

介護予防ひいては健康寿命延伸には，フレイルへの対策が必須となる．フレイルを着実に予防するには，フレイルが多面的かつ包括的な概念であることを理解する必要がある．フレイルには，体力の低下に代表されるような身体的側面に加えて，精神・心理的および社会的側面が含まれている（**図1-4-3**）．フレイルの3つの側面のうち，身体的フレイルには，ロコモティブシンドローム（ロコモ）やサルコペニア（加齢性筋減少症：詳細は後述）が含まれる．特にサルコペニアは身体的フレイルの中核要素と考えられている．精神・心理的フレイルには軽度認知障害（Mild cognitive impairment：MCI）やうつ，意欲の低下などが，社会的フレイルには閉じこもりや独居（孤立），貧困などが含まれると考えられている．また，近年，身体的フレイルと認知機能障害が共存すること，アルツハイマー型もしくはその他の認知症でないこと，の双方を満たす状態を「認知的フレイル」と呼ぶようになっている[20]．多様な側面を持つフレイルであるが，これまでの研究は身体的な側面に焦点を当てて行われてきた．一方，精神・心理的および社会的な側面については，海外も含めてまだまだその報告は少なく，今後の研究と得られた知見の整理が待たれるところである．

3つの側面に関連した各種問題が相互に絡み合いながら全身の脆弱性を亢進させ，生活機能障害，要介護状態，死亡などに陥ると考えられる．当然ながらフレ

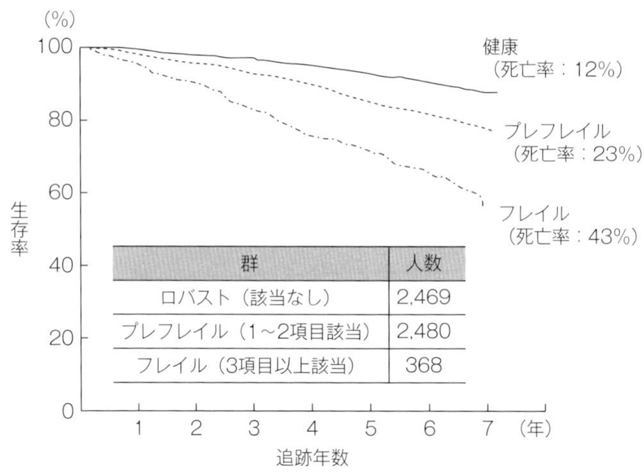

群	人数
ロバスト（該当なし）	2,469
プレフレイル（1～2項目該当）	2,480
フレイル（3項目以上該当）	368

図1-4-4　フレイルとその後の健康状態（Fried et al., 2001[21] より改変）

イルを促進させる要因は高齢になればなるほど増加していく．したがって，多種多様なはたらきかけやコミュニティのネットワークを駆使して，このような要因を取り除きつつ予備能力の低下を抑制していくことが求められる．

3）フレイルの判定

これまでにさまざまなフレイル判定方法が開発されている．フレイルには，表現型モデル（Phenotype model）および欠損蓄積モデル（Accumulated deficit model）という代表的な概念がある．

表現型モデルは加齢に伴って現れる身体機能低下の徴候，つまり目にみえる身体機能の衰えを捉えるという考え方で，これに基づくフレイル判定法が，Fried らによるCardiovascular Health Study（CHS）基準である[21]．これは健康状態などを問う質問に客観的な体力指標が付加された5項目で構成される．具体的には，体重減少，身体活動の低下，疲労感，筋力（握力）低下，歩行速度の低下を評価し，3項目以上該当でフレイル，1～2項目該当でプレフレイル（前フレイル），0項目該当でロバスト（健常）と判定する．握力および歩行速度は体力測定を行って実測する．Fried らはこの基準を用いて高齢者5,317名を3群に分けて追跡したところ，7年後までの死亡率はロバストで12％，プレフレイルで23％，フレイルで43％であった（**図1-4-4**）．フレイル高齢者の死亡率は非常に高く，ロバスト

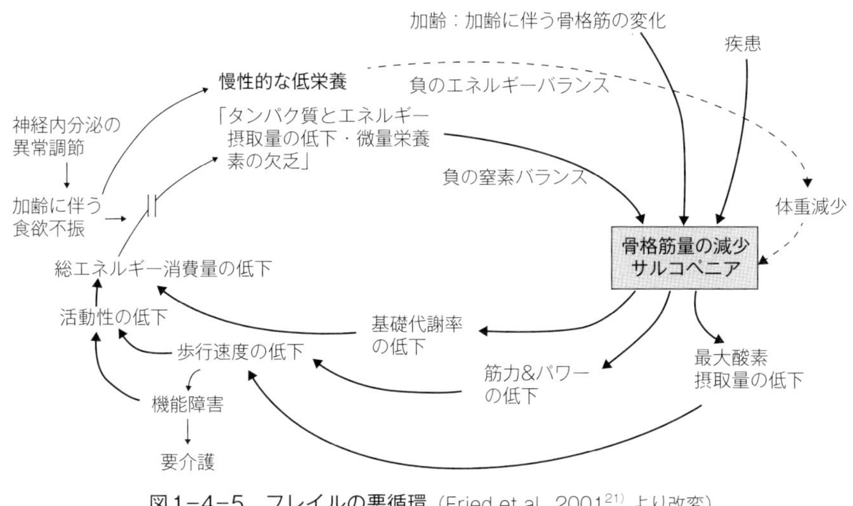

図1-4-5　フレイルの悪循環（Fried et al., 2001[21] より改変）

高齢者のおよそ3.6倍であった．フレイルが高齢者のその後の生活に悪影響を及ぼすことに疑いはないだろう．

CHS基準は身体機能に関連する項目のみで構成されているため，広い概念であるフレイルのうち身体的側面に焦点を当てているといえる．フレイルの中でも身体的フレイルは，加齢に伴う骨格筋量の減少と食欲不振等による慢性的な低栄養が互いにネガティブに作用しながら，身体機能を徐々に低下させていくと考えられている（**図1-4-5**）．この基準はフレイルの精神・心理的，社会的側面に対する評価が含まれていない点にやや課題はあるが，わかりやすい項目で判定を行えるという利点もあり，多くの研究グループがこの5つの構成要素を活用してフレイルを判定している．なお，日本版CHS（J-CHS）として推奨されている基準は，**表1-4-1**の通りである[22]．一方，Yamadaらはフレイルをより簡便に評価できる尺度として簡易フレイル・インデックスを報告している[23]（**表1-4-2**）．これはCHS基準に基づいて開発されたもので，体力測定による指標を使わず，5項目の質問による主観的な評価からフレイルを判定する．簡易フレイル・インデックスでは，CHSの筋力を評価する項目が，記憶力を問う質問となっており，フレイルの身体的な側面に主眼を置くものの，認知機能も考慮した判定方法となっている．

もう1つの代表的な概念である欠損蓄積モデルでは，フレイルを加齢に伴う疾

表1-4-1　日本版CHS基準（J-CHS）
（Satake et al., 2017[22] より改変）

項目	評価基準
体重減少	6カ月で，2～3kg以上の体重減少がありましたか? →「はい」で該当
筋力低下	握力の測定 →男性26kg未満，女性18kg未満で該当
疲労感	（ここ2週間）わけもなく疲れたような感じがしますか? →「はい」で該当
歩行速度低下	歩行速度の測定 →通常歩行速度1.0m/秒未満で該当
活動量減少	①軽い運動・体操をしていますか? ②定期的な運動・スポーツをしていますか? →上記いずれも「1週間に1度もしていない」で該当

Cardiovascular Health Study：CHS．3項目以上該当：フレイル，1～2項目該当：プレフレイル，該当なし（0項目）：ロバスト（健常）

表1-4-2　簡易フレイル・インデックス
（Yamada et al., 2015[23] より改変）

項目	評価基準
体重減少	6カ月で，2～3kg以上の体重減少がありましたか? →「はい」で該当
歩行速度低下	以前に比べて歩く速度が遅くなってきたと思いますか? →「はい」で該当
活動量減少	ウォーキングなどの運動を週に1回以上していますか? →「いいえ」で該当
記憶力低下	5分前のことが思い出せますか? →「いいえ」で該当
疲労感	（ここ2週間）わけもなく疲れたような感じがしますか? →「はい」で該当

3項目以上該当：フレイル，1～2項目該当：プレフレイル，該当なし（0項目）：ロバスト（健常）

患や身体機能，認知機能の障害などさまざまな問題の蓄積と考える．MitnitskiやRockwoodらは，症状，症候，日常生活動作（Activity of daily living：ADL）障害，疾患，認知機能障害など多数の項目（30～70項目）を評価し，問題蓄積の程度をFrailty Indexとして算出する方法を提唱している[24, 25]．Frailty Indexは，生命予後や施設入所など将来の健康障害の予測に有効であることが報告されている[26, 27]．しかしながら，項目数が多く，取り扱いが複雑なため，臨床現場での適用は難しいとされている．

表1-4-3　基本チェックリスト

No.	質問事項	回答（いずれかに○をお付け下さい）	
1	バスや電車で1人で外出していますか	0. はい	1. いいえ
2	日用品の買い物をしていますか	0. はい	1. いいえ
3	預貯金の出し入れをしていますか	0. はい	1. いいえ
4	友人の家を訪ねていますか	0. はい	1. いいえ
5	家族や友人の相談にのっていますか	0. はい	1. いいえ
6	階段を手すりや壁をつたわらずに昇っていますか	0. はい	1. いいえ
7	椅子に座った状態から何もつかまらずに立ち上がっていますか	0. はい	1. いいえ
8	15分くらい続けて歩いていますか	0. はい	1. いいえ
9	この1年間に転んだことがありますか	1. はい	0. いいえ
10	転倒に対する不安は大きいですか	1. はい	0. いいえ
11	6カ月間で2～3kg以上の体重減少がありましたか	1. はい	0. いいえ
12	身長　　cm，体重　　kg（BMI＝　　　）（注）		
13	半年前に比べて固いものが食べにくくなりましたか	1. はい	0. いいえ
14	お茶や汁物等でむせることがありますか	1. はい	0. いいえ
15	口の渇きが気になりますか	1. はい	0. いいえ
16	週に1回以上は外出していますか	0. はい	1. いいえ
17	昨年と比べて外出の回数が減っていますか	1. はい	0. いいえ
18	周りの人から「いつも同じことを聞く」などのもの忘れがあると言われますか	1. はい	0. いいえ
19	自分で電話番号を調べて，電話をかけることをしていますか	0. はい	1. いいえ
20	今日が何月何日かわからない時がありますか	1. はい	0. いいえ
21	（ここ2週間）毎日の生活に充実感がない	1. はい	0. いいえ
22	（ここ2週間）これまで楽しんでやれていたことが楽しめなくなった	1. はい	0. いいえ
23	（ここ2週間）以前は楽にできていたことが今ではおっくうに感じられる	1. はい	0. いいえ
24	（ここ2週間）自分が役に立つ人間だと思えない	1. はい	0. いいえ
25	（ここ2週間）わけもなく疲れたような感じがする	1. はい	0. いいえ

（注）BMI＝体重（kg）÷身長（m）が18.5未満の場合に該当とする．

ここで自治体において各種リスクを保有する高齢者をピックアップするために利用されている「基本チェックリスト」に触れたい．基本チェックリストは，生活状態や心身の機能に関する25個の質問に対して「はい」か「いいえ」で答える自記式の質問票である．質問内容は，手段的ADLに関する5項目（1～5），運動器の機能に関する5項目（6～10），栄養状態に関する2項目（11，12），口腔機能に関する3項目（13～15），閉じこもりに関する2項目（16，17），認知機能に関する3項目（18～20），抑うつ気分に関する5項目（21～25）の7カテゴリーで構成されている（表1-4-3）．いずれの質問も，状態が悪い場合が1点となり，

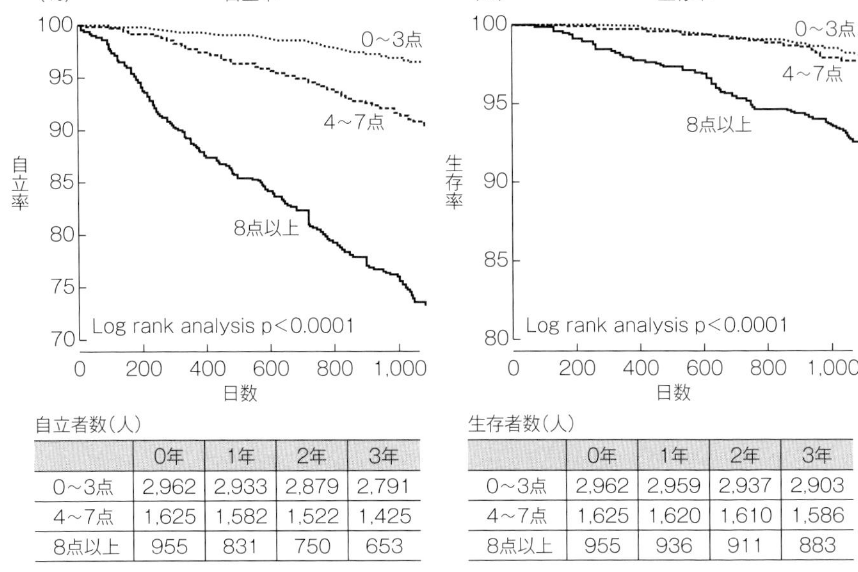

自立者数（人）

	0年	1年	2年	3年
0〜3点	2,962	2,933	2,879	2,791
4〜7点	1,625	1,582	1,522	1,425
8点以上	955	831	750	653

生存者数（人）

	0年	1年	2年	3年
0〜3点	2,962	2,959	2,937	2,903
4〜7点	1,625	1,620	1,610	1,586
8点以上	955	936	911	883

図1-4-6　基本チェックリスト総合点と自立率および生存率
（Satake et al., 2017[29] より改変）
自立率：要支援・要介護の認定を受けていない者の割合.

合計点が高いほど生活機能に問題があると評価される.

基本チェックリストには，フレイルの3つの側面（身体的側面，精神・心理的側面，社会的側面）に対応する運動器機能，栄養状態，認知機能，抑うつ気分，社会的活動に関する質問が含まれている．したがって，基本チェックリストを活用することでフレイルを総合的に評価できると考えられる．また，このリストには口腔機能に関する質問が含まれていることにも注目したい．口腔機能の低下はフレイルの悪循環（サルコペニアを中心に生理的予備能力の低下が進むこと：図1-4-5）の起点になり得ることが指摘されており，フレイル評価に含めることの意義は大きい（近年，口腔機能の軽微な衰えをオーラルフレイルと呼ぶようになってきている）．以上から，基本チェックリストを用いたフレイル判定はより包括的な評価であると考えられる.

SatakeらはCHS基準におけるフレイルおよびプレフレイルに相当する基本チェックリスト総合点を検討し，25点満点の7点と8点の間にフレイルの，3点と4点の間にプレフレイルのカットオフ値があることを示した[28]．この値がフレイルの判定に活用できると考えられる．なお，基本チェックリストを用いたフレイルの判定原理は，前述のMitnitskiやRockwoodらの概念に類似するととらえることができる．Satakeらは，基本チェックリストにすべて回答した地域在住の自立高齢者5,542名を上記の基準でロバスト（0～3点），プレフレイル（4～7点），フレイル（8点以上）に分類し，3年間の新規認定（要支援・要介護）の発生および死亡との関連を解析した[29]．その結果，3群の推移には有意な違いが検出された（図1-4-6）．新規認定に対するハザード比（性別，年齢で補正）はロバストを基準としたとき，プレフレイルで2.03，フレイルで4.77であった．一方，死亡に対するハザード比はフレイルで2.83であった．なお，プレフレイルでは有意性が認められなかった．この結果はプレフレイルの時点からの介護予防対策が重要であることを示唆している．

4）地域におけるフレイル該当者の割合

著者らの研究グループでは，京都府亀岡市と連携し，亀岡市在住の高齢者を対象とした大規模調査（亀岡Study）を行っており，ベースライン調査として平成23（2011）年に，亀岡市在住の高齢者から要介護3～5の該当者を除いた18,231名を対象に日常生活圏域ニーズ調査を郵送法で実施した．回答が得られた13,294名のデータから要支援1，2および要介護1，2の該当者を除いた12,054名（男性5,598名，女性6,456名）を対象にフレイル該当者の割合を検討した[30]．前述の簡易フレイル・インデックスを参考に，当該調査に含まれる質問項目を用いてフレイルを判定したところ，男性ではフレイルが9.9％，プレフレイルが59.8％，ロバストが30.3％，女性ではフレイルが10.0％，プレフレイルが64.7％，ロバストが25.3％という結果が得られた．地域在住の自立高齢者は男女ともに約10％はフレイルに該当していた．このフレイル出現割合は，先行研究[23,31,32]とおおむね同様の結果であった．

一方，基本チェックリストを用いたフレイル評価を同じ対象者（自立高齢者12,054名）に行ったところ，フレイル該当者（総合点7点以上の者）は男性で30.8％，女性で33.3％となった[30]．なお，基本チェックリスト総合点8点以上をフレイル該当者としたSatakeらの報告では，17.2％がフレイルとなっている[29]．両報告におけるフレイル該当者の違いは判定の基準となる総合点の差によるものと考えられる．また，表現型モデルをベースとした判定方法の方が基本チェックリストに比べフレイル該当率が低値である．これには，前者が身体的フレイルを中心に評価しているのに対し，後者がその他の側面も含めて包括的に評価していることが影響していると想像される．

5）フレイルの可逆性

フレイルを理解し，適切に対処するうえで重要な視点となるのが「フレイルは可逆性を有する」という点である．つまり，フレイルは適切なはたらきかけにより再び健康な状態に戻ることが可能ということになる．換言すれば，フレイルとは不可逆的な不健康状態に陥る前段階の，健康状態の悪化を予防できる可逆的な要素を多く含む状態ということになる．

前述の著者らの調査では，地域在住の自立高齢者において，約10％がフレイル，約60％がプレフレイルに該当していた[30]．これはよく考えると極めて深刻な状況といえる．プレフレイルも含めたフレイルの該当者に対して，適切なはたらきかけができなければ，近い将来，該当者の多数が自立を失う可能性が高い．それは本人のQOLを低下させるにとどまらず，介護関連費用の増加や介護を行う家族への負担を招くこととなり，社会全体にネガティブな影響をもたらす．したがって，これらの人々の健康状態の悪化を防ぐ，あるいは緩やかにすることが健康寿命延伸のみならず社会の発展において極めて重要となる．そのためには，地域においてフレイル予防の啓発とともに，フレイル該当者を速やかに発見し，適切な介入を対象者に届けるシステムを確立することが喫緊の課題である．

5．サルコペニア

1）サルコペニアとは

前述のフレイル，その中でも身体的フレイルは加齢とともに生じる骨格筋量の低下を起点に関連要因の悪循環が促進することで顕在化する．この加齢に伴う骨格筋量の低下は，サルコペニアとして広く知られている．サルコペニアという用語は，ギリシャ語で「肉」を意味する「sarco（サルコ）」と，「喪失」を意味する「penia（ペニア）」からなる造語であり，「加齢による骨格筋量の減少」として1989年にRosenbergによって提唱された[33]．現在においては，骨格筋量の減少に加え筋機能の低下を伴った状態と定義されている[34, 35]．サルコペニアはフレイル，とりわけ身体的フレイルの中核的要素と位置づけられる．

骨格筋はすべての身体活動の根源となることから，その量が減少するサルコペ

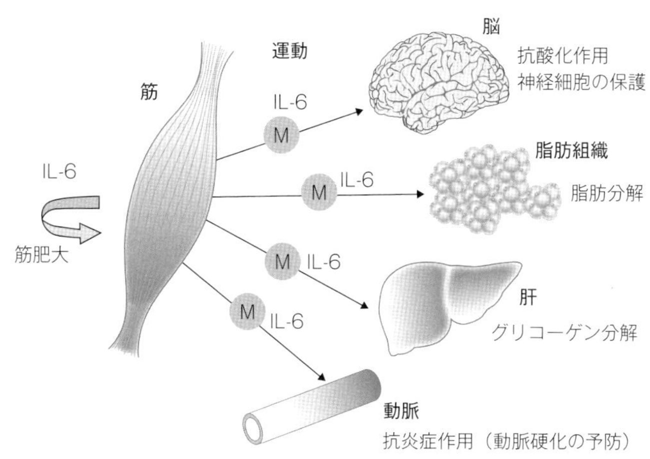

図1−5−1　マイオカインの筋以外の組織への作用（Pedersen et al., 2011[39] より改変）
Interleukin−6（IL−6，インターロイキン6）：代表的な炎症性サイトカインであるが，筋の再生反応や筋線維におけるタンパク質合成を促進する作用があり，運動やトレーニングによる筋肥大にも関連すると考えられる．なお，筋線維からの分泌は，強い筋活動によって炎症とは無関係に起こる．

ニアは運動器の機能低下と深く関連する．そのため，サルコペニアは転倒の危険性の増加や高齢者のQOL低下に直結する．また，サルコペニアは総死亡リスクを高めるという報告もある[36]．一方，骨格筋は活動時に多量のエネルギーを消費するばかりでなく，安静時にも主要な熱源として常にエネルギーを消費している．したがって，その量と機能を維持することは体内の代謝恒常性を維持し，肥満，糖尿病，脂質異常症などを予防するという観点からも重要と考えられる．70〜79歳の高齢者2,675名を対象とした6年間の追跡研究では，糖尿病者の四肢除脂肪量の低下は非糖尿病者と比べ有意に大きいことが報告されている[37]．平成29（2017）年12月に発表されたサルコペニア診療ガイドラインのステートメントにおいても，2型糖尿病ではサルコペニア有症率が高いこと，さらにはメタボリックシンドロームにおいてもサルコペニアやサルコペニア肥満の有症率が高いことが示されている[38]．また，運動に伴って筋から多数の生理活性物質（マイオカイン）が分泌されることが知られている（**図1−5−1**）．その中には，脂肪の分解を促す，脂肪の性質を変える，脳の神経細胞を保護するなどの作用を持つものがあることも示されている．内分泌腺と比べると骨格筋が物質を分泌する能力は決して高いものではないが，骨格筋は身体の中での絶対量が多いことから全身に及ぼす効果は大きく，健康の維持増進にも密接に関係すると考えられる．

2）サルコペニアの特徴

サルコペニアは骨格筋の合成と分解の均衡が崩れ，分解が進行していく状態とされるが，そのメカニズムについては次の第2章で述べる．ここではサルコペニアの状態像について解説する．

図1-5-2は若齢者と高齢者の大腿部の断面画像である．両者を比較すると，高齢者において骨格筋が明らかに萎縮していることが確認できる．15〜83歳までの男性43名の屍体を解剖し，骨格筋量の加齢変化を直接的に観察したLexellらの研究[40]では，外側広筋の筋横断面積は50歳くらいまではある程度維持されているものの，その後急激に減少することが示されている（図1-5-3）．10〜20歳代における外側広筋の筋横断面積を各年代と比較すると，50歳代では約9%低くなっているに過ぎないが，70歳代では約26%，80歳代では約43%も低くなっている．これはおよそ30年前の報告であり80歳代までのデータしかないが，90歳代以降も骨格筋量の減少が続くと考えられる．なお，この研究の対象者は生前，身体的な問題を有していなかったことから，骨格筋量の変化は加齢の影響を表していると解釈できる．

また，Lexellらは外側広筋の筋横断面積に加えて，筋線維数や筋線維サイズの加齢変化も観察している（図1-5-3）[40]．山田は，Lexellらのデータを詳しく検討し，非常に重要なポイントを指摘している[41]．10〜20歳代と70歳代を比べると筋線維数は約41%，筋線維1本あたりの平均サイズは約11%（遅筋線維：0%，速筋線維：25%）低くなっている．また，外側広筋の筋横断面積は約26%低値であるが，筋線維数と平均筋線維サイズの積で求められる「筋線維の総横断面積」は約49%も低値となっている（図1-5-4）[41]．したがって，骨格筋量と骨格筋細胞量の加齢変化は大きく異なることになる．二者の違いは加齢に伴い骨格筋の“中身”が変化していることを示唆している．実際に筋線維を比較すると，高齢者では細胞間隙が広くなっており，まったく違った様子が見られる．サルコペニアでは，骨格筋の量的な減少だけでなく，筋内の脂肪量や結合組織量の増加[42,43]，筋細胞外液量の増加[44]といった筋内組成の変化も生じる．なお，細胞間隙には，こういった非収縮要素が含まれている．以上のことから，サルコペニアでは，筋細胞量が減少すると同時に非収縮要素の割合が増加するということになり，高齢者の骨格筋には見た目以上の変化（衰え）が生じていると解釈できる．線維数減少や速筋線維の選択的萎縮，筋内組成の変化を伴うサルコペニアは，単純な身体活動低下による骨格筋量の減少とは様相が異なるという特徴がある．

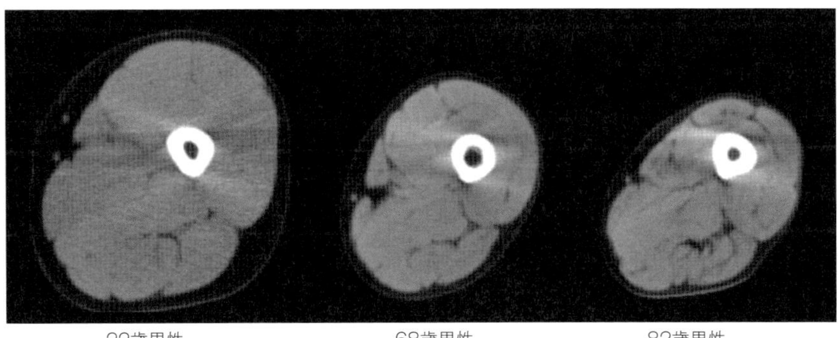

図1-5-2　若齢者と高齢者の大腿部のCT横断画像（渡邊ほか，未発表データ）

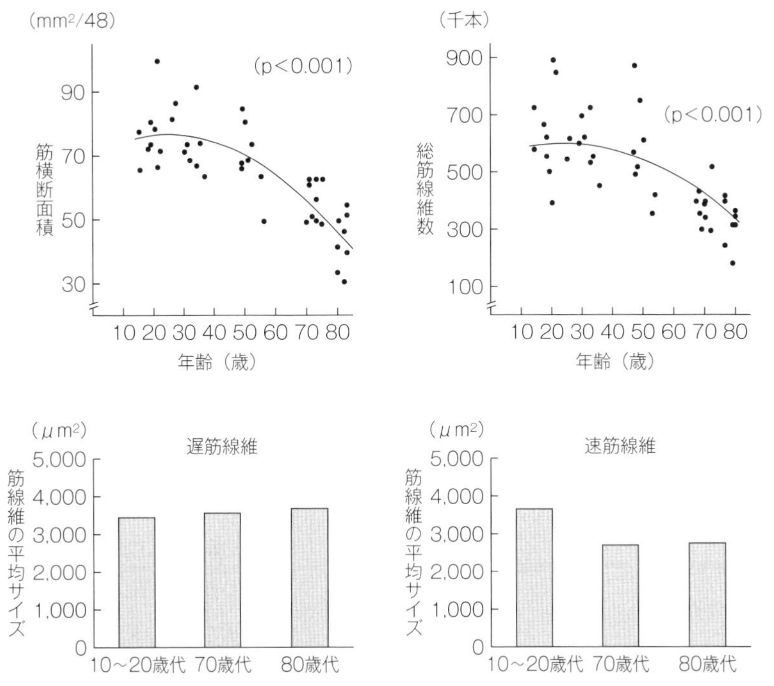

図1-5-3　骨格筋の加齢変化（Lexell et al., 1988[40] より作成）

左上：屍体解剖によるヒトの外側広筋の筋横断面積の加齢変化，右上：外側広筋の総筋線維数の加齢変化，左下：遅筋線維の年代比較，右下：速筋線維の年代比較．骨格筋を形成する筋線維は，その特性から遅筋線維と速筋線維に分類される（詳細は第2章を参照）．サルコペニアでは，速筋線維に選択的な萎縮が見られるのが特徴である．

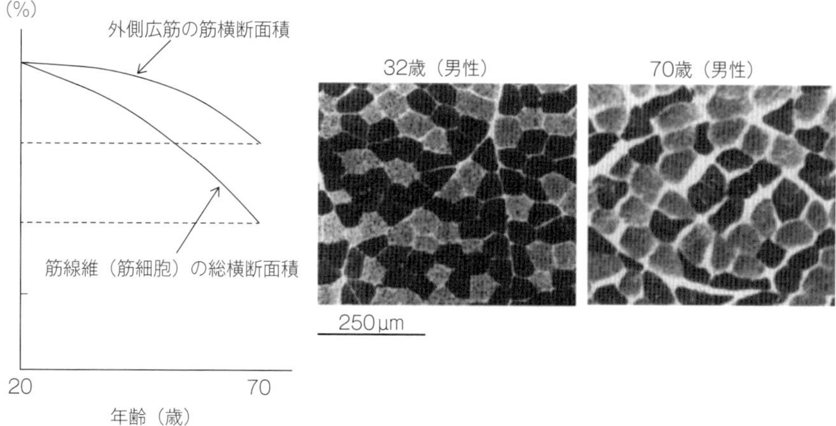

図1−5−4　外側広筋の筋横断面積および筋線維の総横断面積の加齢変化（左），ヒトの外側広筋の筋線維断面（右）
（Lexell et al., 1988[40] を元に山田，2015[41] が作成した図より改変）
薄い色の筋線維が遅筋線維（Type I 線維），濃い色の筋線維が速筋線維（Type II 線維）を表す．筋線維断面を比較すると，32歳男性は筋線維がびっしりと詰まっているのに対し，70歳男性は筋線維間の隙間（細胞間隙）が広がっているのがわかる．また，32歳男性は全体的に色が濃く，速筋線維の割合が高いことがうかがえる．

サルコペニアは，すべての骨格筋で同様に進行するわけではなく，その速度や程度は筋によって異なる．Janssenらの18歳から88歳の468名を対象としたMRIによる骨格筋量評価では，加齢による骨格筋量の減少は下肢で著しいことがわかっている[45]．18〜29歳と比較すると70歳以上の上肢骨格筋量は男性で5.6%，女性で11.5%低値であるが，下肢骨格筋量は男性で25.4%，女性で22.4%低値であり，下肢の骨格筋量の低下程度が大きいことがわかる．また，大腿四頭筋，大殿筋，腹筋群，背筋群といった重力に逆らって身体を支える筋群（抗重力筋）では，萎縮が顕著に起きることが知られている（図1−5−5）[46]．これらの筋群は，「立つ」，「歩く」，「直立姿勢を維持する」といった日常的な活動の基盤となるため，高齢期以降もできるだけ長く自立した生活を続けていくには，これらの筋の量をしっかり維持し，その機能の低下を防ぐことが求められる．

3）サルコペニアの判定

サルコペニアの診断基準は複数存在するが，代表的なものとして2010年にヨーロッパのワーキンググループ（European Working Group on Sarcopenia in Older

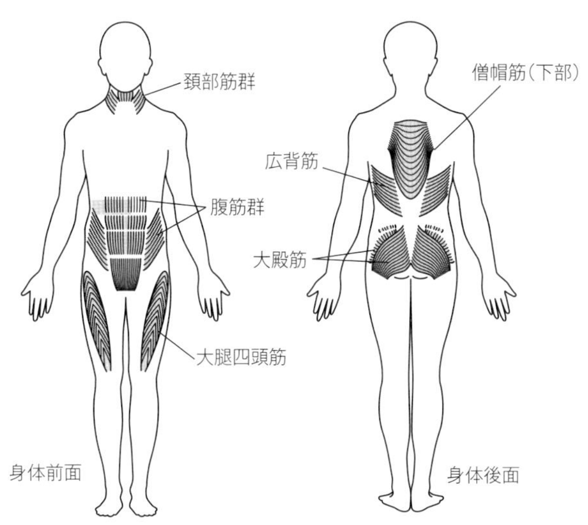

図1−5−5　加齢に伴って萎縮しやすい筋群（抗重力筋）（Israel, 1992[46] より改変）

People：EWGSOP）が発表した基準[34]および2014年にアジアのワーキンググループ（Asian Working Group for Sarcopenia：AWGS）がアジア人向けに発表した基準[35]があげられる．両基準ともに，骨格筋量だけではなく身体機能（握力など）を加味してサルコペニアを判定する（近年，筋力や身体機能の低下をより重視するようになっている）．前者のEWGSOP基準では，二重エネルギーX線吸収測定法（Dual-energy X-ray absorptiometry法：DXA法）を用いた骨格筋量評価を推奨している[34]．この方法は骨格筋量計測のスタンダードとされている（実際に評価しているのは除脂肪量：詳細は第4章を参照）が，設備面や放射線被曝などの問題から，地域在住高齢者を対象とした一般的な検査としての定着が現実的に望めないという課題がある．一方，AWGS基準では生体電気インピーダンス法（Bioelectrical impedance analysis：BIA法）による骨格筋量評価の基準も設けられている[35]．BIA法にも多くの課題があるが，非侵襲で低コストであるなど利点も多く，幅広くサルコペニア判定を展開することが可能となっている．いずれの基準においても骨格筋量評価には，下の式で算出される骨格筋指数（Skeletal muscle mass index：SMI）という指標が用いられている．

SMI（kg/m^2）＝四肢骨格筋量（kg）÷身長（m）^{2}

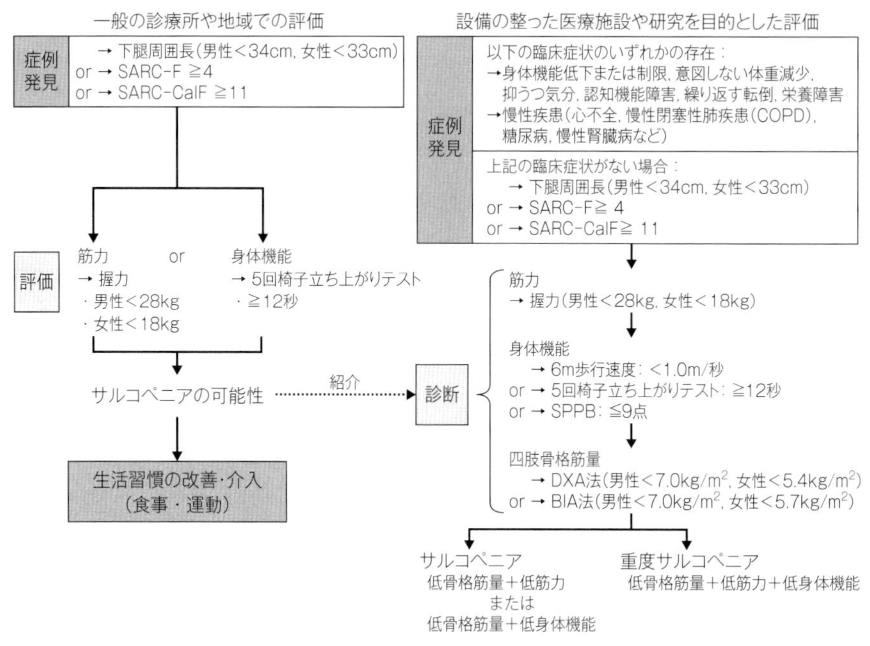

図1-5-6　AWGSのサルコペニア診断アルゴリズム（2019年版）

（Chen et al., 2020[48] より改変）

BIA：生体電気インピーダンス法，DXA：二重エネルギー X線吸収測定法，SPPB：Short Physical Performance Battery.

なお，EWGSOP基準は2018年に，AWGS基準は2019年にそれぞれ更新されている[47, 48]．本書では2019年に発表されたAWGS基準[48]を紹介する．

図1-5-6は，更新されたAWGSサルコペニア判定アルゴリズムである．この基準は,「症例の発見（Case finding）」,「評価（Assessment）,「診断（Diagnosis）」で構成されており，これまでと同様に筋力（握力），身体機能（歩行速度），骨格筋量からサルコペニアを判定する．なお，医療施設や研究を目的とした評価に加えて一般の診療所や地域での評価についても示されており, サルコペニア該当者, またはそのリスクがある人々を早期に特定する基準となっている．つまり，症例の発見ならびに握力測定や5回椅子立ち上がりテストによって「サルコペニアの可能性あり」という判定ができるようになった．この場合，食事や運動などの生活習慣の改善を図る介入が必要となるが，合わせて，確定診断のための骨格筋量評価が推奨される．

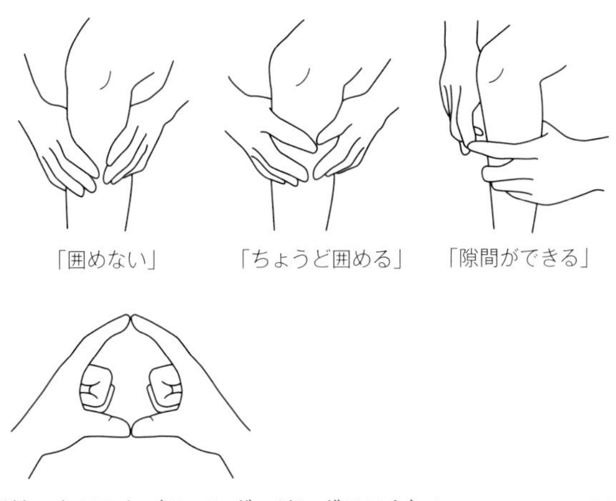

図1−5−7　指輪っかテスト（フィンガーリングテスト）（Tanaka et al., 2018[49] より改変）

（1）症例の発見

AWGS基準2019では，下腿周囲長の計測，SARC－FあるいはSARC－CalFの質問紙（後述）のいずれかを用いて症例をみつけることが推奨されている．下腿周囲長は，ふくらはぎの最大周囲径を非弾性メジャーで測定する．男性は34cm未満，女性は33cm未満が基準となっている．

また，簡便なサルコペニア判定方法として「指輪っかテスト（フィンガーリングテスト）」が紹介されている[49]．指輪っかテストとは，両手の親指と人指し指で輪を作り，下腿の最大周囲径箇所を囲んで比較するものである（図1−5−7）．指で作った輪が，下腿の最大周囲径箇所よりも大きければ，サルコペニアの可能性ありと判断する．このテストは自分自身の手を用いるため，身長補正された指標として活用することができる．また，何よりも簡便性に優れており，道具を使わずにごく短時間で簡単にサルコペニアのスクリーニングが可能である．Tanakaらは，地域在住高齢者1,904名（男性950名，女性954名，平均年齢72.8歳）をこのテストで「囲めない」，「ちょうど囲める」，「隙間ができる」の3群に分け比較したところ，ちょうど囲める群におけるサルコペニアの調整オッズ比は2.42，隙間ができる群では6.60であることを報告した[49]．また，2年間の新規サルコペニア発生リスクはちょうど囲める群で2.09倍，隙間ができる群で3.36倍であった．さらに，4年間の追跡調査の結果，隙間ができる群では要介護に至るリスクや総死亡リスクが高いことが示された．これらの結果は指輪っかテストの有効性を裏

表1-5-1 SARC-F (Ida et al., 2017[52])

質問項目と評価
◆筋力(Strength) 4.5kgの荷物の持ち運びは,どの程度困難ですか? 全く困難でない=0点,いくらか困難=1点,非常に困難ないしできない=2点
◆歩行の補助(Assistance in walking) 部屋の端から端までの歩行移動は,どの程度困難ですか? 全く困難でない=0点,いくらか困難=1点,非常に困難ないし補助を使う,できない=2点
◆椅子からの立ち上がり(Rise from a chair) 椅子やベッドからの移動は,どの程度困難ですか? 全く困難でない=0点,いくらか困難=1点,非常に困難ないしできない=2点
◆階段の昇り(Climb stairs) 階段10段を上がることは,どの程度困難ですか? 全く困難でない=0点,いくらか困難=1点,非常に困難ないしできない=2点
◆転倒(Falls) 過去1年で何度転倒しましたか? なし=0点,1~3回=1点,4回以上=2点

SARC-CalFでは下腿周囲長が男性で33cm以下,女性で34cm以下の場合,SARC-Fのスコアに10点を追加する.

付けており,幅広い活用が期待される.一方,このテストでは肥満者や浮腫を有する場合,偽陰性になりやすいといったデメリットもある.そのため,椅子立ち上がりテストなどの簡易なパフォーマンステストとの併用が望ましいと考えられる.

SARC-Fは,筋力(Strength),歩行の補助(Assistance in walking),椅子からの立ち上がり(Rise from a chair),階段の昇り(Climb stairs),転倒(Falls)の5項目に答える質問紙(各項目0~2点)(**表1-5-1**)で,4点がカットオフ値となっている[51, 52].また,SARC-CalFは下腿周囲長の情報を追加することでSARC-Fの感度を改善するものである(**表1-5-1**)[53].SARC-CalFの基準は11点以上となっている[52].

(2)骨格筋量の評価

病院や研究機関など骨格筋量の測定可能な施設においては,DXA法やBIA法を用いて骨格筋量(SMI)を測定して骨格筋量低下の有無を判定する.AWGS基準2019におけるサルコペニア診断での低骨格筋量のカットオフ値は,DXA法を用いた場合,男性7.0kg/m^2,女性5.4kg/m^2,BIA法を用いた場合,男性7.0kg/

m^2，女性5.7kg/m^2となっている（2014年の基準と同様）．なお，家庭用のBIAデバイス（家庭用の体組成計）は測定精度が低いため推奨されていない．また，肥満者ではSMIを身長の2乗で補正した場合，低骨格筋量となるケースがほとんど認められないため，BMIで補正するFNIH（Foundation for the National Institutes of Health）基準も使用可能となっている．FNIH基準におけるカットオフ値は，男性0.789kg/BMI，女性0.512kg/BMIとなっている（DXA法のみ）．FNIH基準の提示はサルコペニア肥満を見据えた対応と考えられる．

一方，骨格筋量の測定できない現場では，下腿周囲長などによってスクリーニングを行い，低値を認めた場合に握力や5回椅子立ち上がりテストを用いて身体機能を測定する．その結果，いずれかが低下していれば，サルコペニア（可能性あり）という判定が可能となり，医療施設での確定診断が推奨される．

（3）筋力ならびに身体機能の評価

筋力の評価には握力を使用する．握力計にはSmedley式とJamar式の2種があり，日本ではSmedley式が広く普及している．Smedley式では立位で肘を完全に伸展させた状態での測定が，Jamar式では座位で肘を90°に屈曲させた状態での測定がそれぞれ推奨されている．一般的には複数回（2～3回）の測定を行い，最大値を測定値として採用する．AWGS基準2019では，男性28.0kg未満，女性18.0kg未満で低筋力と判断される．男性のカットオフ値は2014年の基準から2kg引き上げられた．

身体機能の評価には，6m歩行速度，5回椅子立ち上がりテスト，SPPB（Short Physical Performance Battery）を使用する．歩行速度は，直線歩行路をいつも通りの速度で歩くのに要する時間をストップウォッチで計測し，算出する．加速および減速を除いた6mの歩行速度を算出すること，少なくとも2回の試行の平均値を測定値とすることが推奨されている．著者らのグループでは，10mの直線歩行路を歩行する試行を行い，最初と最後の2mを除いた6mの歩行時間から歩行速度を算出している．歩行速度については男女別のカットオフ値はなく，1.0m/秒未満で身体機能低下と判断される．このカットオフ値は2014年の基準から改定された．

また，サルコペニア判定における歩行速度の代用として，5回椅子立ち上がり時間（5回椅子立ち上がりテスト）が提案されている．歩行速度のカットオフ値である1.0m/秒に，5回椅子立ち上がり時間11.6秒が対応する[54]ことから，12秒以上で身体機能低下と判断される．

表1−5−2　Short Physical Performance Battery（SPPB）

	バランステスト	歩行テスト	椅子立ち上がりテスト
0点	不可または 閉脚立位0～9秒	不可	不可
1点	閉脚立位10秒達成 かつ セミタンデム立位0～9秒	5.7秒以上 （≒0.43m/秒以下）	16.7秒以上
2点	セミタンデム立位10秒達成 かつ タンデム立位0～2秒	4.1～5.6秒 （≒0.44～0.59m/秒）	13.7～16.6秒
3点	セミタンデム立位10秒達成 かつ タンデム立位3～9秒	3.2～4.0秒 （≒0.61～0.76m/秒）	11.2～13.6秒
4点	タンデム立位10秒達成	3.1秒以下 （≒0.79m/秒以上）	11.1秒以下

閉脚立位　　セミタンデム立位　　タンデム立位

バランステストとして閉脚（サイドバイサイド）立位，セミタンデム立位，タンデム立位の保持時間（10秒間）を計測する．まず，セミタンデム立位の計測を行い，10秒間保持できた場合はタンデム立位を，できなかった場合は閉脚立位の計測を行う．歩行テストは通常歩行速度を評価する．なお，原版SPPBでは，8フィート（約2.4m）の歩行に要する時間を計測している[55]．椅子立ち上がりテストは椅坐位からの5回の立ち座り動作に要する時間，つまり動作開始から5回目の立ち上がり完了（完全立位）までの時間を計測する．

SPPBは高齢者の下肢筋機能を評価する手法で，バランステスト，歩行テスト，椅子立ち上がりテストで構成される．それぞれの要素が0～4点で評価され，0～12点の合計点が算出される[55]（表1−5−2）．AWGS基準2019では，SPPB総合点9点以下で身体機能低下と判断される．

4）サルコペニアの有症率

Yamadaらは，65歳から89歳の健康な地域在住高齢者1,882名（男性568名，女性1,314名）を対象にEWGSOP2010基準を用いてサルコペニアの有症率を検証したところ，男性で21.8％が，女性で22.1％がサルコペニアに該当することがわかった[56]．また，サルコペニア有症率を年代別で見ると，65歳から74歳までは10％程度であるのに対して，75歳以上では急激に増加することが確認された

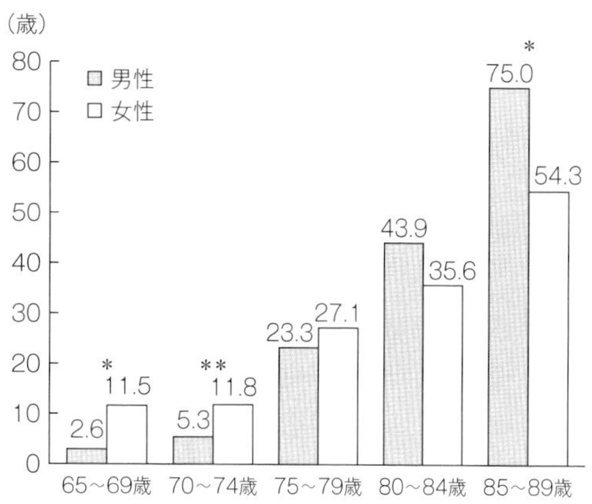

図1−5−8　日本人地域在住高齢者における サルコペニア有症率（EWGSOP2010基準）
（Yamada et al., 2013[56] より改変）
男女間の統計学的有意差：*P<0.05, **P<0.01.

（図1−5−8）．85歳から89歳における有症率は男性で75.0％，女性では54.3％に達している．特に後期高齢者においては，サルコペニアが要介護等認定に至る大きな要因の1つと考えられる．また，Ishiiらの地域在住高齢者1,971名（男性977名，女性994名）を対象とした調査（EWGSOP 2010基準）では，男性の14.2％，女性の22.1％がサルコペニアに該当することが示されている[57]．なお，これらの研究は生活が自立している一般高齢者を対象としていることから，介護等認定を受けた者を含めると実際の有症率はさらに高いことが予想される．

サルコペニア診療ガイドラインのステートメントでは，EWGSOPの定義による地域在住の65歳以上の高齢者のサルコペニアの有症率は1～29％であること，施設入所高齢者では14～33％がサルコペニアに該当すること，大規模研究に限るとサルコペニア有症率は6～12％であることが表記されている[38]．サルコペニア有症率は判定基準や対象者の属性に大きく左右されるが，地域在住高齢者の10～20％程度はサルコペニアに該当し，その割合は年齢とともに上昇すると理解して間違いないだろう．

5）フレイル，サルコペニア，ロコモティブシンドロームの整理

健康寿命延伸のためには，骨格筋量や筋機能を維持することが重要であり，本章ではその観点からフレイルやサルコペニアを取り上げた．他方，日本整形外科

学会が提唱しているロコモティブシンドローム（通称ロコモ：運動器症候群）も要介護につながるリスクとして注目されている．ここでフレイル，サルコペニア，ロコモの共通点や相違点を整理したい．

前述の通り，サルコペニアは近年，加齢による骨格筋量の減少に加えて，筋力または歩行速度の低下を併せ持った状態と定義されている．一方，ロコモは平成19（2007）年，日本整形外科学会が運動器の障害によって移動機能の低下をきたし，進行すると介護が必要になるリスクが高くなる病態として提唱した概念である．変形性関節症や骨粗鬆症といった運動器の疾患やサルコペニア，神経障害など運動器の問題により疼痛，関節可動域障害，筋力低下，バランス能力低下が起こり，要介護状態に至ると考えられている．したがって，ロコモはサルコペニアを含んだ概念と理解することができる．

フレイルにおいては，世界共通の定義や確固たる判定基準が定まっていないためやや議論の余地は残るが，サルコペニアやロコモよりも大きな概念といえる．重複になるが，フレイルには身体的な側面だけではなく，精神・心理的および社会的な側面が含まれる．したがって，フレイルはより包括的な概念ととらえることができる．サルコペニアはロコモに包含され，フレイルの1つの側面である身体的フレイルの主たる要因を形成すると理解できる．一方，ロコモとフレイルでは，体重の捉え方が対照的であることを確認したい．ロコモでは，変形性膝関節症などへの懸念から体重増加（肥満）をネガティブに捉えるが，フレイルでは低栄養の観点から体重減少をネガティブに捉える．この相違点は，年代とともに健康に対する課題が変化していくことを意味しており，年代に応じた健康対策が必要であることを示している．

6．健康寿命延伸に向けたフレイル・サルコペニアへの対策

健康寿命延伸につながる幅広い健康支援には，一次予防，二次予防，三次予防といった重層的な対策が必要となる[58)]．介護予防における一次予防は，要介護状態になることの予防であり，主に健康な高齢者を対象とした生活機能の維持・向上への取り組みである．二次予防は，要支援・要介護状態に陥るリスクが高い高齢者，すなわちフレイル該当者を早期に発見し，サポートすることで自立度の低下を予防する，あるいは遅延させる取り組みである．三次予防は，すでに要支援・要介護状態にある高齢者への対策（状態の改善および重度化を防止）である．

なお，日本の介護予防に関する最近の動向を見ると，地域への要求水準が強まる傾向にある．平成27（2015）年度の介護保険制度改正では，新たに介護予防・日常生活支援総合事業が開始され，これまでに要支援者に対して予防給付の中で提供されていた訪問介護や通所介護サービスが，市町村による介護予防・日常生活支援事業に移行されることになった．それゆえ，地域においては，体力レベルや健康度の異なる高齢者に幅広く対応するため，より一層のサービス内容拡充が求められる．

一次予防としては若い世代も含めてフレイル予防の重要性を啓発していくことが重要と考えられる．なお，前述のAWGS基準（図1−5−6）は一次予防に適していないという指摘もある．この基準では，握力や歩行速度が基準値以上であれば，骨格筋量評価の必要がなくなり，サルコペニアと判定されない．つまり，サルコペニアの前段階にあるサルコペニア予備軍をみつけ出すことができない．フレイル，特に身体的フレイルの中核要素であるサルコペニアの兆候を早期に発見することは，介護予防の観点から必須である．この基準とは別に，予備軍も含めて運動器の健康を保つための注意喚起が必要である．現在，多くの日本人が80年以上を自身の運動器とともに生活する時代に突入している．ロコモティブシンドロームやメタボリックシンドロームの予防や啓発を通じて，若いうちから自分の身体，とりわけ運動器を健康に保つことの重要性を普及していかなければならない．高齢者への啓発としては，地域における健康関連イベントが有効と考えられる．特に，自身の骨格筋量や身体機能の状況を把握できる体力測定会はフレイル予防の啓発に効果的な手法となり得る．基準値を用いた結果のフィードバックや定期的な測定の実施は，参加高齢者のモチベーション向上や維持の観点から価値が高い．ただし，社会参加や健康への関心が低い高齢者や移動手段の乏しい高齢者，何らかの理由で外出が困難な高齢者には，自身の運動器の状態を知る機会を提供しにくいという課題もある．簡易的なツールを用いた訪問型サービスの充実やオンラインサービスなどの工夫が求められる．フレイル該当者の大規模なスクリーニングという観点からは，質問紙を用いた郵送法も効率的といえる．

二次予防における介入は，運動器の機能向上に焦点を当てるのが一般的といえる．これは，前述の要介護に至る主な原因を考慮しても整合的である．なお，厚生労働省は，運動に加えて，栄養改善や口腔機能向上の要素を組み合わせる複合的なアプローチを推奨している．プログラムを確実な介護予防の達成につなげていくには，特別な道具や人材を必要とせず継続的にプログラムの提供が可能で，参加者に過度な負担を与えず実施できるものが必要となる．したがって，運動指導の形式は通常のマンツーマンよりも集団指導や自己管理型が望ましい．高齢者の運動機能維持・改善，ひいては介護予防のため，多様なプログラムが提案されている．著者らのグループでは，運動，口腔ケア，栄養支援を組み合わせた包括的な介護予防プログラムを展開している．その詳細は6章で述べたい．

すでに認定を受けている高齢者を対象とした三次予防については，現時点で効果的な処方内容が整備されているとはいえない．三次予防におけるプログラムは，対象者の自立度の低下などに伴い運動処方の自由度が低下するため，当然，運動内容は限られたものになる．そのため，栄養改善や口腔ケアといった運動以外の要素に焦点を当て，状態の悪化を防ぐ必要がある．軽費老人ホーム利用者の身体機能を5年間追跡した著者らの研究では，自立度低下者において体重の減少が観察された[59]．認定者のサポートに関わる人々が連携して，骨格筋量の減少（サルコペニア）の進行を遅らせる取り組みが重要となる．

フレイル，サルコペニア，ロコモは重要なキーワードである．超高齢社会を迎える今日，こういったキーワードを活用して自身の運動器を良好な状態に保つことの価値を国民に広く喚起することが求められている．適切な情報発信や健康教育に基づく介護予防の啓発，サポートが必要な人々をすばやくみつけ出し，適切な介入を提供するシステムの構築，介護度が進行した高齢者の多種多様なニーズに対応できるサービスの拡充など，人々の健康を包括的にサポートする体制を整えなければならない．

【文　献】

1）厚生労働省：令和2年簡易生命表の概況．2021．https://www.mhlw.go.jp/toukei/saikin/hw/life/life20/dl/life18-15.pdf

2）国立社会保障・人口問題研究所：日本の将来推計人口（平成29年推計）．2017．http://www.ipss.go.jp/pp-zenkoku/j/zenkoku2017/pp29_gaiyou.pdf

3）内閣府：令和元年版高齢社会白書（全体版）（PDF版）．2019．https://www8.cao.go.jp/kourei/whitepaper/w-2019/zenbun/01pdf_index.html

4）厚生労働省：介護保険制度をめぐる状況について．2019．https://www.mhlw.go.jp/content/12601000/000482328.pdf

5）厚生労働省：平成28年 国民生活基礎調査の概況．2016．https://www.mhlw.go.jp/toukei/saikin/hw/k-tyosa/k-tyosa16/

6）池上晴夫：運動生理学．p5，朝倉書店，1987．

7）Cooper R, Kuh D, Hardy R et al.: Objectively measured physical capability levels and mortality: systematic review and meta-analysis. BMJ, 341: c4467, 2010.

8）Leong DP, Teo KK, Rangarajan S et al.: Prognostic value of grip strength: findings from the Prospective Urban Rural Epidemiology（PURE）study. Lancet, 386: 266－273, 2015.

9）木村みさか，平川和文，奥野直ほか：体力診断バッテリーテストからみた高齢者の体力測定値の分布および年齢との関連．体力科学，38：175－185，1989．

10）木村みさか，岡山寧子，田中靖人ほか：高齢者のための簡便な持久性評価法の提案 シャトル・スタミナ・ウオークテストの有用性について．体力科学，47：401－410，1998．

11）Kimura M, Mizuta C, Yamada Y et al.: Constructing an index of physical fitness age for Japanese elderly based on 7-year longitudinal data: sex differences in estimated physical fitness age. Age, 34: 203－214, 2012.

12）Yoshida T, Kimura M, Yamada Y et al.: Fitness age score and the risk of long-term care insurance certification － The Kyoto-Kameoka longitudinal study. Open J Epidemiol, 7: 190－200, 2017.

13）渡邊裕也：要介護等認定高齢者における下肢骨格筋の量および質と運動機能の関係．同志社スポーツ健康科学，11：16－23，2019．

14）木村みさか：高齢者への運動負荷と体力の加齢変化および運動習慣．J J Sport Sci, 10：722－728，1991．

15）木村みさか，森本好子，寺田光世：都市在住高齢者の運動習慣と体力診断バッテリーテストによる体力．体力科学，40：455－464，1991．

16）Kimura M, Arai T, Okayama Y: Ten-year longitudinal evaluation of physical fitness in the elderly. In: Yabe K, Kusano K, Nakata H eds., Adapted Physical Activity: Health and Fitness, pp239－242, Springer-Verlag. 1994.

17）日本老年医学会：フレイルに関する日本老年医学会からのステートメント．2014．https://www.jpn-geriat-soc.or.jp/info/topics/pdf/20140513_01_01.pdf

18）葛谷雅文：フレイルティとは．臨床栄養，119：755－760，2011．

19）Clegg A, Young J, Iliffe S et al.: Frailty in elderly people. Lancet, 381: 752－762, 2013.

20）Kelaiditi E, Cesari M, Canevelli M et al.: Cognitive frailty: rational and definition from an（I.A.N.A./I.A.G.G.）international consensus group. J Nutr Health Aging, 17: 726－734, 2013.

21）Fried LP, Tangen CM, Walston J et al.: Frailty in older adults: evidence for a phenotype. J Gerontol A Biol Sci Med Sci, 56: M146－M156, 2001.

22）Satake S, Shimada H, Yamada M et al.: Prevalence of frailty among community-dwellers and outpatients in Japan as defined by the Japanese version of the Cardiovascular Health Study criteria. Geriatr Gerontol Int, 17: 2629－2634, 2017.

23）Yamada M, Arai H: Predictive value of frailty scores for healthy life expectancy in community-dwelling older Japanese adults. J Am Med Dir Assoc, 16: 1002.e7－1002.

e11, 2015.
24）Mitnitski AB, Mogilner AJ, Rockwood K: Accumulation of deficits as a proxy measure of aging. ScientificWorldJournal, 1: 323－336, 2001.
25）Rockwood K, Mitnitski A: Frailty in relation to the accumulation of deficits. J Gerontol A Biol Sci Med Sci, 62: 722－727, 2007.
26）Rockwood K, Mitnitski A, Song X et al.: Long-term risks of death and institutionalization of elderly people in relation to deficit accumulation at age 70. J Am Geriatr Soc, 54: 975－979, 2006.
27）Song X, Mitnitski A, Rockwood K: Prevalence and 10-year outcomes of frailty in older adults in relation to deficit accumulation. J Am Geriatr Soc, 58: 681－687, 2010.
28）Satake S, Senda K, Hong YJ et al.: Validity of the Kihon Checklist for assessing frailty status. Geriatr Gerontol Int, 16: 709－715, 2016.
29）Satake S, Shimokata H, Senda K et al.: Validity of Total Kihon Checklist score for predicting the incidence of 3-year dependency and mortality in a community-dwelling older population. J Am Med Dir Assoc, 18: 552.e1－552.e6, 2017.
30）Yamada Y, Nanri H, Watanabe Y et al.: Prevalence of frailty assessed by Fried and Kihon Checklist Indexes in a prospective cohort s: design and demographics of the Kyoto-Kameoka longitudinal study. J Am Med Dir Assoc 18: 733.e7－733.e15, 2017.
31）Collard RM, Boter H, Schoevers RA et al.: Prevalence of frailty in community-dwelling older persons: a systematic review. J Am Geriatr Soc, 60: 1487－1492, 2012.
32）Choi J, Ahn A, Kim S et al.: Global prevalence of physical frailty by fried's criteria in community-dwelling elderly with national population-based surveys. J Am Med Dir Assoc, 16: 548－550, 2015.
33）Rosenberg IH: Summary comments: epidemiological and methodological problems in determining nutritional status of older persons. Am J Clin Nutr, 50: 1231－1233, 1989.
34）Cruz-Jentoft AJ, Baeyens JP, Bauer JM et al.: Sarcopenia: European consensus on definition and diagnosis: Report of the European Working Group on Sarcopenia in Older People. Age Ageing, 39: 412－423, 2010.
35）Chen LK, Liu LK, Woo J et al.: Sarcopenia in Asia: consensus report of the Asian Working Group for Sarcopenia. J Am Med Dir Assoc, 15: 95－101, 2014.
36）Volpato S, Romagnoni F, Soattin L et al.: Body mass index, body cell mass, and 4-year all-cause mortality risk in older nursing home residents. J Am Geriatr Soc, 52: 886－891, 2004.
37）Park SW, Goodpaster BH, Lee JS et al.: Excessive loss of skeletal muscle mass in older adults with type 2 diabetes. Diabetes Care, 32: 1993－1997, 2009.
38）日本サルコペニア・フレイル学会：サルコペニア診療ガイドライン 2017年版. 2017.
39）Pedersen BK: Muscles and their myokines. J Exp Biol, 214: 337－346, 2011.

40）Lexell J, Taylor CC, Sjöström M: What is the cause of the ageing atrophy? Total number, size and proportion of different fiber types studied in whole vastus lateralis muscle from 15- to 83-year-old men. J Neurol Sci, 84: 275–294, 1988.
41）山田陽介：骨格筋量・サルコペニアの定義を再考する–機能的骨格筋細胞量・筋内組成に着目して–．体力科学，64：461–472，2015．
42）Rice CL, Cunningham DA, Paterson DH et al.: Arm and leg composition determined by computed tomography in young and elderly men. Clin Physiol, 9: 207–220, 1989.
43）Overend TJ, Cunningham DA, Paterson DH et al.: Thigh composition in young and elderly men determined by computed tomography. Clin Physiol, 12: 629–640, 1992.
44）Yamada Y, Schoeller DA, Nakamura E et al.: Extracellular water may mask actual muscle atrophy during aging. J Gerontol A Biol Sci Med Sci, 65: 510–516, 2010.
45）Janssen I, Heymsfield SB, Wang ZM et al.: Skeletal muscle mass and distribution in 468 men and women aged 18-88 yr. J Appl Physiol, 89: 81–88, 2000.
46）Israel S: Age-related changes in strength and special groups. In: Komi PV ed, Strength and Power in sport, pp319–328, Blackwell Scientific Publications, 1992.
47）Cruz-Jentoft AJ, Bahat G, Bauer J et al.: Sarcopenia: revised European consensus on definition and diagnosis. Age Ageing, 48: 601, 2019. doi: 10.1093/ageing/afz046.
48）Chen LK, Woo J, Assantachai P et al.: Asian working group for sarcopenia: 2019 consensus update on sarcopenia diagnosis and treatment. J Am Med Dir Assoc, 21: 300–307.e2, 2020. doi: 10.1016/j.jamda.2019.12.012.
49）Tanaka T, Takahashi K, Akishita M et al.: "Yubi-wakka"（finger-ring）test: A practical self-screening method for sarcopenia, and a predictor of disability and mortality among Japanese community-dwelling older adults. Geriatr Gerontol Int, 18: 224–232, 2018.
50）Barbosa-Silva TG, Menezes AMB, Bielemann RM et al.: Enhancing SARC-F: improving sarcopenia screening in the clinical practice. J Am Med Dir Assoc, 17: 1136–1141, 2016.
51）Malmstrom TK, Morley JE: SARC–F: a simple questionnaire to rapidly diagnose sarcopenia. J Am Med Dir Assoc, 14: 531–532, 2013.
52）Ida S, Murata K, Nakadachi D et al.: Development of a Japanese version of the SARC-F for diabetic patients: an examination of reliability and validity. Aging Clin Exp Res, 29: 935–942, 2017.
53）Lim WS, Chew J, Lim JP et al.: Letter to the editor: Case for validated instead of standard cut-offs for SARC-CalF. J Nutr Health Aging, 23: 393–395, 2019.
54）Nishimura T, Arima K, Okabe T et al.: Usefulness of chair stand time as a surrogate of gait speed in diagnosing sarcopenia. Geriatr Gerontol Int, 17: 668–669, 2017.
55）Guralnik JM, Simonsick EM, Ferrucci L et al.: A short physical performance battery assessing lower extremity function: association with self-reported disability and

prediction of mortality and nursing home admission. J Gerontol, 49: M85－M94, 1994. doi: 10.1093/geronj/49.2.m85.

56）Yamada M, Nishiguchi S, Fukutani N et al.: Prevalence of sarcopenia in community-dwelling Japanese older adults. J Am Med Dir Assoc, 14: 911－915, 2013.

57）Ishii S, Tanaka T, Akishita M et al.: Metabolic syndrome, sarcopenia and role of sex and age: cross-sectional analysis of Kashiwa cohort study. PLoS One, 9: e112718, 2014.

58）厚生労働省：介護予防マニュアル改訂版．2012．https://www.mhlw.go.jp/topics/2009/05/dl/tp0501-1_1.pdf

59）渡邊裕也，吉田司，吉中康子ほか（2019）軽費老人ホーム利用者における5年間の身体機能の変化－自立維持者と要支援・要介護認定者の比較－．応用老年学，13：44－53．

2章　骨格筋量増減の生理学的根拠

骨格筋は高度な可塑性を持つ器官であり，環境に応じて変化する．例えば，レジスタンストレーニングのように，標的の筋に日常のレベルを超えた負荷を適切に与えることで筋は肥大する．また，活発な身体活動により骨格筋の量はある程度維持されると考えられる．一方，身体活動レベルや活動量の低下，すなわち運動不足によって骨格筋は萎縮する．骨格筋量の減少は筋力低下に直結するため，運動機能そのものの低下を引き起こす．

本章では，骨格筋の生理学の概要とともに骨格筋量増減のメカニズムについて説明する．

1．骨格筋の生理学

1）骨格筋の構造

まずは骨格筋の基本的な部分から触れておきたい．骨格筋は筋組織・結合組織・神経・血管から成る器官である．その形態は特有の階層状構造を持つ（図2-1-1）．筋の中で能動的に張力を発揮したり，短縮したりするのは筋線

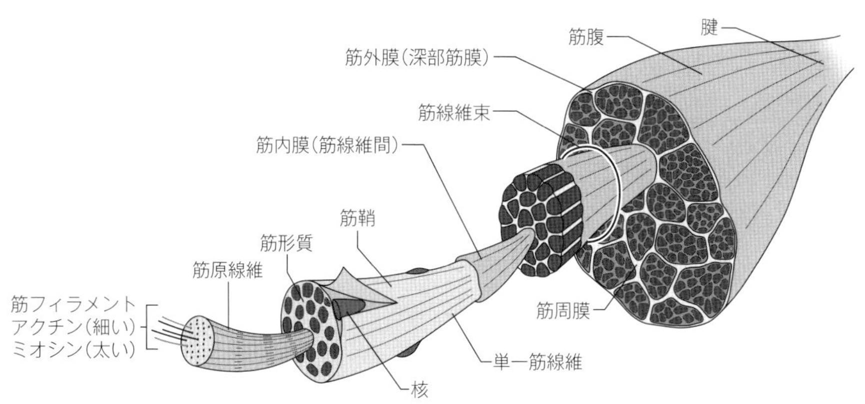

図2-1-1　骨格筋の階層状構造（Hunter et al., 2000[1]より改変）

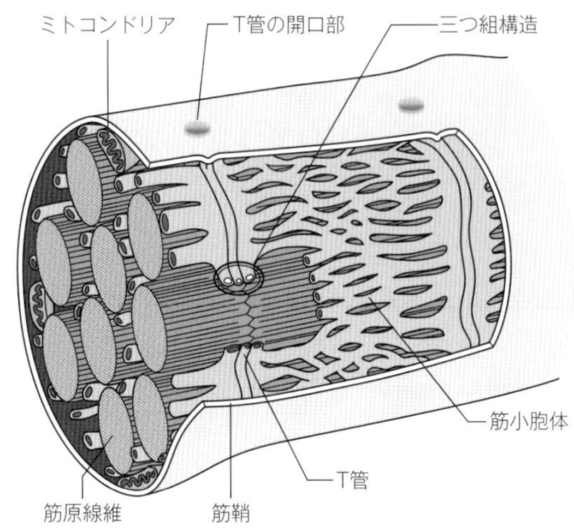

図2-1-2　筋線維内の微細構造（Hunter et al., 2000[1] より改変）

維で，直径50-100 μmの細長い細胞である．筋線維には数mmから数cmまでさまざまな長さのものが存在する．なお，人体で最も長い筋は下肢の縫工筋である．

個々の筋線維は筋内膜と呼ばれる結合組織性の膜でできた「さや」のような構造に覆われている．さらに，多数の筋線維が集まって束をつくり，その周囲を筋周膜という結合組織性の膜が覆っている．この筋線維の束を筋線維束と呼ぶ．筋線維束と筋線維束の間の空間には，線維性の結合組織や血管がある．多数の筋線維束が集まり，筋外膜という結合組織性の膜に覆われ，筋となる．筋の両端では，筋内膜，筋周膜，筋外膜と連続した結合組織が腱をつくり，腱の結合組織は結合組織性の膜である骨膜とつながっている．

筋線維は1つの細胞内に複数の核を持つ多核細胞である．そのため，筋線維の一部に損傷が生じても，修復しながら成長していくことができる．通常，筋線維の核は細胞の表層に配列しているが，レジスタンストレーニング後には，細胞の中心付近にも見られることがある（中心核）．

筋線維内は，アクチンやミオシンといった収縮タンパク質から成る収縮装置（直径1 μmの筋原線維）で大部分が占められているが，ミトコンドリアや筋小胞体などの細胞小器官（オルガネラ）も含まれている．筋原線維の周囲には筋小胞体という複雑な網目構造をした袋状のオルガネラが取り巻いている．筋小胞体にはカルシウムイオン（Ca^{2+}）が貯蔵されており，筋収縮に重要な役割を果たす（詳

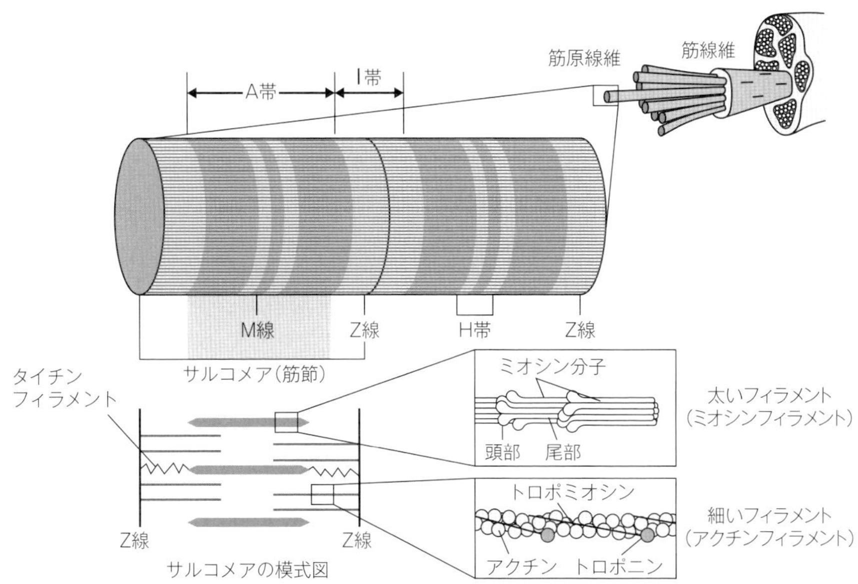

図2-1-3　サルコメアと収縮装置（筋原線維）の構造（Hunter et al., 2000[1] より改変）
サルコメアはミオシンとアクチンの2種類のフィラメントで構成される最小単位であり，これらのフィラメントが互いに滑り合うことで筋の収縮が起こる．

細は後述）．なお，隣接する筋小胞体の間には，細胞膜が陥入したT管（横行小管）という管が走っており，2つの筋小胞体と1本のT管の三者が作る構造を三つ組み構造と呼ぶ（図2-1-2）．一方，収縮装置（筋原線維）やオルガネラを取り巻いている液状の物質を総称して筋形質と呼ぶ．筋形質には，筋収縮のエネルギー源であるアデノシン三リン酸（Adenosine Triphophate：ATP），グリコーゲン，脂肪とともに種々の溶存タンパク質などが含まれている．

骨格筋を光学顕微鏡で観察すると，縞模様（横紋）を確認することができる．なお，同様の模様は心筋細胞でも観察されるため，骨格筋は心筋とあわせて横紋筋と呼ばれる．横紋の中で明るい箇所をI帯，暗い箇所をA帯と呼ぶ．I帯の中心にはZ線と呼ばれる膜状構造があり，隣接するZ線とZ線で囲まれた部分を「サルコメア（筋節）」と呼ぶ（図2-1-3）．

横紋構造は太いフィラメントと細いフィラメントという2種類のフィラメント（糸状の構造）が規則正しく配列することによりできている．太いフィラメントは，ミオシンというタンパク質が規則的に集合し会合体を形成してできる．一方，細

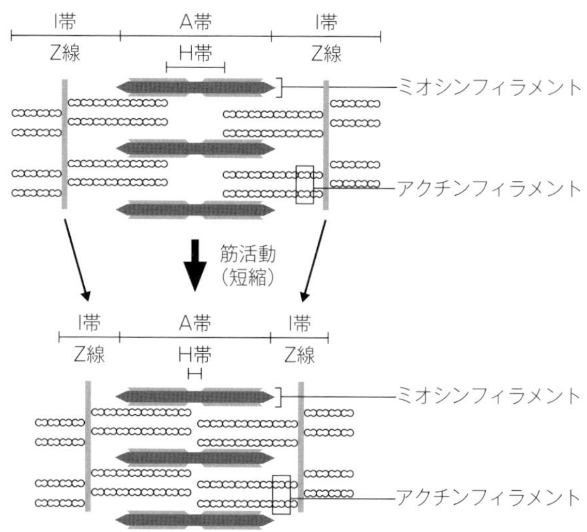

図2-1-4　筋収縮の「滑り説」(Hunter et al., 2000[1)] より改変)

いフィラメントはアクチンという球形のタンパク質が二重らせん状に重合してできる．細いフィラメント上には，トロポニン，トロポミオシンというタンパク質があり，筋活動の調節機構に関係している．また，Z線とZ線の間は，弾性を持つタイチンフィラメントが連結しており，筋が伸長されるとこのタイチンフィラメントが引き伸ばされ，受動的張力が発生すると考えられている．

2) 筋収縮のしくみ

筋の活動によって筋線維が短縮するときには，A帯の幅は変化せず，Z線とZ線の間隔が狭まる，つまりサルコメアが短縮する．このことから，太いフィラメントと細いフィラメントの長さは一定で，これらが互いに滑り合うようにして筋活動が起こると考えられ，これを「滑り説」あるいは「滑走説」と呼ぶ(図2-1-4)．なお，両フィラメント間の滑走は，ミオシン頭部がATPを分解しながら，アクチンと結合，解離を繰り返すことで生じると考えられている．このしくみによって，筋の微細な構造が短縮することで，筋全体が短縮し，関節が回転する．この回転によってすべての身体活動が起こる．

骨格筋の収縮は，筋形質内のCa^{2+}濃度の増減によって制御されている．静止状態では，筋形質内のCa^{2+}濃度は極めて低いが，筋線維が興奮して活動するときには，静止状態の約100倍の濃度まで上昇する．そうなると，Ca^{2+}はアクチンフィラメント上にあるトロポニンに結合し，細いフィラメントの微細構造が変化することでミオシン頭部との結合が可能になる．これは，筋収縮のスイッチがオンになった状態である．

こうした筋形質内のCa^{2+}濃度の変化は，T管と筋小胞体のはたらきによる．筋線維が活動電位を発生すると，活動電位は細胞膜からT管に伝導する．T管の活動電位は三つ組み構造をつくっている筋小胞体に伝達され，筋小胞体に多量に貯蔵されているCa^{2+}がカルシウムチャネルというタンパク質を通って筋形質内に放出される．筋線維の興奮が終わると，筋形質内のCa^{2+}は筋小胞体の膜にあるカルシウムポンプによって筋小胞体に再吸収され，筋線維は活動をやめ速やかに弛緩する．このような筋線維の電気的興奮（活動電位の発生）から収縮が生じるまでのしくみを「興奮収縮連関」という．

3）筋線維のタイプ

筋線維は大きく，速筋線維（FT線維：Fast-twitch fiber）と遅筋線推（ST線維：Slow-twitch fiber）に分類される．速筋線維は収縮速度が速く（負荷条件によって変わるが遅筋線維の3倍ほど速い），その張力も大きい（断面積当たり遅筋線維の1.2～1.3倍）．ミオシンがATPを分解する速度は，遅筋線維に比べ速筋線維の方が速い．また，筋小胞体からのCa^{2+}の放出や再吸収の速度も速筋線維の方が速い．これらの違いのため，速筋線維の方が遅筋線維に比べ収縮速度や張力の立ち上がり速度が速くなる．張力の大きさの違いは，筋線維内に含まれるミトコンドリアなどの細胞器官の含有量が影響している．遅筋線維はミトコンドリアや脂肪滴などの含有量が速筋線維よりも多いため，単位断面積あたりの張力は小さくなる．

一方，遅筋線維は速筋線維に比べ，酸素を用いて脂質などを持続的に分解してエネルギーを生産する能力（酸化能力）が高く，持久力に優れている．そのため，細胞内の酸素運搬に関わるミオグロビンやミトコンドリアでのエネルギー生産に関わるチトクロームといったタンパク質を多く含んでいる．遅筋線維は赤筋線維とも呼ばれる．これは上述のミオグロビンやチトクロームが赤い色をしているためである．速筋線維はこれらのタンパク質が少なく，白筋線維とも呼ばれる．速筋線維，遅筋線推という呼称は力学的性質に基づく分類だが，エネルギー代謝による分類，組織染色による分類，タンパク質による分類がある．それぞれの分類

表2−1−1　筋線維タイプの分類とそれぞれの主な特徴（石井，2009[2)]）

分類			特徴						
A	B	C	ミオシン重鎖	トロポニン(C/I)	Ca-ATPase	解糖系酵素活性	酸化系酵素活性	ミトコンドリア数	ミオグロビン量
遅筋	SO	Type Ⅰ	MHC Ⅰ	遅筋型	遅筋型	低	高	多	多
速筋	FOG	Type Ⅱa	MHC Ⅱa	速筋型	速筋型	高	高	中間	中間
		Type Ⅱx	MHC Ⅱx			高	高	中間	中間
速筋	FG	Type Ⅱb	MHC Ⅱb			高	低	少	少

A：力学的特性に基づく分類，B：エネルギー代謝に基づく分類，C：ATPase染色に基づく分類．SO：Slow oxidative線維，FOG：Fast oxidative−glycolytic線維，FG：Fast glycolytic線維，C/Ⅰ：トロポニンのユニット，Ca−ATPase：カルシウムポンプ．

を表2−1−1にまとめた．一般的な標記法では，遅筋線維をTypeⅠ線維，速筋線維をTypeⅡ線維と呼ぶ．これらはさらにいくつかのサブタイプに分類される．サブタイプは従来，ATPase染色法によって分類されてきたが，近年ではミオシン重鎖の分子種（アイソフォーム）の違いに基づく分類法が基本となっている．

筋原線維内の主要な収縮タンパク質であるミオシン分子は，ミオシン重鎖（Myosin heavy chain：MHC）とミオシン軽鎖（Myosin light chain：MLC）により構成されているが，MHC，MLCいずれにも，速筋型と遅筋型の特有の分子種がある．MHCには，Ⅰ型（MHCI），Ⅱa型（MHCⅡa），Ⅱx型（MHCⅡx），Ⅱb型（MHCⅡb）の4種類があり，主にどの分子種を持つかによって，それぞれTypeⅠ線維，TypeⅡa線維，TypeⅡx線維，TypeⅡb線維に分類される．収縮速度はTypeⅡb>TypeⅡx>TypeⅡa>TypeⅠとなり，有酸素性持久力は逆の順になる．なお，TypeⅡa線維は収縮速度と持久力をある程度兼ね備えたオールマイティーな性質を持つといえる．

ATPase染色法では，TypeⅡxとTypeⅡbを識別するのが困難なため，これらをまとめてTypeⅡbとし，TypeⅠ，Ⅱa，Ⅱbの3つに分類する研究も多い．TypeⅡxとⅡbのうち，ラットなどの動物実験ではTypeⅡxが極めて少なく，ヒトでは，TypeⅡbはほとんど存在しない．したがって，ヒトの筋で従来TypeⅡbと呼ばれてきたものをTypeⅡxと読み替え可能である．

4）筋線維組成

筋に含まれる遅筋線維と速筋線維の割合を「筋線維組成」という．ほとんどすべての骨格筋では，1つの種類の筋線維タイプで構成されることはなく，異なる

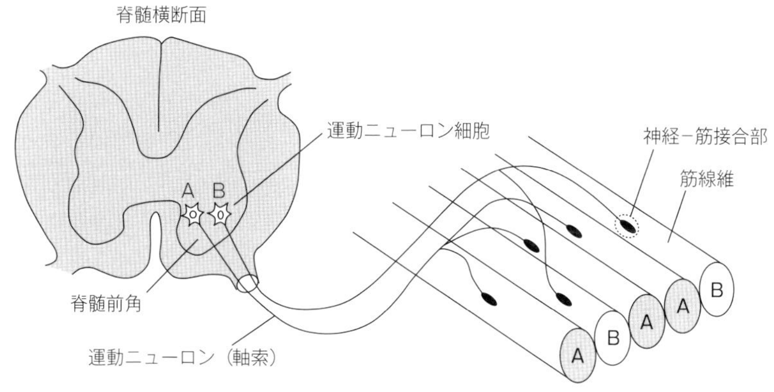

図2-1-5　運動単位の模式図
A：運動ニューロンA，B：運動ニューロンB．Ⓐ：運動ニューロンAの支配を受ける筋線維，Ⓑ：運動ニューロンBの支配を受ける筋線維．

タイプの筋線維が30～70％の割合で混在している．Jhonsonらは17～30歳の男性の屍体を用いて，全身36筋の筋線維組成を調べた[3]．この報告では，ヒトの全身の筋における筋線維組成を平均すると，50％が遅筋線維，50％が速筋線維の割合になっている．しかし，中には特徴的な筋線維組成を持つ筋も存在する．例えば，ヒラメ筋では遅筋線維の割合が高いこと（浅部86.4％，深部89.0％）が報告されている．また，1つの筋の表層部と深層部を比較すると，深部の方が遅筋線維の割合がやや多い傾向が見られる．

なお，筋線維組成は遺伝的に決まっており，トレーニングなどにより大きく変えられるものではないと考えられている．

5）骨格筋の神経支配

骨格筋を構成する筋線維の活動は，中枢からの指令によって起こる．運動ニューロンの細胞体は脊髄前角にあり，支配する筋に向けて長い突起状の軸索を伸ばしている．細胞体は，上位中枢からの神経終末とシナプスを介して接合し，入力を受けている．運動ニューロンの軸索は，途中で数十～数千回枝分かれし，それぞれ1本の筋線維に接合する．この運動ニューロンの終末と筋線維の接合部を神経筋接合部または終板と呼ぶ．1本の運動ニューロン（1個の細胞体と枝分かれした多数の軸索）と，それが支配する筋線維の集団を「運動単位（Motor unit）」と呼ぶ（後述）（図2-1-5）．

神経の興奮は活動電位として軸索を伝導し，神経－筋接合部にまで伝えられる．活動電位は全か無かの法則に従い，閾値よりも小さい刺激ではまったく発生せず，閾値を超える刺激では刺激の強さに関係なく同一の反応を示す．神経を伝導してきた活動電位は神経－筋接合部の神経終末から，神経伝達物質であるアセチルコリンを放出させる．すると，筋線維はアセチルコリンを受容し，刺激が閾値を超えると活動電位を発生する（興奮の伝達）．このようにして，運動単位は全体として同期した「All」あるいは「Nothing」の活動を示す．つまり，同じ運動単位に属する筋線維のうち，あるものは活動し他は活動しないということは原則的には起こらない．

筋線維のタイプについては前述したが，1つの運動単位は1つのタイプの筋線維群のみを支配する．つまり，運動単位はSlow（S），Fast fatigue resistant（FR），Fast fatiguable（FF）の3タイプに大別されており，それぞれType Ⅰ線維（遅筋線維），Type Ⅱa線維（速筋線維），Type Ⅱb線維（速筋線維）が含まれる．Sタイプの運動単位に属する運動ニューロンの軸索の枝分かれは，FRタイプやFFタイプのそれよりも少ない．これは，FRタイプやFFタイプに属する運動ニューロンがより多くの筋線維を支配していることを意味している．

6）運動強度と運動単位の動員パターン

一般に，遅筋線維を支配する運動ニューロンは，その細胞体が小さく，興奮の閾値が低く，神経支配比が小さい（運動単位のサイズが小さい）という特徴を持つ．反対に，速筋線維を支配する運動ニューロンは，その細胞体が大きく，興奮の閾値が高く，神経支配比は大きい（運動単位のサイズが大きい）．細胞体のサイズはSタイプの運動単位＜FRタイプの運動単位＜FFタイプの運動単位の順で大きい．

運動ニューロンの閾値は細胞体のサイズに依存し，細胞体が小さいものほど閾値が低い．つまり，比較的弱い刺激でも興奮を起こす．したがって，徐々に発揮する筋力を高めていった場合，まずサイズが小さく，動員閾値の低い遅筋線維の運動単位から優先的に動員され，筋力発揮レベルの増大とともに，サイズの大きな速筋線維の運動単位が付加的に動員されていく（図2－1－6）．これを「サイズの原理」と呼ぶ．

トレーニングにおける筋線維の動員様式も，基本的には負荷に応じ，サイズの原理に従う．一般的にトレーニング効果の大きな速筋線維を動員するには，随意

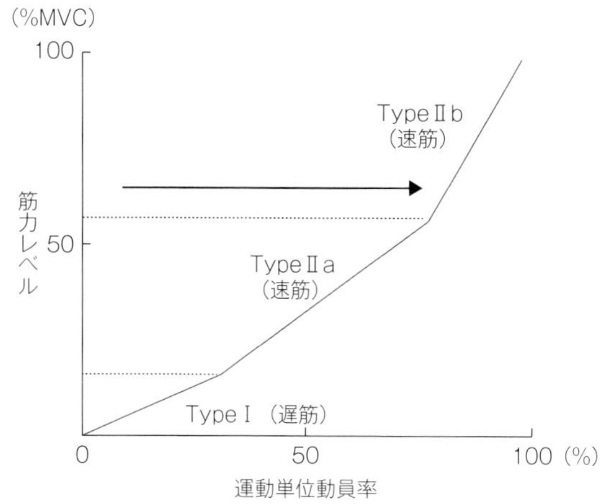

図2-1-6　サイズの原理の概念
→は筋肥大および筋力増強に通常必要とされる負荷に相当する筋力レベル．MVC：Maximal voluntary contraction（最大随意収縮）．

最大筋力の40％以上の筋力発揮が必要とされている．一方，伸張性筋活動（詳細は5章を参照）や，瞬発的な筋力発揮の場合には，サイズの原理に反して，速筋線維から優先的に動員される場合があると考えられている．なお，有酸素運動の場合には，40％最大酸素摂取量（乳酸性作業閾値に相当）程度までは遅筋線維が主に動員され，この強度を超えると速筋線維の動員が始まるとされている．

7）筋収縮のためのエネルギー

筋収縮をはじめ，すべての細胞活動はアデノシン三リン酸（Adenosine triphosphate：ATP）を直接のエネルギー源としている．ATPは高エネルギーリン酸化合物の1つで，ATPがアデノシン二リン酸（Adenosine diphosphate：ADP）と無機リン酸（Pi）に分解されるときに細胞が利用可能な大きな自由エネルギーが発生する．糖質，脂質，アミノ酸などの栄養素（エネルギー基質）を分解し，それによって得られるエネルギーを用いてATPを合成する一連の化学反応系がエネルギー供給系（エネルギー代謝系）である．ATPは食物から摂取することができないため，活動を継続するためにはATPを再合成し，たえず供給する必要がある．筋線維には，以下の3つのエネルギー供給系がある．これらは，それぞれが独立してはたらくものではなく，筋線維内の代謝環境に応じて化学的

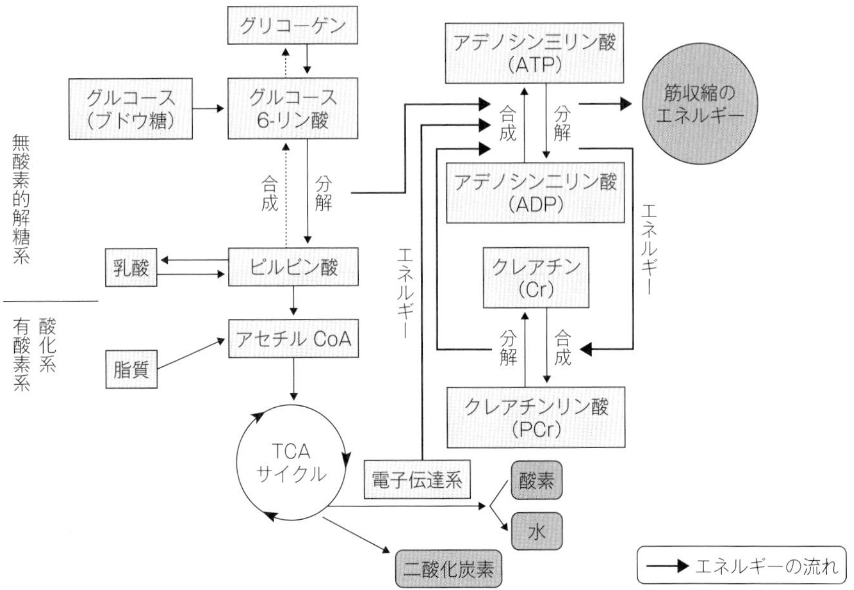

図2-1-7　筋におけるエネルギー供給機構の概要

平衡が保たれるように相互補完的にはたらく（図2-1-7）.

（1）ATP-PCr系

ATPは直接的なエネルギー源として，筋収縮に関わるので，筋線維内の量が大きく変動すると筋の活動に著しい影響が生じる．筋線維内のATP量は，収縮，弛緩を通じてほぼ一定に保たれている．これは，「ATP-PCr系」というATP再生機構のはたらきによる．筋線維内には，クレアチンリン酸（PCr）という高エネルギーリン酸化合物がATPの5倍量ほど含まれている．クレアチンキナーゼという酵素のはたらきによって，ADPとPCrからすばやくATPとクレアチン（Cr）が生じる反応（またはその逆反応）が進行する．筋収縮によってATPが消費されADPが生成されると，この反応により即時にADPからATPが再合成される．逆に，ATPが過剰に供給されると，ATPとCrからPCrが合成される．

この経路は酸素を必要としない．また，持続性に欠けるものの最も反応が速く，ATPが速やかに再合成されることから，短距離走のように瞬時に大量のエネルギーを要する運動で貢献が高まる．高強度の運動を持続すると，ATP濃度が大きく変動することはないが，PCrの濃度が徐々に低下し，ATPの分解で生じるPiの濃度が上昇する．

（2）無酸素的解糖系（乳酸系）

血中から取り込んだグルコースや筋線維内に貯蔵されているグリコーゲンは，「無酸素的解糖系」によって，すばやくピルビン酸にまで分解される．ピルビン酸はミトコンドリアに取り込まれ，次に述べる酸化系において最終的に二酸化炭素と水に分解されるが，酸化系は反応過程が多く，進行が遅いため，ピルビン酸が蓄積することがある．このとき，乳酸脱水素酵素（Lactate dehydrogenase：LDH）という酵素のはたらきでピルビン酸は乳酸になり，中間代謝物として筋線維外に排出される．

この代謝系は結果的に乳酸を生成することから，「乳酸系」とも呼ばれる．すばやく反応が進行するが，まだ多くのエネルギーを持つ乳酸までしか分解が進まないため，この系から合成されるATPの量は少ない．先述のATP-PCr系とこの乳酸系はともにその進行に酸素を必要としないため，「無酸素系」と総称される．速筋線維はこの代謝系に関連する酵素の量が多く，高い無酸素性代謝活性を示す．速筋線維から排出された乳酸は，遅筋線維や心筋細胞に取り込まれ，エネルギー源として再利用されたり，肝臓に取り込まれてグリコーゲンの材料になったりする．

この経路は短時間の運動に適しており，短・中距離走などで利用が高まる．

（3）酸化系（有酸素系）

無酸素的解糖系で生じたピルビン酸や脂質の分解で生じた脂肪酸はミトコンドリアに取り込まれ，トリカルボン酸サイクル（TCAサイクル：Tricarboxylic acid cycle），電子伝達系という反応経路によって，最終的に二酸化炭素と水に分解（酸化）される（酸化系）．この反応の進行には，酸素が必要となるために「有酸素系」とも呼ばれる．反応経路が長く，時間を要するが，グリコーゲンや脂質を完全に分解するので大きなエネルギーが得られ，結果的に無酸素的解糖に比べて18倍もの量のATPを合成することができる．Type Ⅰ線維（遅筋線維）やType Ⅱa線維（速筋線維）では，有酸素性活性が高い．

ATPの消費速度の遅い安静時や低強度の運動においては，上記の3つの代謝過程が，化学的平衡を保ちつつ糖質や脂質を分解しながら緩やかに進行するため，これらの栄養素がある限りその状態を維持することができる．

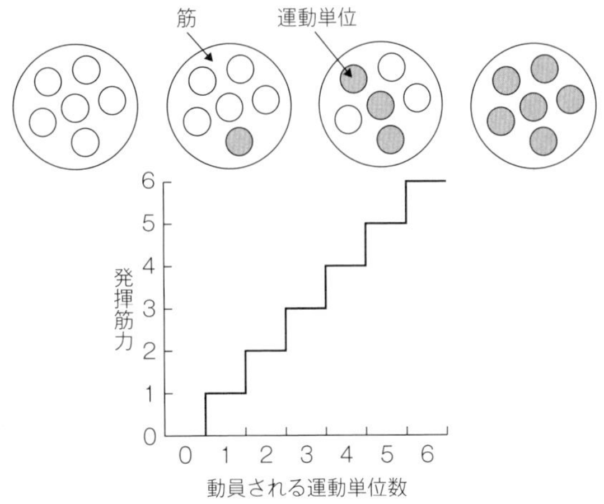

図2–2–1　運動単位の動員と筋力の関係

2．骨格筋量と筋力の関係

1）筋収縮のデジタル制御

前述の通り，神経と筋はともに全か無かの法則に従い活動するため，運動単位もOnかOffの二値的に活動する．実際の筋は無数の運動単位で構成されているが，ここでは単純なモデルとして同じ数の筋線維を持つ6個の運動単位からなる筋を想定する（図2–2–1）．各運動単位が発揮できる力を「1」とすると，この筋が発揮できる筋力は，「0」，「1」，「2」，「3」，「4」，「5」，「6」の7通りだけということになる．このようなOnかOffの二値的な信号による制御をデジタル制御という．

骨格筋は，原則的にデジタル制御となっているので，力の発揮は運動に動員する運動単位の数（支配を受ける筋線維の数）でコントロールしていることになる．また，動員される運動単位のサイズは力の調節における「粗さ」や「きめ細かさ」を決める重要な要因となる．なお，運動単位のサイズは，精密なコントロールが必要となる指先や顔の筋では小さく，ダイナミックな力発揮が求められる大腿や体幹では大きいといったように部位で傾向が異なる．また，個人差も存在すると考えられる．しかしながら，実際に力を発揮する場面において，このようなデジタル制御を感じることはなく，一見なめらかな力発揮が起こる．それはおおよそ以下の理由による．

①1つの筋には，サイズの異なる運動単位が多数含まれている
②運動単位には，速筋線維で構成されるものや遅筋線維で構成されるものなどいくつか種類がある
③運動単位の発揮張力は活動電位の周波数によっても微妙に変化し，これらが中枢で巧みに調節されている
④筋線維がおかれている力学的・化学的環境によって，個々の筋線維の発揮する力が実際には「0か1か」ではなく，さまざまに修飾され得る

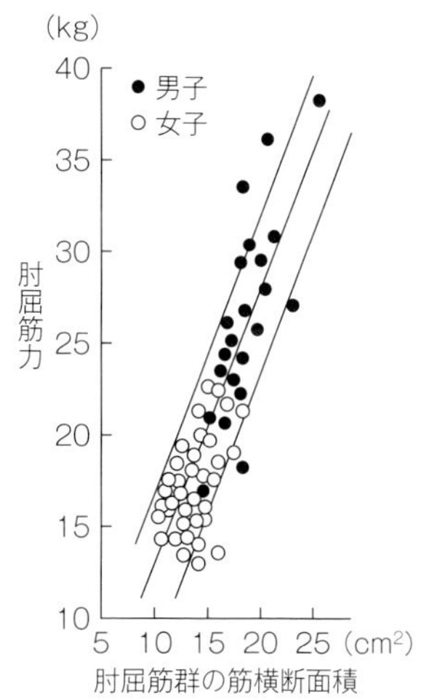

図2-2-2　随意最大筋力と筋横断面積の関係
（福永，1978[4)]）

2）最大筋力の要因

筋が発揮できる最大出力は，その筋に含まれる運動単位をすべて動員した時の発揮筋力となり，必然的に筋の横断面積で決定される．つまり骨格筋量の増加により筋力が増強する．なお，生体においては，大脳運動野で運動の指令が起こり，その信号が小脳などで修飾を受け，末梢からの反射による増強あるいは抑制を経て，運動が実行される．したがって，ヒトの最大筋力は，最大随意収縮（Maximal voluntary contraction：MVC）と呼ばれる．MVCの筋力は，すべての筋線維がフルに活動した際の理論的な最大筋力よりも小さくなることは容易に想像できる．図2-2-2は等尺性最大随意肘屈曲筋力と肘屈筋群の筋横断面積の関連を示したものである．筋力は男女を問わず筋横断面積に比例しているが，比較的大きなばらつきが見て取れる．これは，随意的に発揮できる筋力が筋のサイズだけで決まるのではなく，その他の要因が関連していることを意味している．

その他の要因として，神経系の抑制と筋線維組成があげられる．前者は身体を防御するしくみといえる．筋の横断面積で決定される最大筋力を簡単に発揮できると，筋だけでなく腱や骨に損傷が生じる可能性があるため，最大随意筋力は本

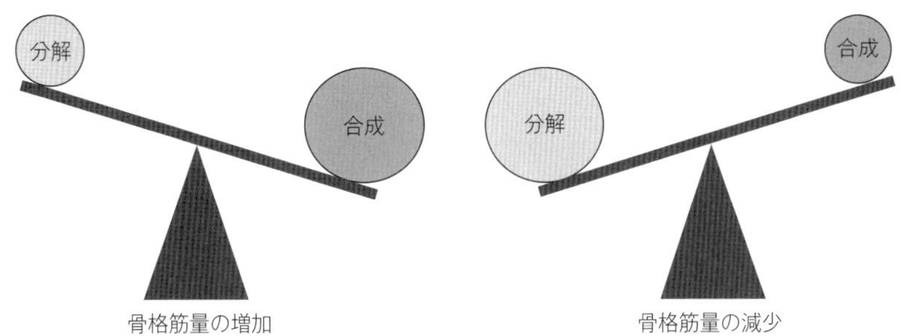

図2-3-1　筋タンパク質の合成と分解
タンパク質摂取やレジスタンストレーニングは筋タンパク質合成の刺激となり，空腹，疾患，ストレスは筋タンパク質分解の刺激となる．また，筋タンパク質合成が促進することを同化作用，筋タンパク質分解が促進することを異化作用と呼ぶ．

来の最大筋力の70％程度に抑制されていると考えられる．後者は2つのタイプの筋線維のうち，遅筋線維にはミトコンドリアなどの細胞小器官が多く含まれるため，断面積当たりの発揮張力がやや小さくなるということである．したがって，同じ断面積であっても速筋線維が優位であれば，断面積当たりの発揮張力もそれに応じて若干高くなる．

3．骨格筋量増加の生理学的エビデンス

1）筋タンパク質の合成と分解

生体組織の量は，それを構成する物質の合成と分解のバランス，つまり出納バランスで決定される．骨格筋を構成するのは，ミオシンやアクチンに代表される筋タンパク質群であるが，出納バランスがプラスの状態，つまり筋タンパク質合成速度が分解速度を上回った場合，骨格筋量は増加し，出納バランスがマイナスの状態，つまり筋タンパク質分解速度が合成速度を上回ると骨格筋量は減少する（図2-3-1）．なお，筋タンパク質の合成と分解の速度が等しければ，筋タンパク質が入れ替わっても骨格筋の量そのものは変化しないということになる．

通常，骨格筋量が短い期間に大きく変動することはないが，筋内のタンパク質は絶えず合成と分解を続けている．この合成速度と分解速度が等しいため，見た目の骨格筋サイズが維持されることになる（動的平衡状態）．例えば，空腹時では筋タンパク質の出納バランスはマイナスであるが，食事摂取によって出納バランスがプラスに移行する．その結果，24時間の出納バランスが概ね0となり，骨

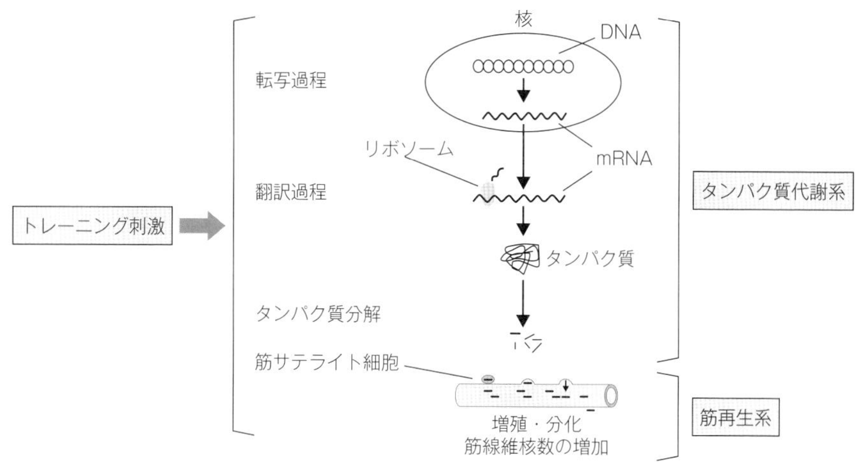

図2-3-2　トレーニングによる筋肥大に関わる諸過程（石井，2016[5)]）
DNA：Deoxyribonucleic acid，mRNA：Messenger ribonucleic acid.

格筋量が維持される．このようなことが環境に対して自らをすばやくつくり変えられるという“筋の可塑性”の基礎となっている．

2）トレーニングによる骨格筋肥大のメカニズム

レジスタンストレーニングを適切に実施すると，骨格筋肥大が生じる．これは単純明快な適応反応である．しかし，筋肥大がどのようなメカニズムで起こるのかについては，かなり研究が進んできているものの，未だ完全な解明には至っていない．現時点ではっきりしていることは，筋肥大にはタンパク質代謝系と筋再生系という2種の過程が関わっていることである（**図2-3-2**）．両者はおそらく同時にはたらいていると考えられるが，それぞれの貢献割合はまだよくわかっていない．

（1）タンパク質代謝系

タンパク質代謝系は筋線維の中でタンパク質が合成されたり，分解されたりするしくみのことである．タンパク質合成は遺伝子転写過程と翻訳過程に分けられる．このうち，筋肥大に深く関わるのは翻訳過程であると考えられている．トレーニングや栄養摂取はmTOR（Mammalian target of rapamycin）シグナル伝達系というリン酸化カスケード反応を活性化し，最終的に翻訳調節にかかわる複数のリ

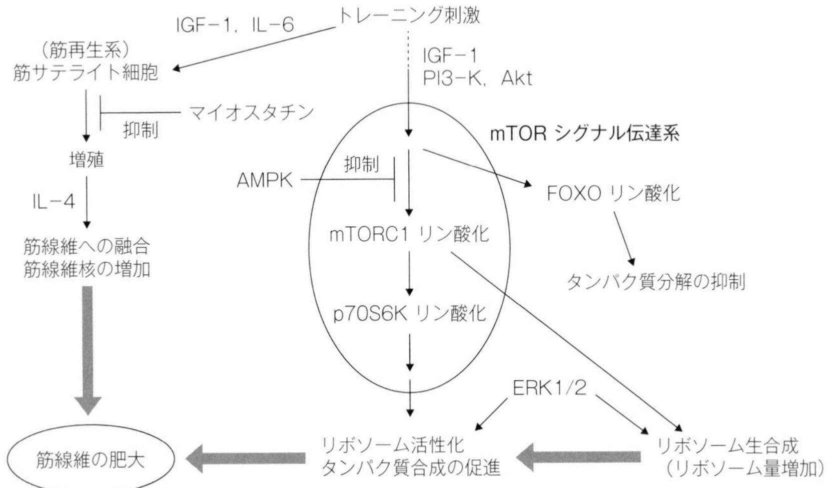

図2−3−3　筋線維の肥大および萎縮に関わるシグナル伝達（石井，2016[5] より改変）
IL：Interleukin（インターロイキン），IGF−1：Insulin−like growth factor−1（インスリン様成長因子1），AMPK：Adenosine monophosphate−activated protein kinase（AMP活性化キナーゼ），PI3K：Phosphoinositide 3−kinase，mTOR：Mammalian target of rapamycin，mTORC1：mTOR complex 1（mTOR複合体1），FOXO：Forkhead box O.
mTORシグナル伝達系はサルコペニアと密接に関連するとされる．このシグナル伝達系は，IGF−1やMGF（Mechano−growth factor），インスリンの受容体への結合を起点にタンパク質合成を促進させるとともに，FOXOのリン酸化を通じて，タンパク質分解を抑える．

ボソームタンパク質（rpS6：Ribosomal Protein S6など）がリン酸化されて，リボソームにおけるタンパク質合成が活性化する．逆に食事制限や持久的運動によって筋線維内がエネルギー不足になると，細胞内エネルギーセンサであるAMP活性化キナーゼ（Adenosine monophosphate−activated protein kinase：AMPK）がmTORシグナル伝達系を抑制し，タンパク質合成にブレーキをかける（図2−3−3）．

トレーニング刺激は，筋線維からIGF−1（Insulin−like growth factor−1，インスリン様成長因子1），IL−6（Interleukin−6），IL−4などのマイオカインを分泌させるが，このうちIGF−1は，自己分泌的に筋線維に作用し，PI3K（Phosphoinositide 3−kinase），Aktのリン酸化を経てmTORシグナル伝達系を活性化すると考えられている[6]．

一方，十分な量のタンパク質を合成するためには，翻訳活性化のみならず，翻訳容量，すなわちリボソーム量を増加させる必要があると考えられ，実際に筋肥大に伴ってリボソームRNA（Rebonucleic acid）の増加が起こる[7]．ラット代償

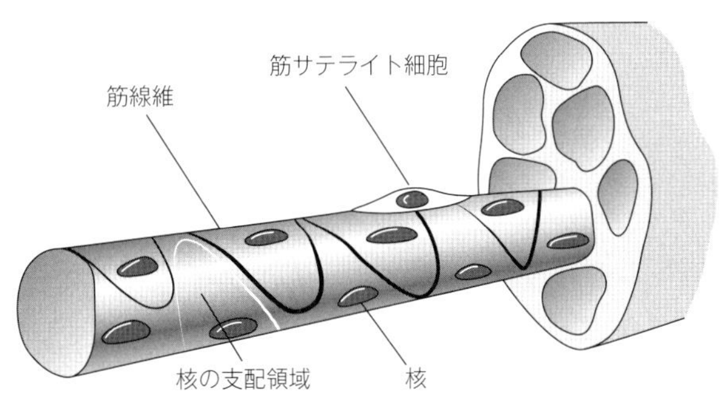

図2-3-4　筋サテライト細胞と核の支配領域

性肥大モデルでは，筋肥大の程度がmTORシグナル伝達系の活性化に比べ，リボソーム量により強く相関することも示されている[8]．リボソーム量の増加は，トレーニングを一定期間継続してはじめて起こることも示されており[9]，トレーニング効果の時間経過や適切なトレーニング頻度を考える上で，今後重要なポイントとなる可能性がある．

タンパク質分解には，ユビキチン－プロテアソーム系，オートファジー，カルパインなどの酵素系が関与する．mTORシグナル伝達系の活性化はユビキチン－プロテアソーム系によるタンパク質分解を抑制する（図2-3-3）．一方トレーニング刺激後には，タンパク質合成と同時にタンパク質分解も一過的に上昇することが示されており[10]，トレーニング効果とタンパク質分解の関係にはまだ不明の点が多い．

（2）筋再生系

筋再生系は，筋線維が損傷された際に再生するしくみであり，レジスタンストレーニングによって活性化する．筋線維は，前述の通り，多くの核を持つ多核細胞である．筋線維内の1つの核がコントロールできる細胞質体積には限界があり，「核の支配領域（Nuclear domain）」と呼ばれている（図2-3-4）．したがって，筋線維が肥大できる程度にも上限があるということになる．そのため，筋がある一定限度を超えて肥大する際には，筋線維に含まれる核数を増やす必要があると考えられる[11]．実際，Bruusgaardらは代償性肥大に伴って筋線維内の核数が増加することを示した[12]．この核の主な供給源は，幹細胞として筋再生系を構成している筋サテライト細胞である．筋形質膜と基底膜の間に存在している筋サテライト細胞は自己増殖が可能であり，レジスタンストレーニングや損傷などにより生じた各種ストレスに応じて増殖し既存の筋線維と融合して，再生や筋肥大を促すと考えられている．

筋サテライト細胞の増殖はマイオカインの一種であるマイオスタチンによって強く抑制されている．トレーニング刺激はマイオスタチンの発現を抑制し，同時に筋線維からIL-6を分泌させることで筋サテライト細胞の増殖を促す[13]．増殖した筋サテライト細胞は，筋線維より分泌されるIL-4の作用によって筋芽細胞へと分化した後，隣接する筋線維に融合し核数を増やすと考えられている（図2-3-2，図2-3-3）．また，筋サテライト細胞は，単独で新たな筋線維をつくる能力も有する．したがって，若干ではあるがレジスタンストレーニングによって筋線維の数が増加する可能性がある．

3）レジスタンストレーニングプログラムへの示唆

レジスタンストレーニングのプログラムには，負荷，トレーニング容量（回数およびセット数），頻度といった変数があり，目的に応じてこれらを適切に設定する必要がある．通常のトレーニングの場合，筋肥大や筋力増強を目指すには65％1RM（One repetition maximum：最大挙上重量）以上の高負荷が必要であり，「1RMの70〜80％程度の負荷，最大反復を3セット以上，週2回以上の頻度」という条件が広く推奨されている．しかし，こうしたトレーニング条件が，上述の分子メカニズムを十分に賦活化するために必要不可欠かどうかははっきりしていない．

最近の研究によって，30％1RM程度，あるいはそれ以下の低負荷であっても，筋が真に疲労困憊に至るまで反復を繰り返すような大容量のトレーニングを行うと，mTORシグナル伝達系の活性化とタンパク質合成の増加が起こり，高負荷で行うトレーニングとほぼ同等の筋肥大がもたらされることが示されている[14, 15]．このことは，筋肥大のためには力学的ストレスだけでなく筋線維内外の代謝的環境が重要であり，特に筋に含まれる速筋線維を疲労困憊させる必要があることを示唆している．低反復回数，短時間で筋を疲労困憊状態にする工夫として，筋血流の制限があげられる．実際，筋血流を外的に制限したトレーニングは，低負荷・小容量で筋肥大をもたらすことが示されている[16]．また，低速度で主働筋に力を入れたまま動作する筋発揮張力維持スロー法[17]は，筋力発揮に伴う筋血流の減少と張力発揮時間の延長を組み合わせることにより，筋内代謝環境の変化と筋疲労の進行を加速する方法と捉えることができる．トレーニングの条件に様々な

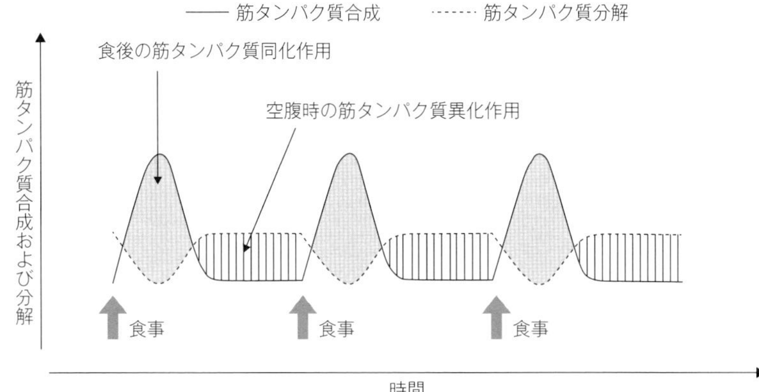

図2-3-5　日常生活における筋タンパク質の代謝
(藤田ほか，2015[18] より改変)
図内の同化作用と異化作用は同程度であり，出納バランスは概ね0である．この状態が維持されていると，骨格筋量の増減は生じない．

工夫を加えることで，高齢者でも安全に実施できるプログラム，あるいは特別な道具を必要としない汎用性の高い形式のプログラムを組み立てることが可能となる．なお，筋肥大，筋力増強といったトレーニング効果を引き出すポイントについては第5章で，低負荷レジスタンストレーニングについては第6章で解説する．

4）栄養摂取による筋タンパク質合成刺激

栄養の摂取そのものが筋におけるタンパク質合成を促進する刺激となる．**図2-3-5**のように，通常の食事を摂取することで筋タンパク質合成速度は安静時に比べ増加する．食物摂取による同化作用は主にタンパク質の摂取によるものである．そのため，食事から十分な量のタンパク質を摂取することがサルコペニアへの対策として重要と考えられている．

食事で摂取したタンパク質は，消化吸収系のはたらきによってアミノ酸として血中に取り込まれ，筋に届けられる．筋タンパク質同化作用は，体内で合成できない必須アミノ酸，特に分岐鎖アミノ酸（ロイシン，イソロイシン，バリン）によって促進される．なお，分岐鎖アミノ酸の中でも，ロイシンは筋タンパク質合成を強く刺激することが知られている[19]．

空腹安静時における筋タンパク質の合成速度ならびに分解速度に若齢者と高齢者の差はないことがわかっている[20]．ところが，タンパク質摂取に対する筋タ

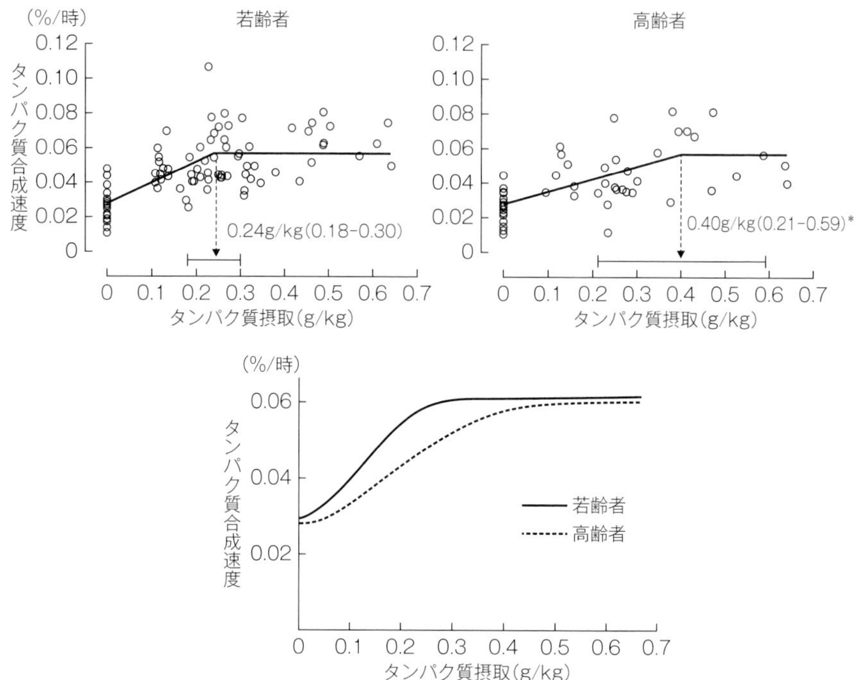

図2-3-6　若齢者および高齢者におけるタンパク質摂取と筋タンパク質合成
(上図：Moore et al., 2015[22)]；下図：Moore et al., 2015[22)]を参考に小林，2018[23)]作成)
*若齢者との比較（p=0.055).

ンパク質合成反応は加齢に伴い減弱する．これを「同化抵抗性（Anabolic resistance）」と呼ぶ．ただし，高齢者においても，十分な量のアミノ酸を摂取することで，若齢者と同程度のタンパク同化作用が引き起こされる．しかし，比較的少量のアミノ酸を摂取した場合においては，ロイシンに対する感受性が高齢者では低下していることが報告されている[21)]．この結果は，食事に含まれるタンパク質のうちロイシン含有量が少ない場合，高齢者では適切なタンパク質同化作用が生じていないことを示唆している．高齢者では，咀嚼，嚥下機能の低下などさまざまな要因により，質の高い食事を取れていないケースが少なくない．長期的な視点で見ると，口腔機能の低下に伴う食生活の変化がサルコペニアを引き起こし，進行させていると考えられる．

Mooreらは，タンパク質の1回摂取量と筋タンパク質の合成速度の関係を若齢者と高齢者で比較した（図2-3-6）[22)]．これを見ると，タンパク質摂取量が

0，すなわち空腹時では，若齢者と高齢者の筋タンパク質合成速度は同程度であること，両者ともにタンパク質摂取量の増加に伴い筋タンパク質合成反応が高まること，筋タンパク質合成反応には上限があり，その上限は若齢者と高齢者で同程度であること，高齢者が筋タンパク質合成の最大反応を得るには，若齢者よりも多くのタンパク質摂取が必要であること（高齢者：体重1kgあたり0.40g，若齢者：0.24g/kg）がわかる．この結果は，高齢者のタンパク質の摂取量を増加させることがサルコペニア予防につながることを強く示している．

日本人の食事摂取基準（2020年版）では，65歳以上の総エネルギー量に占めるべきタンパク質由来エネルギー量の割合（下腿）が13％から15％に引き上げられた[24]．これは，高齢者のフレイル予防に重点を置いた改定である．サルコペニア診療ガイドラインでは，サルコペニア予防のために1日に適正体重1kgあたり1.0g以上のタンパク質を摂取することが推奨されている[25]．なお，高齢者では筋タンパク質合成を最大化するためにより多くのタンパク質摂取量が必要であることを考慮して，より高いタンパク質量を目標量とすべきであるという意見もある．前述の通り，高齢者ではタンパク質摂取量が体重1kgあたり0.4g未満になると筋タンパク質合成が減弱する[22]．特に高齢者においては食事での十分なタンパク質摂取を心がけなければならない．なお，フレイル高齢者では，朝，昼，夜の三食におけるタンパク質摂取量のバランスが悪く，特に朝食での摂取量が少ないという報告もある[26]．朝食でのタンパク質摂取が極端に低いと，筋タンパク質分解優位の時間が長くなり，骨格筋量の減少に拍車がかかる可能性があるため，十分なタンパク質量の確保とともに三食間のバランスを考慮する必要もある．また，タンパク質やアミノ酸のサプリメントによる補充も有効な対策になるかもしれない．ただし，腎機能が低下している高齢者では高タン

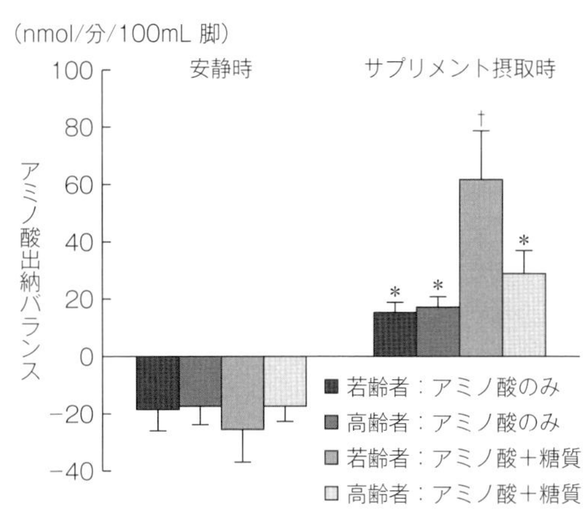

図2-3-7　栄養摂取前後の筋タンパク質代謝応答
（Fujita et al., 2004[27] より改変）
*安静時との比較（$p<0.05$），†その他の群との比較（$p<0.05$）．

パク質食により腎機能障害を引き起こす可能性があるため，注意が必要となる．

日常の食事には，当然ながらタンパク質に加えて糖質や脂質といった他の栄養素も含まれている．Fujitaらは，アミノ酸と糖質の混合物を摂取した際の筋タンパク質の代謝応答を，若齢者と高齢者で比較している[27]．若齢者では，アミノ酸のみの摂取と比べ混合物の摂取で筋タンパク質の合成が大幅に増加するが，高齢者においてはこのような相乗効果が観察されなかった（図2-3-7）．これは加齢に伴う栄養障害であり，インスリンが関連すると考えられる．アミノ酸のみの摂取では，インスリンの応答は起きないが，糖質を摂取すると血糖値が上昇するためにインスリンが分泌される．インスリンが血中の糖を筋細胞内に取り込み，血糖値を下げるはたらきをすることは広く知られているが，それに加えてインスリンにはタンパク質同化ホルモンとしてのはたらきがあり，筋タンパク質合成を促進する．高齢者では，このインスリン刺激に対する筋タンパク質合成応答に障害が認められることがわかっている[28]．骨格筋におけるインスリン抵抗性が起点となり，サルコペニアを徐々に進行させているかもしれない．実際に，糖尿病とサルコペニアが同時に進行しているケースも少なくない．

4．骨格筋量減少の生理学的エビデンス

1）サルコペニアの分子メカニズム

サルコペニアには，活動低下による筋萎縮，いわゆる廃用性萎縮の要素と，骨格筋や体内の環境そのものの老化が原因となる加齢性筋萎縮の要素の2つが含まれる．この2つの面ともに，筋線維周辺の液性環境の変化ならびに筋サテライト細胞の機能低下が関与すると考えられる．

前述の通り，筋線維サイズの恒常性は，筋タンパク質の合成と分解のバランスによって保たれている．このバランスが身体の加齢変化や不活動，低栄養の影響で徐々に崩れ，マイナス方向にシフトしていくことでサルコペニアが進行していく．筋タンパク質合成および分解に関わるシグナル伝達のうち，mTORシグナル伝達系がサルコペニアと密接に関連するとされている（図2-3-3）．このシグナル伝達系は，IGF-1やMGF（Mechano-growth factor），インスリンの受容体への結合を起点にタンパク質合成を促進させる．同時に，FOXO（Forkhead box O）のリン酸化を通じて，ユビキチン-プロテアソーム系の活性化を抑制することでタンパク質分解を抑える．

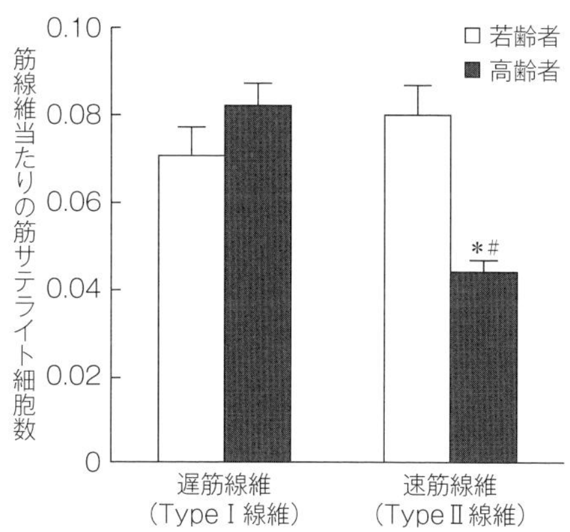

図2-4-1　若齢者および高齢者における筋線維タイプごとの筋サテライト細胞数
（Verdijk et al., 2007[32] より改変）
*若齢者と高齢者の比較（$p<0.05$），#筋線維タイプの比較（$p<0.05$）．

高齢者では，加齢に伴う免疫機能の低下によって，慢性的な軽度の炎症状態（慢性炎症）が誘導される．慢性炎症は，TNF－α（Tumor necrosis factor－α：腫瘍壊死因子－α），IL－1，IL－6といった炎症性サイトカインの血中濃度の軽度な上昇を特徴とする．高齢者では，健康な若齢者と比べ，これらの炎症性サイトカインの血中濃度が，2～4倍増加していることが報告されている[29]．このような炎症性サイトカインの上昇が生活習慣病や老年疾患の発症・進行に関与している可能性が考えられる．先行研究では，血中の炎症性サイトカイン濃度が骨格筋量や筋力の低下と関連することが報告されている[30, 31]．加齢に伴う炎症性サイトカインの増加や成長ホルモン，循環型IGF－1などの低下といった液性因子の加齢変化は，mTORシグナル伝達系のはたらきを抑制して筋線維内のタンパク質の合成を制限し，分解が亢進した状況を招くことから，サルコペニアの一因となる（**図2-3-3**）．また，タンパク質などの細胞内成分を分解する機構であるオートファジー（Autophagy）の適切なはたらきが骨格筋量の維持に貢献していると考えられている．オートファジーは，細胞が自己成分（タンパク質）を分解するしくみである．細胞内の不必要なタンパク質あるいは変性したタンパク質を分解，処理することで細胞の恒常性維持を担っている．近年，オートファジーの不具合がサルコペニアと深く関連する可能性が指摘されている．

他方，骨格筋の再生能力の低下もサルコペニアに関係していると考えられる．前述のように，筋の再生能力の大部分は筋サテライト細胞が担っている．この筋サテライト細胞は加齢に伴って減少するが，特に速筋線維において著しく減少することが知られている[32]（**図2-4-1**）．これがサルコペニアで生じる速筋線維の選択的萎縮（筋の萎縮は遅筋線維に比べ速筋線維で著しいこと）の一因と推察される．なお，最近の研究では，高齢者の筋サテライト細胞は増殖能力が低下し

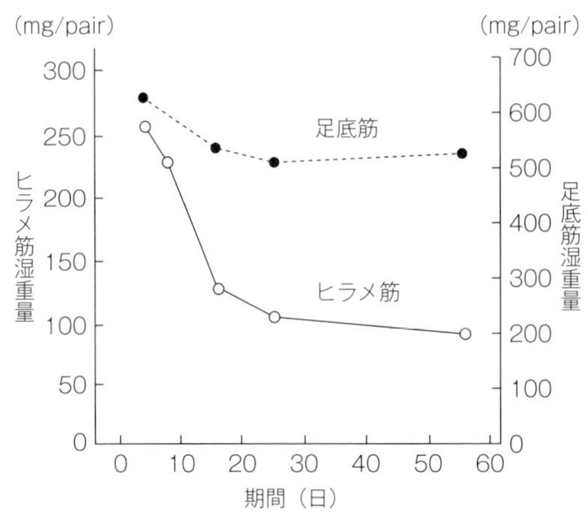

図2-4-2　ラットの後肢懸垂によるヒラメ筋と足底筋の湿重量の変化
（Thomason et al., 1990[34] より改変）

ているが，筋サテライト細胞のオートファジーの活性を高めることで再生機能が高まることが示されている[33]．つまり，細胞そのものに問題が生じているのではなく，増殖を妨げるような抑制がかかっていると考えられる．これにはオートファジーをはじめとしたタンパク質の分解機能が関与していると予想される．オートファジーとサルコペニアの関連については不明な点も多く，今後の研究が期待される．

2）加齢性筋萎縮と廃用性筋萎縮の相違

前述の通り，サルコペニアには廃用性萎縮と加齢性萎縮の2つの側面がある．筋線維の種類についてはヒトの骨格筋では，遅筋線維と速筋線維が混在している．まずは，どちらのタイプの筋線維にどういった萎縮が生じやすいのかを整理したい．

不活動による廃用性筋萎縮は非常に短時間で起こる．骨折をした際に患部をギプス固定すると，信じられないようなスピードで著しい筋萎縮が生じることは誰もが知っていることである．これと類似した条件として，ラットを後肢懸垂させ，遅筋線維が優位であるヒラメ筋と速筋線維が優位である足底筋の2種類の筋の湿重量を観察した研究では，両者の萎縮の様子が異なることが示されている（図2-4-2）．除負荷を開始すると，ヒラメ筋では，およそ3週間で50％を超え

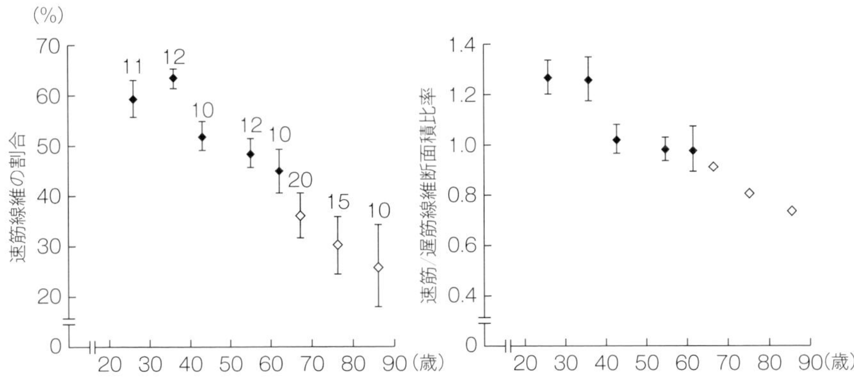

図2−4−3　外側広筋における速筋線維の割合（左）および断面積比率（右）の年齢比較
（Larsson, 1983[36] より改変）

プロット上の数値は各グループにおける対象者数.
◆Larsson, 1978のデータ(Larsson L: Morphological and functional characteristics of the ageing skeletal muscle in man. A cross-sectional study. Acta Physiol Scand Suppl, 457: 1−36, 1978.)
◇Scelsi et al., 1980のデータ(Scelsi R, Marchetti C, Poggi P: Histochemical and ultrastructural aspects of m. vastus lateralis in sedentary old people(age 65−89 years). Acta Neuropathol, 51: 99−105, 1980.)

るような著しい萎縮が起こるが，足底筋では15％程度の萎縮しか生じない[34]．廃用性萎縮では，速筋線維よりも遅筋線維で顕著に萎縮が生じること，筋線維数に変化が認められないこと，筋線維組成が速筋化することが知られている[35]．

一方，加齢性筋萎縮では異なる状況となる．**図2−4−3**は外側広筋における速筋線維の割合の年齢比較である．筋に含まれる速筋線維数の割合は，30歳代まではおよそ60％であるが，40歳を過ぎると減少し，80歳代では30％を下回る．また，速筋線維のサイズを見ると，加齢とともに小さくなっていくのがわかる．60歳以降，速筋線維が遅筋線維より小さなサイズになる．加齢性筋萎縮の特徴は，速筋線維に選択的萎縮が認められること，筋の再生能の低下に伴い筋線維数が減少すること，筋線維組成が遅筋化することである[37]．

サルコペニアでは，加齢に伴う身体活動量の低下や生活スタイルの変化とともに両方のタイプの筋萎縮が長い時間をかけて徐々に進行していると推察される．そのプロセスの中で，何らかの疾患や転倒などで身体活動レベルが低下すると廃用性筋萎縮が加速し，骨格筋量の減少が急速に進行すると考えられる．

表2−4−1　遅筋線維および速筋線維のタンパク質代謝の特徴

遅筋線維（ST；type Ⅰ）
・安静時の筋タンパク質合成/分解活性が高い ・日常的に活動することが骨格筋量維持のためのデフォルト ・活動量低下で著しく萎縮（**廃用性筋萎縮**） ・十分な日常的活動で維持が可能
速筋線維（FT；type Ⅱa, Ⅱx, Ⅱb）
・安静時の筋タンパク質合成/分解活性が低い ・定期的に強めの活動を行うことで維持や機能向上が可能 ・長期的な活動量低下で徐々に萎縮（**加齢性筋萎縮**） ・日常的な活動のみでは維持不可能

3）加齢性筋萎縮の発生機序

速筋線維の選択的萎縮や筋線維数の減少の要因を整理することは，サルコペニアを理解するうえで非常に重要となる．表2−4−1に遅筋線維および速筋線維のタンパク質の代謝的特徴をまとめた．

遅筋線維には，安静時における筋タンパク質の合成・分解活性が高いという特徴がある．活動量の低下あるいは不活動の状況では，筋タンパク質の合成の速度が低下し，筋タンパク質分解が加速する．おそらく，遅筋線維において廃用性萎縮が非常に速く起こるのは，こういった理由によるものと推測される．したがって，日常的に絶えず活動していることが，遅筋線維のサイズを保つための基本設定であると考えられる．つまり，使っていることで現在の状態を維持するという性質があるということになる．これは，ウォーキングのような低強度の活動であっても日常的に活発な身体活動を継続することで遅筋線維を維持できることを示唆している．

一方，速筋線維では安静時の筋タンパク合成・分解活性が遅筋線維に比べ低い．これは，顕著な萎縮は起きないものの定期的にやや強めの活動を行わなければ，現状を維持できないことを意味している．前述の通り，動員される筋線維の種類は，まず活動の強度に依存する（サイズの原理）．すなわち，遅筋線維のはたらきが低強度の活動の主役を担っている．高齢者は，概して高強度の運動を行う機会が少なくなるため，速筋線維への刺激は大きく低下する．散歩や家事などである程度の身体活動量が保持されていても，低強度の活動がメインの日常生活の中で加齢性筋萎縮が徐々に進行，すなわち速筋線維が萎縮，減少していくものと考えられる．このような状況が10〜30年と続くことで，サルコペニアが顕在化していくと考えられる．

高齢者はダイナミックな運動を行う機会が少なく，それを担う速筋線維の必要性が低いため，自立して日常生活動作をこなす能力が維持されていれば十分だという考え方もある．このような意見を完全に否定はしないが，介護予防の観点から，速筋線維の機能を維持，少なくとも機能低下をできるだけ緩やかにすることは極めて重要である．例えば，躓(つまづ)いて転倒しそうな場面で，下肢の筋がブレーキとして振る舞うことで転倒を回避できる．この時にはたらくのが速筋線維である．転倒を回避できず，大腿骨の骨折などに至った場合，活動量が極端に低下し，廃用性萎縮が急速に進む．そうなると，自立した生活を失う可能性が非常に高くなる．つまり，速筋線維の機能低下は高齢者にとって深刻な懸念事項といえる．そのため，速筋線維の数の減少と速筋線維の萎縮をできるだけ防ぐ対策が極めて重要になる．

どういった理由で速筋線維の数が減少するのであろうか．これには神経－筋接合部が関与していると考えられる．脊髄にある運動ニューロンの細胞体から伸びた神経線維の終末部は筋線維と接して神経－筋接合部を形成している．ここでは筋と運動ニューロンが連携して運動を成立させているが，加齢に伴ってこの神経筋シナプスの断片化，構造の単純化，神経終末の分枝化が進むことがわかってきている．このような神経－筋接合部の形態変性は，運動ニューロン終末から分泌される神経伝達物質であるアセチルコリンの作用効率を下げ，サルコペニアにおける筋力低下や筋萎縮の一因となる．また，この変性がきっかけとなり，高齢者の筋では速筋線維から遅筋線維への筋線維タイプのシフトが起こると考えられる．

筋線維タイプの決定において，支配を受ける神経が重要な因子であることがわかっている．また，動物実験では，神経をつなぎ替えることで筋線維の特性が変わることが古くから知られている．つまり，遅筋線維から神経を切り離し，速筋線維を支配する神経をつなぐと，遅筋線維が速筋線維に変わる．筋線維は，環境に応じて自らの性質をある程度変えられる柔軟性を有しているとも解釈できる．上述の神経のつなぎ替えは実験的なものであるが，ヒトの筋においても加齢に伴ってこれと類似した現象が起きているのではないかと推測される．

図2-4-4はラットの神経－筋接合部のシナプス後膜側の走査電子顕微鏡写真である．若齢ラットでは終板が連続的な構造になっているが，高齢ラットでは断片化しており，両者の様子は明らかに異なる[38]．こういった構造変性は筋と運

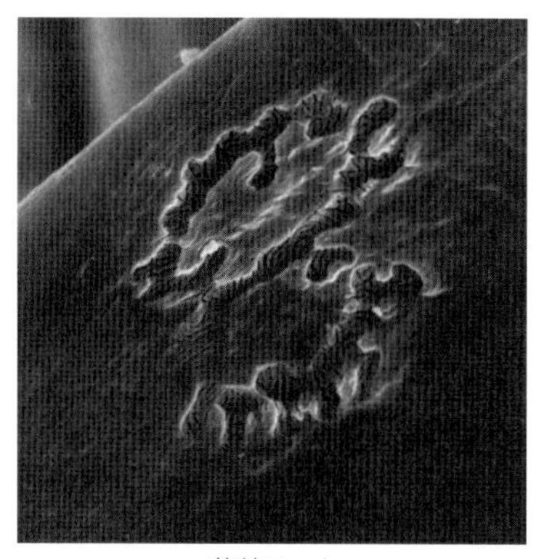

若齢ラット

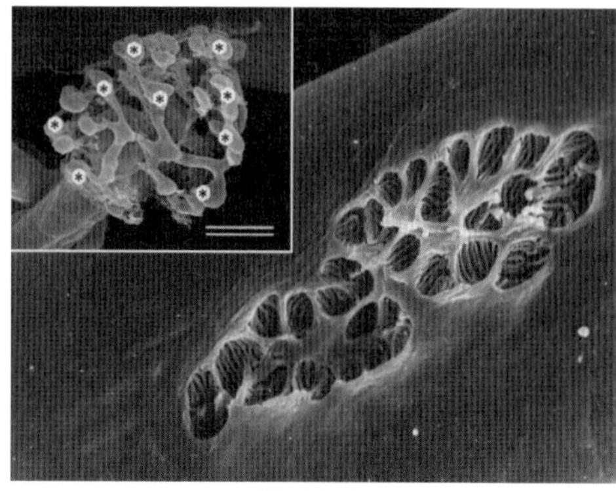

高齢ラット

図2-4-4　神経ー筋接合部の加齢変化（Ezaki et al., 2000[38] より改変）

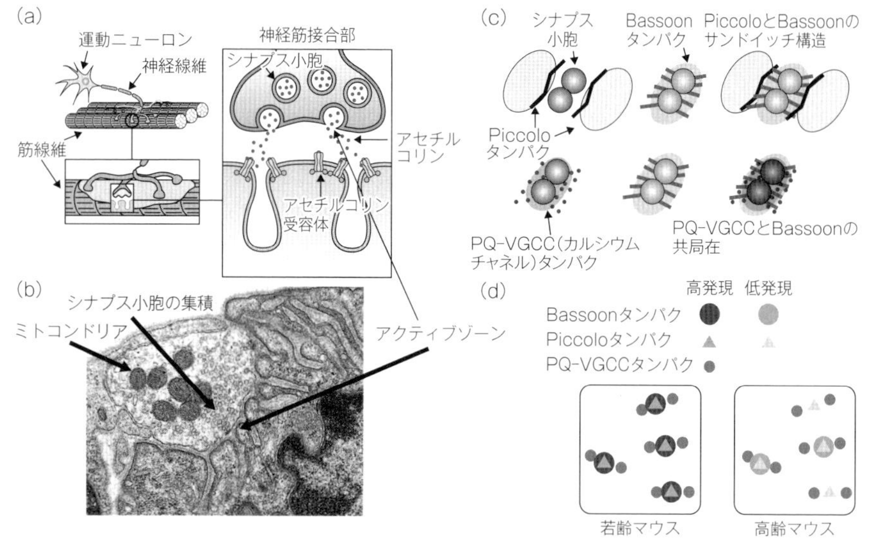

図2-4-5　神経伝達に関わるタンパク質の加齢変化

（東京都健康長寿医療センター，2016[40] より改変）

アクティブゾーン：神経ー筋接合部で運動ニューロンの線維が骨格筋線維に接する領域にあり，運動時にアセチルコリンを放出する重要な部位である．アクティブゾーンにはさまざまな分子が存在している．(a) 神経ー筋接合部の概略，(b) 透過型電子顕微鏡で観察した神経ー筋接合部，(c) アクティブゾーンにおけるタンパク質の構造，(d) 若齢マウスと高齢マウスにおけるタンパク質発現の比較．

動ニューロンのコミュニケーションの低下を招き，筋機能にもネガティブな作用をもたらすと考えられる．Nishimuneらは，老化による筋力低下や筋萎縮に伴い，

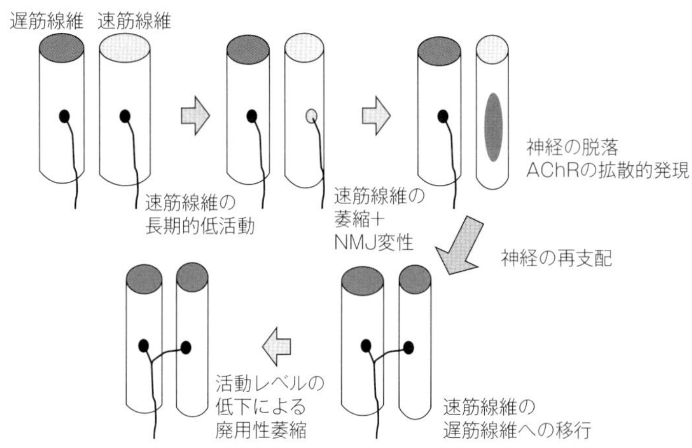

図2-4-6　サルコペニアの巨視的メカニズム
NMJ：神経－筋接合部（Neuromuscular junction），AChR：アセチルコリン受容体．

神経－筋接合部の分子構造が変化することを，STED（誘導放出制御）超高解像度顕微鏡を用いて明らかにした[39]．神経－筋接合部では，神経伝達物の放出過程に関係するタンパク質が多く存在している．その中で，BassoonやPiccoloといったタンパク質がサンドイッチ構造をつくるようにして最終的に伝達物質の放出に関わっていることがわかってきている．これらのタンパク質の発現頻度は，加齢の影響で低下する（**図2-4-5**）．このことから，加齢に伴って神経－筋接合部での神経伝達の過程に問題が生じることで脱神経が起き，それによって神経の再支配が起きるのではないかと推測される．

ここでは単純モデルとして，速筋線維と遅筋線維が各1本で構成される筋を設定する（**図2-4-6**）．加齢とともに速筋線維の長期的な低活動状態が続くことで，速筋線維の神経－筋接合部の機能が低下し，徐々に形態変性が進行する．やがて神経の脱落が生じ，隣接する遅筋線維を支配していた神経による再接合が起こる．遅筋線維を支配する神経は接合した筋線維を遅筋化することから，再支配された速筋線維は遅筋線維に変化していくことになる．なお，神経の脱落が起こると，その周辺にアセチルコリン受容体が拡散的に発現するが，これが神経の再支配を誘引すると考えられる．

遅筋線維は活動量の低下で萎縮しやすいので，上記のプロセスによる遅筋線維の増加は活動量の低下や不活動と組み合わさると，廃用性萎縮が一気に進む．サルコペニアは同質の筋萎縮がシンプルに継続して顕在化するのではなく，速筋線維の神経－筋接合部の変性，速筋線維の遅筋線維への移行，遅筋化による廃用性筋萎縮の加速という複数の過程を経て，段階的に重症化していくと考えられる（図2-4-6）．骨格筋量は30歳以降から緩やかに減少し，60歳を超えたあたりから急激に減少するというタイムコースをたどる（第1章を参照）が，遅筋化によって日常的な活動レベルの低下の影響を受けやすい状況ができあがり，その後サルコペニアの進行が速くなるのではなかろうか．そう考えると，高齢期を迎える前の対策が非常に重要となる．

加齢に伴い，神経－筋接合部の構造に変性が生じることを述べてきたが，運動によってこの変性を防ぐことが可能かもしれない．Valdezらは，加齢に伴う神経－筋接合部の構造変性が運動によって改善するか否かを動物実験で検討した[41]．高齢マウス（22カ月齢）を1カ月間，自由にランニングホイールを走行させることで，神経－筋接合部における断片化や神経脱落といった構造の変性が，運動をしない高齢マウスに比べて有意に減少した．ただし，観察された効果が小さく，運動の効果としては限定的であった．おそらく，ランニングホイール走行が介入する運動の強度としては不十分であったと推測される．ヒトへの応用も含め，今後の研究の進展に期待したい．

【文　献】

1）Hunter GR: Muscle physiology. In: Beachle TR, Earle RW eds., Essentials of Strength Training and Conditioning. pp3－13, Human Kinetics, 2000.

2）石井直方：筋肉学入門－ヒトはなぜトレーニングが必要なのか?－．講談社，2009.

3）Johnson MA, Polgar J, Weightman D et al.: Data on the distribution of fibre types in thirty-six human muscles. An autopsy study. J Neurol Sci, 18: 111－129, 1973.

4）福永哲夫：ヒトの絶対筋力－超音波による体肢組成・筋力分析－．p89，杏林書院，1978.

5）石井直方：第7章 身体運動に伴う生体機能適応を支える分子機構－骨格筋系－．熊谷秋三，田中茂穂，藤井宣晴編，身体活動・座位行動の科学－疫学・分子生物学から探る健康－，p175，杏林書院，2016.

6）Ishii N, Ogasawara R, Kobayashi K et al.: Roles played by protein metabolism and myogenic progenitor cells in exercise-induced muscle hypertrophy and their relation to resistance training regimens. J Phys Fitness Sports Med, 1: 83－94, 2012.

7）Chaillou T, Kirby TJ, McCarthy JJ: Ribosome biogenesis: emerging evidence for a central role in the regulation of skeletal muscle mass. J Cell Physiol, 229: 1584－1594,

2014.
8）Nakada S, Ogasawara R, Kawada S et al.: Correlation between ribosome biogenesis and the magnitude of hypertrophy in overloaded skeletal muscle. PLoS One, 11: e0147284, 2016.
9）Figueiredo VC, Caldow MK, Maasie V et al.: Ribosome biogenesis adaptation in resistance training-induced human skeletal muscle hypertrophy. Am J Physiol Endocrinol Metab, 309: E72－E83, 2015.
10）Phillips SM, Tipton KD, Aarsland A et al.: Mixed muscle protein synthesis and breakdown after resistance exercise in humans. Am J Physiol, 273: E99－E107, 1997.
11）Allen DL, Roy RR, Edgerton VR: Myonuclear domains in muscle adaptation and disease. Muscle Nerve, 22: 1350－1360, 1999.
12）Bruusgaard JC, Johansen IB, Egner IM et al.: Myonuclei acquired by overload exercise precede hypertrophy and are not lost on detraining. Proc Natl Acad Sci USA, 107: 15111－15116, 2010.
13）Begue G, Douillard A, Galbes O et al.: Early activation of rat skeletal muscle IL-6/STAT1/STAT3 dependent gene expression in resistance exercise linked to hypertrophy. PLoS One, 8: e57141, 2013.
14）Burd NA, Holwerda AM, Selby KC et al.: Resistance exercise volume affects myofibrillar protein synthesis and anabolic signalling molecule phosphorylation in young men. J Physiol, 588: 3119－3130, 2010.
15）Ogasawara R, Loenneke JP, Thiebaud RS et al.: Low-load bench press training to fatigue results in muscle hypertrophy similar to high-load bench press training. Int J Clin Med, 4: 114－121, 2013.
16）Takarada Y, Takazawa H, Sato Y et al.: Effects of resistance exercise combined with moderate vascular occlusion on muscular function in humans. J Appl Physiol, 88: 2097－2106, 2000.
17）Tanimoto M, Ishii N: Effects of low-intensity resistance exercise with slow movement and tonic force generation on muscular function in young men. J Appl Physiol, 100: 1150－1157, 2006.
18）藤田聡：加齢に伴う筋量・筋機能維持に有効なアミノ酸摂取．体育の科学，65：807－811，2015．
19）Drummond MJ, Rasmussen BB: Leucine-enriched nutrients and the regulation of mammalian target of rapamycin signalling and human skeletal muscle protein synthesis. Curr Opin Clin Nutr Metab Care, 11: 222－226, 2008.
20）Volpi E, Sheffield-Moore M, Rasmussen BB et al.: Basal muscle amino acid kinetics and protein synthesis in healthy young and older men. JAMA. 286: 1206－1212, 2001.
21）Katsanos CS, Kobayashi H, Sheffield-Moore M et al.: A high proportion of leucine is required for optimal stimulation of the rate of muscle protein synthesis by essential

amino acids in the elderly. Am J Physiol Endocrinol Metab, 291: E381－E387, 2006.
22）Moore DR, Churchward-Venne TA, Witard O et al.: Protein ingestion to stimulate myofibrillar protein synthesis requires greater relative protein intakes in healthy older versus younger men. J Gerontol A Biol Sci Med Sci, 70: 57－62, 2015.
23）小林久峰：サルコペニア対策としてのアミノ酸栄養．薬学雑誌，138：1277－1283，2018．
24）厚生労働省：日本人の食事摂取基準（2020年版）．2020．https://www.mhlw.go.jp/stf/newpage_08517.html
25）日本サルコペニア・フレイル学会：サルコペニア診療ガイドライン 2017年版. 2017．
26）Bollwein J, Diekmann R, Kaiser MJ et al.: Distribution but not amount of protein intake is associated with frailty: a cross-sectional investigation in the region of Nürnberg. Nutr J, 12: 109, 2013.
27）Fujita S, Volpi E: Nutrition and sarcopenia of ageing. Nutr Res Rev, 17: 69－76, 2004.
28）Rasmussen BB, Fujita S, Wolfe RR et al.: Insulin resistance of muscle protein metabolism in aging. FASEB J, 20: 768－769, 2006.
29）Baylis D, Bartlett DB, Patel HP et al.: Understanding how we age: insights into inflammaging. Longev Healthspan, 2: 8, 2013.
30）Schaap LA, Pluijm SM, Deeg DJ et al.: Inflammatory markers and loss of muscle mass（sarcopenia）and strength. Am J Med, 119: 526.e9－526.e17, 2006.
31）Schaap LA, Pluijm SM, Deeg DJ et al.: Higher inflammatory marker levels in older persons: associations with 5-year change in muscle mass and muscle strength. J Gerontol A Biol Sci Med Sci, 64: 1183－1189, 2009.
32）Verdijk LB, Koopman R, Schaart G et al.: Satellite cell content is specifically reduced in type II skeletal muscle fibers in the elderly. Am J Physiol Endocrinol Metab, 292: E151－E157, 2007.
33）García-Prat L, Martínez-Vicente M, Perdiguero E et al.: Autophagy maintains stemness by preventing senescence. Nature, 529: 37－42, 2016.
34）Thomason DB, Booth FW: Atrophy of the soleus muscle by hindlimb unweighting. J Appl Physiol, 68: 1－12, 1990.
35）町田修一：筋線維タイプの発現をタンパク質・遺伝子レベルで探る．柳原大，内藤久士編，運動とタンパク質・遺伝子．ナップ，2004．
36）Larsson L: Histochemical characteristics of human skeletal muscle during aging. Acta Physiol Scand, 117: 469－471, 1983.
37）Lexell J, Taylor CC, Sjostrom M: What is the cause of the ageing atrophy? Total number, size and proportion of different fiber types studied in whole vastus lateralis muscle from 15- to 83-year-old men. J Neurol Sci, 84: 275－294, 1988.
38）Ezaki T, Oki S, Matsuda Y et al.: Age changes of neuromuscular junctions in the

extensor digitorum longus muscle of spontaneous thymoma BUF/Mna rats. A scanning and transmission electron microscopic study. Virchows Arch, 437: 388-395, 2000.

39) Nishimune H, Badawi Y, Mori S et al.: Dual-color STED microscopy reveals a sandwich structure of Bassoon and Piccolo in active zones of adult and aged mice. Sci Rep, 6: 27935, 2016.

40) 東京都健康長寿医療センター：加齢により神経筋接合部の分子構造が変化することを発見-加齢による筋肉減少の機序解明が大きく前進-. 2016. https://www.tmghig.jp/research/release/cms_upload/press20160630.pdf.

41) Valdez G, Tapia JC, Kang H et al.: Attenuation of age-related changes in mouse neuromuscular synapses by caloric restriction and exercise. Proc Natl Acad Sci USA, 107: 14863-14868, 2010.

3章　体幹部の機能評価

人体には400を超える数の骨格筋が存在するが，そのすべてが一様の加齢変化をたどるわけではない．つまり，加齢の影響を受けて著しく萎縮する筋とそうではない筋がある．先行研究の情報を整理すると，体幹部の筋群は大腿四頭筋などの下肢筋群同様に加齢の影響を強く受けて萎縮しやすいと考えられる．そのため，その機能を含めた評価が高齢者の健康維持において重要なポイントとなる．3章では，体幹部の解剖学的構造を確認するとともにその加齢変化や機能評価を概説する．

1．体幹部の解剖学的な理解

1）体幹を構成する骨

体幹とは，頭部と四肢を除いた胴体部分を指しており，複数の椎骨が縦に連なる脊柱と胸椎，肋骨，胸骨からなる胸郭で構成されている．脊柱は頸部を形成する頸椎7個，胸部の胸椎12個，腰部の腰椎5個，骨盤の中心となる仙椎5個（癒合して1個の仙骨となる），尾椎3～6個（癒合して尾骨となる）の計32～35個の椎骨で構成されている（図3-1-1）．

椎骨の形状はそれぞれ異なり，7個の頸椎のうち第1頸椎は環椎，第2頸椎は軸椎と呼ばれる．胸郭は12個の胸椎，左右12対の肋骨，1個の胸骨で形成される（図3-1-2）．各肋骨と各胸椎の連結を肋椎関節と呼ぶ．胸骨は肋軟骨を介して肋骨と連結しており，これを胸肋関節と呼ぶ．なお，肋軟骨は硝子軟骨でできている．鳥かごのような形状の胸郭は，外部からの衝撃から臓器を保護する役割を担っている．また，外肋間筋や内肋間筋といった呼吸筋のはたらきによって胸郭を広げるあるいは狭めることで，呼吸にも貢献している．仙骨は腸骨（寛骨）と結合し，骨盤を構成し，下肢の骨とつながる．仙骨と腸骨の連結部分を仙腸関節と呼ぶ．なお，この関節は複数の強靭な靭帯で結合されており，可動性をほとんど持たない．ただし，右脚荷重や左脚荷重といった日常的な姿勢や足関節，膝関節，股関節における左右差が仙腸関節の前後あるいは左右のズレや恥骨結合の

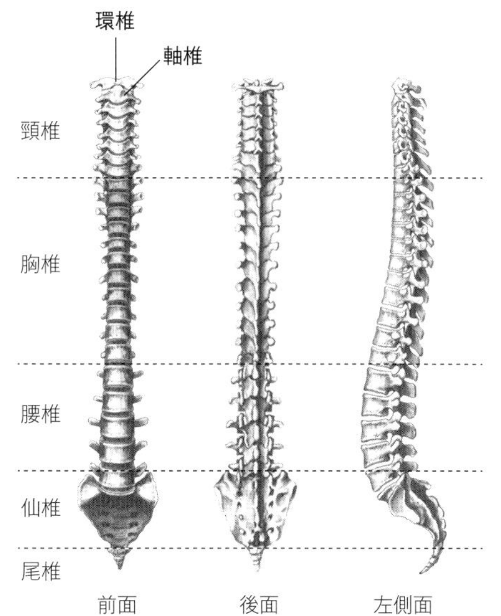

図3-1-1　脊柱の前面，後面，左側面（三井ほか，1993[1)]）

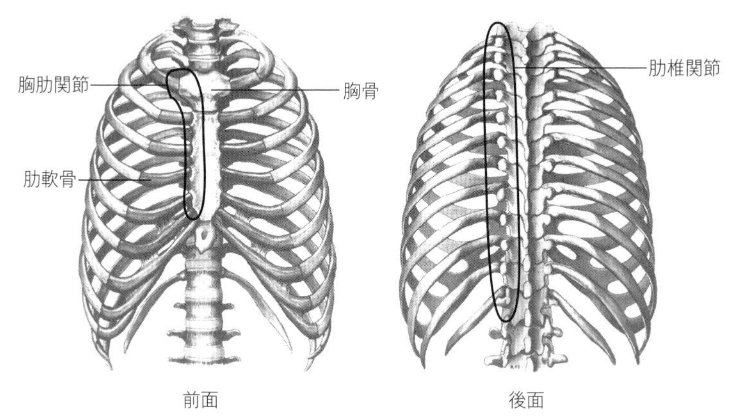

図3-1-2　胸郭の前面および後面（三井ほか，1993[1)]）

歪みにつながる可能性がある．骨盤の不適切なアライメントは脊柱の歪みにもつながると考えられる．

頸椎は前方に，胸椎は後方に，腰椎は前方に弯曲しており，脊柱全体で見ると各椎骨がS字状に連結することで人体の中心軸となっている．

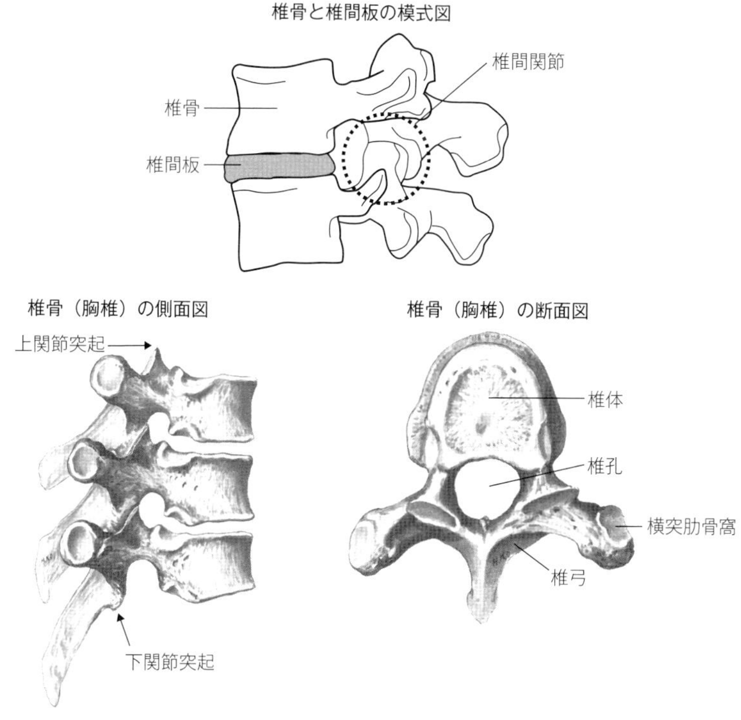

図3-1-3　椎間関節と椎骨（胸椎）（三井ほか，1993[1)]）
椎骨の上下の関節突起が連結して椎間関節を形成する．椎体間には，線維軟骨でできた円盤状の椎間板が存在する．なお，椎間板が変形あるいは損傷すると，椎間板ヘルニアを発症する．椎孔は椎体と椎弓の間の空間で，脊髄が通る．椎弓は椎体の後方から伸びる弓状の部分である．椎間関節は各々が関節包に覆われている．各椎骨は前縦靭帯，後縦靭帯，棘上靭帯，棘間靭帯，横突間靭帯によって補強されている．

2）椎間関節

脊柱は3次元の多様な方向に動く．これらは解剖学的に屈曲・伸展，側屈，回旋の動作で表現される．実際の日常動作やスポーツ動作では，これらの動きが組み合わさった複合的な動作が行われる．こういった多様な動作を可能にするのが椎間関節である．脊柱を構成する椎骨はそれぞれ上下の椎骨と椎間関節を構成する（図3-1-3）．椎間関節は平面関節であるため，個々の可動域はわずかであるが，縦に連なる多数の椎間関節が共働することで脊柱を全体として大きく動かすことができる．これは上肢や下肢の各部の関節と大きく異なる点である．なお，各椎間関節によってその可動域は異なる（図3-1-4）．例えば，頸椎の可動域は胸椎や腰椎よりも大きい．このうち頸部の回旋はほぼ環軸関節（第1頸椎と第

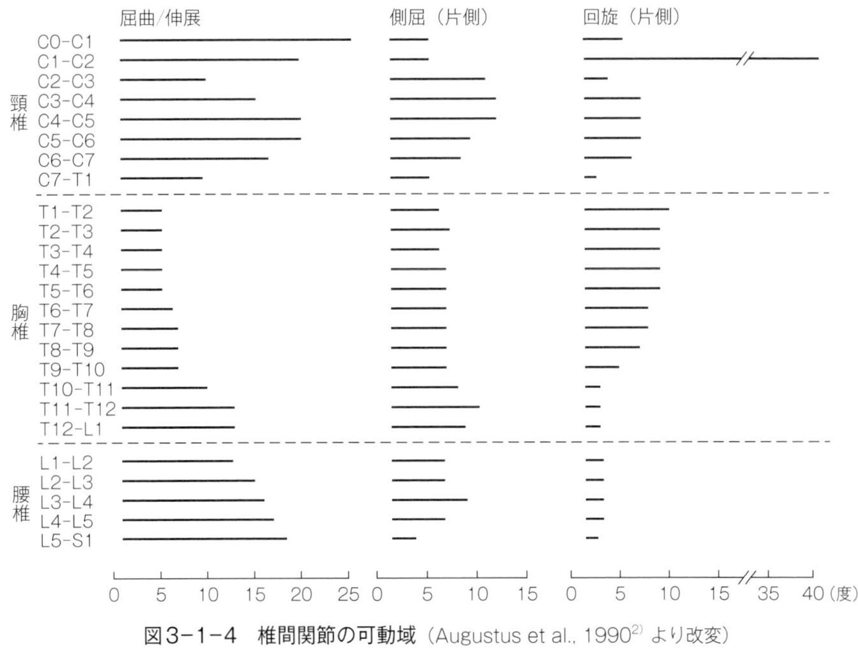

図3-1-4　椎間関節の可動域（Augustus et al., 1990[2] より改変）

2頸椎）によって行われていることがわかる．また，胸椎と腰椎の椎間関節の可動域を比べると，体幹の屈曲および伸展は主に腰椎が，回旋は主に胸椎が担っていることがわかる．

ちなみに脊柱の最上位の第1頸椎（環椎）は後頭骨との間に環椎後頭関節を形成する．一方，第5腰椎は下方で仙骨と連結し，椎間関節の1つである腰仙関節を構成している．

3）体幹部の筋

体幹部の筋群に触れる前に骨格筋の役割を確認したい．2章で述べた通り，骨格筋は，そのミクロな構造が収縮することで筋全体が短縮し，関連する関節が回転することで身体運動が起こる．この関節を回転させる張力は，関節を動かす作用だけでなく，関節を安定させる作用にも寄与する．本書では，前者をモビリティ（Mobility）の作用，後者をスタビリティ（Stability）の作用と定義する．骨格筋の機能は，モビリティを中心に議論されることが多いが，肩関節や股関節のように自由度が高い関節では，骨格筋によるスタビリティの作用が円滑な関節運動を

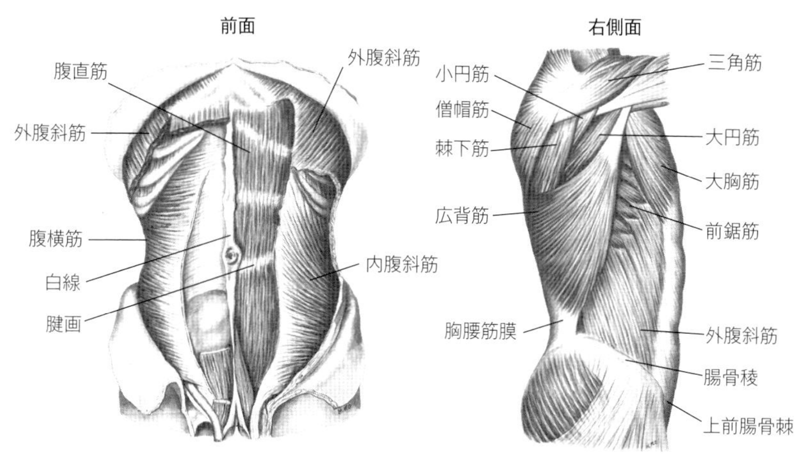

図3-1-5　腹部の筋群（三井ほか，1993[1]）

行う上で重要になる．実際にこれらの関節の周辺には，肩関節のローテーター・カフ（棘上筋・棘下筋・小円筋・肩甲下筋），股関節の深層外旋六筋（梨状筋，外閉鎖筋，内閉鎖筋，上双子筋，下双子筋，大腿方形筋）などスタビリティを担う筋が存在している．本章ではスタビリティ，モビリティという機能的な観点から体幹部の筋を整理したい．

（1）腹部の筋群

腹筋群は腹直筋，外腹斜筋，内腹斜筋，腹横筋で構成される（図3-1-5）．腹直筋は　表層に位置する筋で，筋腹が上下4～5段に分かれている多腹筋である．この筋は，恥骨結節と恥骨結合との間の恥骨上縁に起始し，第5肋骨と肋軟骨および第6・7肋軟骨，剣状突起に停止する．腹直筋は，脊柱（体幹）を屈曲させる作用を持つ．また，内臓を保護する役割も担っている．

外腹斜筋は腹部の側面で最も表層にある筋である．この筋の起始は第5～12肋骨の外面で，上部の線維は腱膜に移行し，下部の線維は腸骨稜の外唇に付着する．この筋は脊柱（体幹）の屈曲や胸郭の引き下げの作用を持つ．片側の収縮では，収縮側の側屈と反対側の回旋にはたらく．なお，外腹斜筋の背面部は広背筋に覆われている．

内腹斜筋は外腹斜筋の深層にある筋で，腸骨稜を中心に帯状の筋線維が外腹斜筋と直角に走行する．外腹斜筋や腹横筋とともに内臓を収める腹腔の壁を形成する．この筋は，腸骨稜の中間線，胸腰筋膜深葉，上前腸骨棘，鼠径靭帯に起始し，

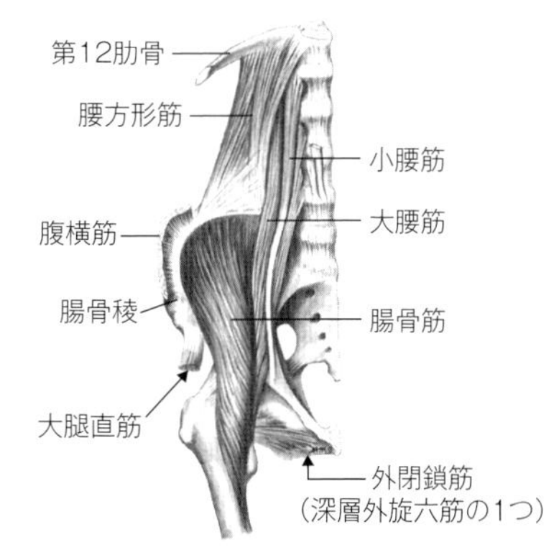

図3−1−6 腸腰筋（三井ほか，1993[1]）

上部は第10～12肋骨の下縁に付着，中間部は腱膜へ移行，下部は男性では精巣挙筋に，女性では子宮円索に達する．内腹斜筋は，外腹斜筋と同様に脊柱（体幹）を屈曲や胸郭の引き下げを行う．また，片側の収縮では，外腹斜筋と異なり収縮側の側屈と回旋にはたらく．

これら3つの筋は体幹の屈曲，側屈，回旋の作用を持っており，モビリティマッスルとしてはたらくが，後述する脊柱起立筋群などと共収縮することで，脊柱を多方向から引っ張り，体幹を固定するというスタビリティマッスルとしてのはたらきも担う．

腹横筋は，内腹斜筋に覆われており，腹部の側面で最も深層に位置する筋である．第7～12肋軟骨の内面，胸腰筋膜深葉，鼠径靭帯，腸骨稜の内唇，上前腸骨棘に起始し，剣状突起，白線，恥骨に停止する．この筋が収縮することで腹腔内圧が高まる（排便や分娩を補助）．また，腹式呼吸において息を吐く動作の主力筋となる．腹横筋は脊柱のモビリティには関与しないが，スタビリティに貢献することが知られている．この筋は胸腰筋膜の深葉から始まるが，胸腰筋膜は第12肋骨，腰椎，仙骨，腸骨に付着している．したがって，腹横筋が収縮すると腰椎や仙腸関節が圧迫され，体幹部の安定度が高まる．

（2）腸腰筋

腸腰筋は体幹の深部に位置する大腰筋，小腰筋，腸骨筋の総称である（図3−1−6）．大腰筋は浅部と深部に分かれており，浅部は第12胸椎と第1～4腰椎の椎体および椎間円板に，深部は第1～5腰椎の横突起に起始し，大腿骨小転子に停止する．小腰筋は第12胸椎と第1腰椎の椎体に起始し，恥骨隆起で腸骨筋膜に移行する．なお，小腰筋は大腰筋の分束であり，50%以下の人にしか存在しない．腸骨筋は腸骨窩および腸骨前縁に起始し，大腿骨小転子に停止する．大腰筋と腸骨筋の主な作用は股関節屈曲であり，歩行や走行における脚の前方への振り出しに関与する．また，直立二足姿勢の維持[3]や歩行時の股関節の安定性[4]に貢献することが報告されている．これらの筋は股関節を外旋させる作用も持つ（特に腸

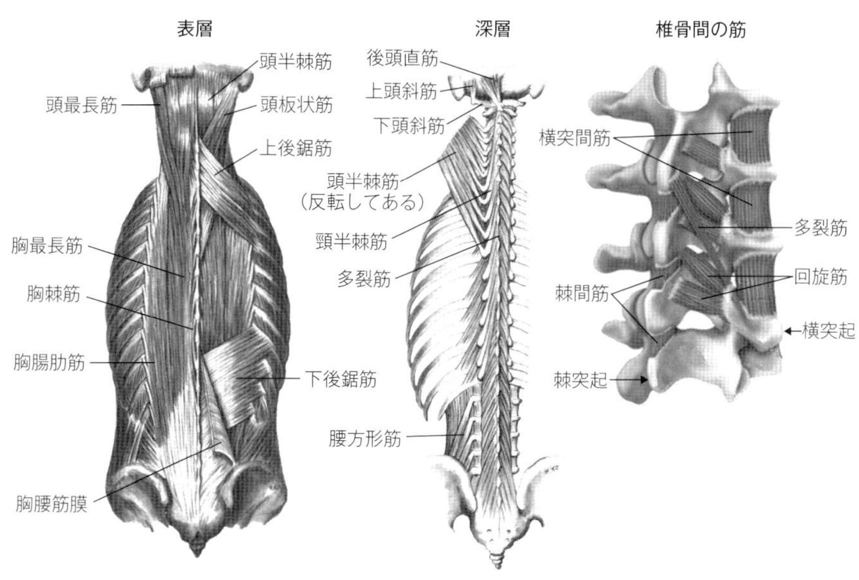

図3−1−7　脊柱起立筋群の表層（左）と深層（右）および椎間の筋
（三井ほか，1993[1] より改変）

骨筋）．

体表から触れることができない深部に位置する筋はインナーマッスルと呼ばれ，表層に位置する筋はアウターマッスルと呼ばれる．インナーマッスルはスタビリティを担い，アウターマッスルはモビリティの役割を果たすと認識されていることが多い．しかし，インナーやアウターという呼称は筋の位置による分類にすぎない．したがって，深部に位置するがモビリティの作用を持つ筋，あるいは浅部に位置するがスタビリティの作用を持つ筋が存在する（実際には1つの筋がモビリティとスタビリティの両方の作用を担っていることが多い）．前者の一例が腸腰筋であり，深部に位置するが股関節屈曲の主要なモビリティマッスルとしてはたらく．一方，後者の代表例はローテーター・カフの棘下筋である．棘下筋は肩のインナーマッスルとされているが，表層に位置しており，触診することも可能である．

（3）脊柱起立筋群

脊柱起立筋群は脊柱を伸展させる作用を持つ背筋群の総称である（図3−1−7）．脊柱起立筋群では，外側を腸肋筋群が，その内側を最長筋群が，深層には

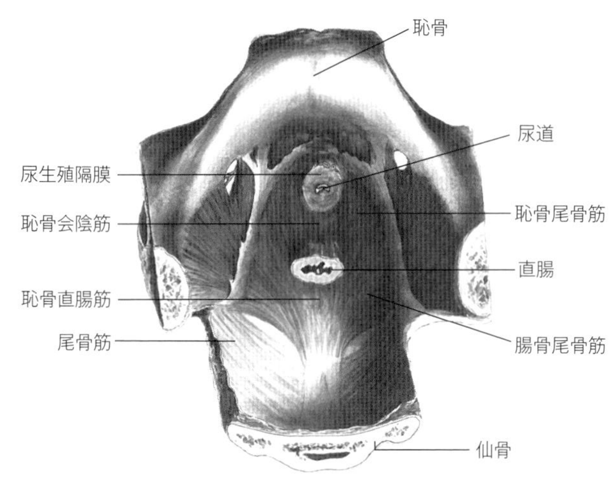

図3-1-8　骨盤底筋群（男性：上面）（三井ほか，1993[1)]）
肛門挙筋群は腸骨尾骨筋，恥骨尾骨筋，恥骨直腸筋，恥骨会陰筋で構成される．

棘筋群が走行している．この他にも，棘間筋群，半棘筋群，多裂筋群，頸椎の板状筋群や後頭直筋群，頭斜筋群なども含まれる場合がある．これらの筋は付着する位置によって頸椎，胸椎，腰椎の伸展や側屈，脊柱の回旋などを担っている．また，この筋群は，複数の椎骨をまたいで付着する筋と，隣接する椎骨に付着する筋に分類できる．前者には腸肋筋や最長筋などが該当し，主にモビリティの役割（ダイナミックな体幹の動作）を，後者には，多裂筋などが該当し，主にスタビリティの役割（椎骨同士の安定性の維持）を果たしていると考えられる．

脊柱起立筋群と腹直筋の筋線維組成を比較すると興味深いことがわかる．両者の遅筋線維の割合は脊柱起立筋群の浅部で58.4%，深部で54.9%，腹直筋では46.1%となっており[5)]，脊柱起立筋群がやや遅筋的といえる．脊柱起立筋群はあらゆる身体活動に関与していることから，拮抗関係にある腹筋群よりも日常生活における活動頻度が高く，筋としての持久力が求められるため，遅筋優位の組成になっていると推測される．

（4）骨盤底筋群

骨盤の底部には骨盤腔が存在し，これをふさぐように付着している筋群の総称が骨盤底筋群である（図3-1-8）．骨盤底筋群は大きく骨盤隔膜と尿生殖隔膜の2つの筋群に分類される．骨盤隔膜は肛門挙筋群と尾骨筋から構成される．これらは肛門を囲むように位置し骨盤腔の全体をふさいでいる．一方，尿生殖隔膜

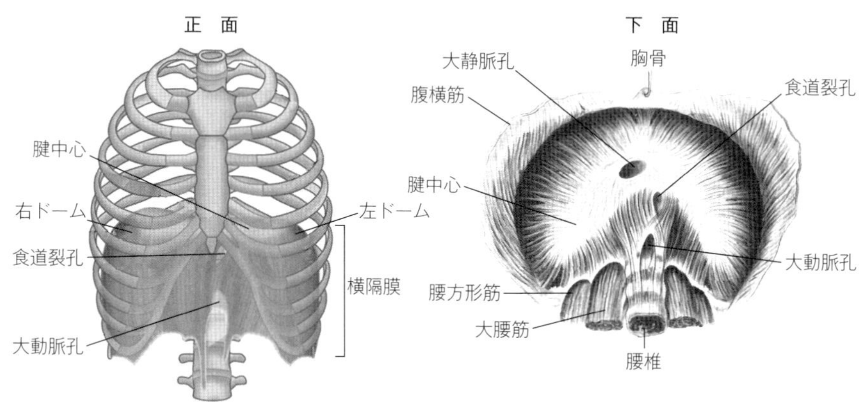

図3-1-9　横隔膜正面・下面（三井ほか，1993[1] より改変）

は，主に浅会陰横筋と深会陰横筋で構成され，生殖器を囲むように位置し，骨盤の前方をふさいでいる．骨盤腔の形状は男女で異なる．

骨盤底筋群の主な役割は，内臓や膀胱，女性においては子宮が適切な位置に保持されるよう，下から支えることである．さらに，腹腔を下方から圧迫して腹腔内圧の上昇を補助する役割もある．この作用は体幹のスタビリティに関与すると考えられる．なお，これらの筋群の機能低下は高齢者における尿漏れにつながることもある．

（5）横隔膜

横隔膜はその名称から，膜と認識されがちであるが，他の骨格筋と同じ横紋筋である．この筋は剣状突起の内面，第7～12肋骨の内面，腰椎に起始する．それぞれの線維が集合して腱中心に停止し，胸郭の下部をふさぐように位置している（図3-1-9）．筋線維の収縮に伴い横隔膜が下制し，胸腔が拡大されて吸気のはたらきをする（腹式呼吸における吸気の主力筋）．腹式呼吸では，腹横筋とは拮抗的にはたらく．一方で，体幹のスタビリティにおいては共働的にはたらく．つまり，横隔膜と腹横筋が協調的に活動することで腹腔内圧が高まり，体幹の安定化に貢献する．

4）体幹部の機能障害

体幹部は人体の中でも種々の機能障害が生じやすい部位である．人体の組織は環境に応じて変化する可塑性を有している．骨格筋であれば，日常における身体

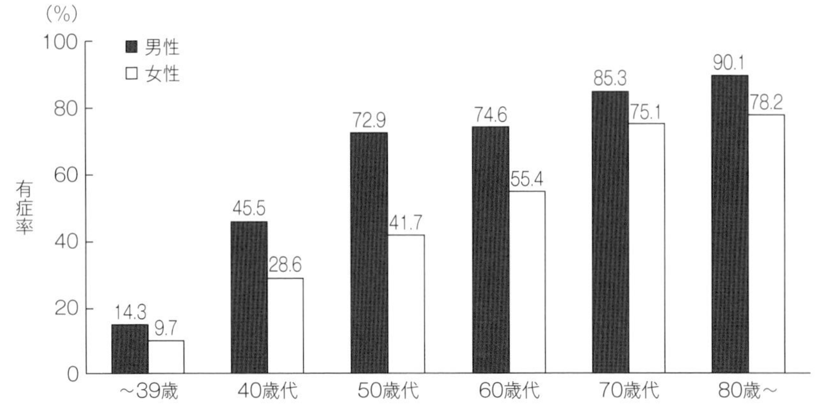

図3-1-10　変形性腰椎症の有症率（Yoshimura et al., 2009[6] より作成）
対象者は都市部，山村部，漁村部に居住する3,040名（男性1,061名と女性1,979名）で，変形性関節症の基準はX線画像におけるKellgren Lawrenceグレード2以上とした．なお，有症者は自覚症状がない者も含まれている．

活動レベルやトレーニングの有無に応じて骨格筋量が増減するが，関節包や靭帯などの関節周辺の構造も，日常生活における活動の影響を受ける．つまり，日ごろから積極的に動かすことで関節の可動性は保たれ，反対に関節の不動によって関節包や靭帯のコラーゲン線維が硬化し，可動域制限が生じる．脊柱を構成する椎間関節は，個々の可動域が小さく，動作を意識しにくいため，より硬くなりやすい傾向にある．脊柱は複数の椎間関節で構成され，本来ダイナミックに動くことが可能であるが，高齢者においては各椎間関節の可動性が失われ，体幹がまるで1つの塊（かたまり）のような状態になっているケースが少なくない．

体幹機能に生じる問題として多くの人々を悩ませるのが腰痛である．80%以上の人が一生に一度は腰痛を経験するといわれている．運動器障害の実態を調べた大規模調査では，変形性腰椎症の有症者数が男女とも加齢とともに急増することが示されている[6]（図3-1-10）．特に椎間板の変性は腰椎椎間板ヘルニアや腰部脊柱管狭窄症につながることが知られている．椎間板ヘルニアは，脊柱の椎体間（椎骨間）の椎間板が繰り返しストレスを受けることで損傷するのが主な原因とされる．椎間板の中心にある髄核が後方に突出し，脊髄神経を圧迫すると激しい痛みやしびれを引き起こす．なお，椎間板ヘルニアは頸椎や腰椎でよく起こるが，胸椎に生じることは少ない．一度変性した椎間板はもと通りに回復することはないため，状態によっては手術が必要となる．腰部脊柱管狭窄症は，加齢による椎体の変形，椎間板の膨隆，黄色靭帯の肥厚などの影響で脊柱管が狭くなり，神経が圧迫されることで下肢に痛みやしびれが出現する．腰部脊柱管狭窄症の特徴的な症状として間欠跛行が知られる．これは，しばらく歩くと歩行困難を呈し，安静にすると再び歩行できるようになる症状である．通常，椎間板ヘルニアでは体幹を屈曲することで症状が悪化するが，脊柱管狭窄症では体幹を伸展させることで狭窄が悪化する．

また，ストレートネックや猫背といった脊柱のアライメントの変化も体幹に生じる問題の一例である．元々，脊柱は緩やかなS字状に弯曲した構造になっており，頭部を保持している．ところが，デスクワークなどで長時間前かがみの姿勢が続く，あるいはスマートフォン操作や読書などで長時間うつむいた姿勢が続くことで，S字状の弯曲が変形することがある．ストレートネックは首の痛みや肩こりの，猫背は腰痛の原因にもなるとされている．さらに脊柱の変形は，肩甲骨の可動性に悪影響を与え，肩関節の痛みを誘発する可能性もある．

脊柱の可動性を保持するためには，普段から体幹部を大きく動かすことが重要と考えられる．なお，関節の動きを意識しづらいという点では，股関節や肩甲胸郭関節（肩甲骨まわり）も同様といえる．誰もが知っているラジオ体操は，これらの関節を十分に動かすことができる．ただこなすのではなく，脊柱，股関節，肩甲胸郭関節を大きく動かすことでポジティブな効果が期待できる．

2．体幹部の筋群の加齢変化

1）腹筋群および脊柱起立筋群の加齢変化

安部と福永は，生後約6カ月の乳児から80歳代の高齢者までの全身の主要な部位の筋組織厚を超音波法で計測してまとめている[7)]（図3-2-1）．このうち最も大きな差が観察されたのは大腿前部（膝伸展筋群）である．大腿前部の筋組織厚は20歳代では男性53.1mm，女性で46.9mmであるのに対し，80歳代では男性で30.9mm，女性で29.2mmであった．20歳代に対する80歳代の値を見ると，男性は41.8%低値，女性は37.7%低値となる．一方，大腿後部（膝屈曲筋群）で同様の比較をしたところ，男性では8.7%低値，女性では4.0%低値にとどまり，筋組織厚に大きな差は認められなかった．ちなみに本題の体幹部である腹部の筋組織厚は，20歳代では男性で14.4mm，女性で10.7mmであるのに対し，80歳代では男性で8.7mm，女性で6.9mmであり，20歳代に比べ男性で39.6%，女性で35.5%

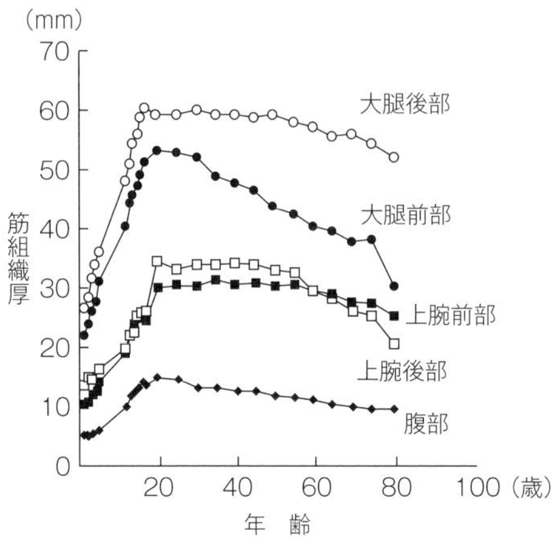

図3-2-1　主要5部位における筋組織厚の発育および加齢変化（安部ほか，1995[7)]）
成人男女約4,000名を対象に調査を行い，20歳代から80歳代まで5歳間隔の値を提示している．

低値であった．腹部は筋組織厚の値がそれほど大きくないので，**図3-2-1**の視覚的なインパクトは小さいかもしれないが，大腿前部に匹敵するレベルの差（80歳代で低値）があることになる．

Miyataniらは，348名の男性（20〜79歳）を対象に全身9部位（前腕部，上腕前部，上腕後部，大腿前部，大腿後部，下腿前部，下腿後部，腹部，肩甲骨下部）の筋組織厚を測定し，それらの筋の萎縮の程度をまとめた[8)]．20歳代と70歳代の筋組織厚値を比較した結果，大腿前部，腹部，肩甲骨下部の筋組織厚の差が，他の6部位よりも大きかった（**図3-2-2**）．これは，腹部および背部の筋群には，加齢に伴う萎縮の著しい大腿前部の筋群と類似した変化が生じることを示唆している．また，Kanehisaらは若齢者97名（男性51名，女性46名）と高齢者97名（男性51名，女性46名）の腹部の筋組織厚および皮下脂肪厚を測定している[9)]．若齢者の値に対する割合を見ると，高齢者では筋組織厚が男性で68%，女性で65%，皮下脂肪厚が男性で128%，女性で176%となっていた．腹部の脂肪量の増加は女性で顕著であるが筋量の低下には明らかな男女差はないものと考えられる．

一方，Tanakaらは，若齢男性23名（21〜29歳：平均24.5歳）と中年男性33名（40〜54歳：平均45.4歳）の体幹部のMRIを撮像し，各筋群の筋横断面積および脂肪量を比較している[10)]（**表3-2-1**）．両群の各筋横断面積を比較すると，腹直筋，

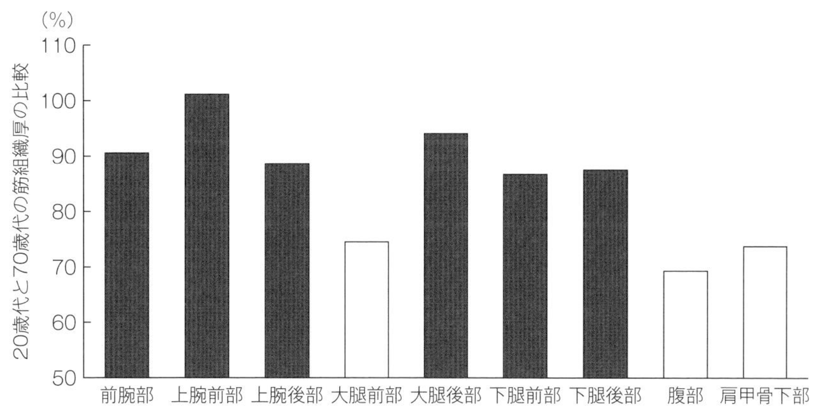

図3-2-2　全身9部位筋組織厚の加齢変化（20歳代と70歳代の比較）
（Miyatani et al., 2003[8] より改変）
白で示した大腿前部，腹部，肩甲骨下部の筋組織厚は20歳代に比べ70歳代では明らかに低値である.

表3-2-1　若齢男性と中年男性を対象とした体幹の組織サイズの比較
（Tanaka et al., 2007[10] より改変）

	若年男性 (n=23)	中年男性 (n=33)	p値
腹部全体（cm^2）	389.9±96.2	600.7±79.7	<0.001
筋の合計（cm^2）	140.7±19.6	137.3±15.4	0.468
腹直筋（cm^2）	13.4±3.8	12.1±3.3	0.165
腹斜筋（cm^2）	42.0±6.6	42.0±7.7	0.335
脊柱起立筋群（cm^2）	59.8±8.3	54.8±6.9	0.018
大腰筋（cm^2）	27.3±6.4	28.3±4.4	0.484
皮下脂肪（cm^2）	106.6±55.3	172.8±43.5	<0.001
腹腔内脂肪（cm^2）	123.6±47.1	265.0±46.1	<0.001

腹斜筋，大腰筋では両群間に有意な差はないが，脊柱起立筋群は中年男性で有意に低値を示した.腹直筋および脊柱起立筋群はともに骨盤や脊椎を前後から支え，体幹の安定化に作用すると考えられるが，脊柱起立筋群の方が早期に筋萎縮が起こるのかもしれない．なお，皮下脂肪量および腹腔内脂肪量は，中年男性で明らかに高値を示す結果が得られた.

Ikezoeらは，若齢女性33名（平均20.0歳），自立高齢女性28名（平均85.7歳），介助を必要とする高齢女性13名（平均87.8歳）の体幹の筋を超音波法で評価し，腹直筋，外腹斜筋，内腹斜筋，腹横筋，最長筋，多裂筋の筋組織厚を比較してい

表3-2-2　若齢女性と高齢女性における体幹筋群の筋組織厚の比較
（Ikezoe et al., 2012[11] より改変）

	若齢群 (n=33)	自立高齢群 (n=28)	介助高齢群 (n=13)
腹直筋（mm）	11.4±1.7	7.4±2.4**	5.6±1.5**
外腹斜筋（mm）	8.0±2.2	4.8±1.8**	2.8±1.0**††
内腹斜筋（mm）	10.8±2.3	5.7±1.6**	4.7±1.7**
腹横筋（mm）	4.3±1.5	3.8±1.1	2.1±0.5**††
脊柱起立筋（mm） （最長筋）	10.3±3.2	7.7±2.0**	3.8±2.2**††
多裂筋（mm）	26.7±7.6	23.2±4.5	22.8±5.4**†

若齢女性との比較：**p<0.01，自立高齢女性との比較：†p<0.05，††p<0.01.

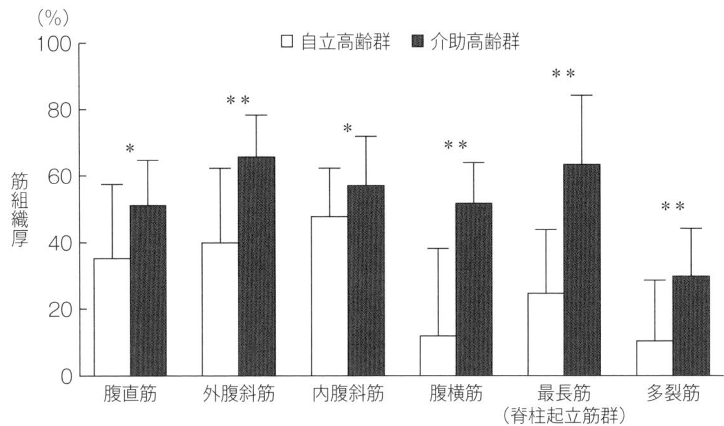

図3-2-3　高齢者における体幹筋群の筋組織厚の萎縮程度（20歳代との比較）
（Ikezoe et al., 2012[11] より改変）

20歳代と比較したときの自立高齢群と介助高齢群における筋組織厚の割合は，腹直筋で35.5%および50.9%，外腹斜筋で40.2%および65.5%，内腹斜筋で47.6%および56.6%，腹横筋で11.8%および51.5%，最長筋で24.9%および63.0%，多裂筋で10.2%および29.5%であった．群間の差：*p<0.05，**p<0.01.

る[11]．なお，介助高齢群は座位姿勢を維持できず，半年以上歩いていない者であった．若齢群と比較すると，自立高齢群では，腹横筋と多裂筋を除く4筋の筋組織厚が，介助高齢群では6筋すべての筋組織厚が有意に低値を示した．自立高齢群と介助高齢群の比較では，介助高齢群の外腹斜筋，腹横筋，最長筋，多裂筋の筋組織厚が有意に低値であった（表3-2-2）．図3-2-3は，若齢群を100とした場合の各筋の筋組織厚の割合を提示したものである．高齢群では，体幹の筋群

表3-2-3　各年代における男女別の大腰筋の筋断面積
（久野，2002[13] より改変）

年齢（歳）	男性（n=245）			女性（n=532）		
	n	筋断面積（cm²）	変化率（%）	n	筋断面積（cm²）	変化率（%）
20～29	14	30.8±4.4	－	9	17.5±3.1	－
30～39	9	33.3±6.0	8.1	1	16.7	−4.6
40～49	6	25.2±6.4	−18.2	13	13.8±2	−21.1
50～59	15	21.0±7.0**	−31.8	97	11.4±2.6**	−34.9
60～64	27	19.1±5.1**	−38.0	140	11.0±2.7**	−37.1
65～69	75	18.3±3.5**	−40.6	131	11.1±2.8**	−36.6
70～74	79	16.1±4.4**	−47.7	87	10.3±3.1**	−41.1
75～79	11	14.9±4.0**	−51.6	44	8.5±2.6**	−51.4
～80	9	13.8±3.2**	−55.2	10	8.9±1.1**	−49.1

20−29歳との比較：**p<0.01.

のサイズが明らかに低い様子が見て取れるが，その程度は自立群と介助群で大きく異なることがわかる．介助高齢群では，体幹部6筋すべてで著しい萎縮が認められるが，自立高齢群では，対象者の平均年齢が85.7歳と非常に高齢であるにもかかわらず，深部に位置する腹横筋と多裂筋の割合がそれぞれ11.8%，10.2%と低い．なお，自立高齢群における腹横筋および多裂筋の筋組織厚は，若齢群との比較においても統計学的な差が認められなかった（表3-2-2）．20～69歳の健常者120名（男性52名，女性68名）の多裂筋のサイズを超音波法で評価した先行研究においても類似した結果が得られており，筋サイズと年齢には有意な関連が認められなかった[12]．体幹の筋の中でも，腹横筋や多裂筋は加齢によるサイズの変化が比較的小さいのかもしれない．

2）大腰筋の加齢変化

幅広い年齢の人々の大腰筋の筋横断面積を横断的に調べて，加齢に伴う量的変化を提示した研究はいくつかある．20歳代から80歳代の男女合計777名を対象に大腰筋の筋横断面積を横断的に調べた久野らの研究[13]では，男女ともに50歳代で20歳代に比べ統計学的に有意に低値を示すようになり，その後加齢とともに低下傾向が続くことが示されている．なお，20歳代に対する80歳代の大腰筋を見ると，男性で55.2%の低値，女性で49.1%の低値であった（表3-2-3）．

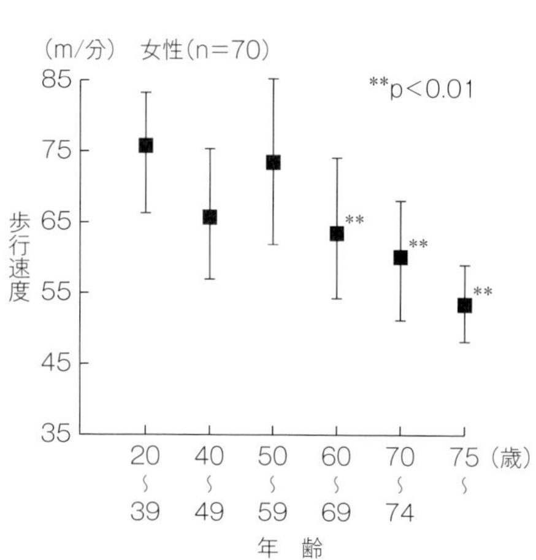

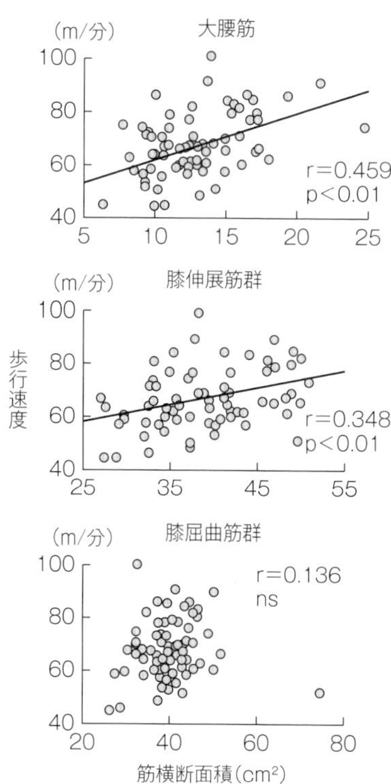

図3-2-4　加齢による歩行速度の低下および歩行速度と下肢3筋の横断面積の関係
(金ほか, 2000[14] より改変)
20-39歳との比較：**p<0.01, ns=有意差なし.

金らは, 20歳から84歳までの男性57名, 女性70名を対象に大腰筋, 膝伸展筋群, 膝屈曲筋群の筋横断面積を評価し, 各筋の筋サイズと歩行動作の関連性を調査している[14]. その結果, 女性では, 大腰筋サイズが膝伸展筋群のサイズとともに歩行速度との間に有意な正の相関関係を有することが明らかになった(図3-2-4). 一方, 男性で歩行速度との有意な正の相関関係が認められたのは, 膝伸展筋群のサイズのみにとどまった(膝伸展筋群：r=0.36, P<0.01；大腰筋：r=0.21, 非有意；膝屈曲筋群：r=0.24, 非有意). また, 男女ともに, 3つの筋群のサイズと歩幅との間には, 中等度以下ではあるが有意な正の相関関係が認められた(r=0.26～0.45). さらに, 金らは加齢によって上記の筋群のサイズが減少することで歩行能力の低下が生じるという仮説を検証するため, 男女別に共分散構造分析を行った. その結果, 歩行能力低下の原因が加齢そのものよりも骨格筋サイズの減少にあることが示され, 大腰筋や大腿四頭筋(膝伸展筋群)の筋量減少が歩行速度の低下に大きく影響すると結論付けている[14].

表3-2-4　若齢女性と高齢女性の下肢の10筋における比較
(Ikezoe et al., 2011[15] より改変)

	若齢群 (n=20)	高速歩行高齢群 (n=14)	低速歩行高齢群 (n=11)	歩行不能高齢群 (n=12)
大殿筋	25.0±3.0	14.9±3.6**	14.7±4.5**	8.6±2.4**
中殿筋	22.9±5.8	15.0±4.2**	14.6±4.0**	9.7±2.2**
小殿筋	19.3±6.5	12.8±4.1**	12.3±4.4**	9.5±1.8**
大腰筋	28.7±4.1	13.0±5.6**	15.0±2.9**	10.9±4.1**
大腿直筋	22.9±3.4	16.7±3.5**	15.4±5.4**	4.1±1.4**
外側広筋	22.0±3.3	14.1±3.8**	12.2±3.1**	3.7±1.3**
中間広筋	21.5±3.5	16.9±3.0**	12.8±4.7**	4.7±2.4**
大腿二頭筋	36.5±4.9	17.9±5.0**	17.1±3.8**	11.2±4.4**
腓腹筋	16.3±2.3	10.8±2.6**	10.5±4.0**	7.0±1.7**
ヒラメ筋	34.5±6.1	29.8±8.3	27.1±4.9	17.6±6.3**

若齢女性との差：**p<0.01.

Ikezoeらは，大腰筋を含む下肢の10筋のサイズと歩行能力の関係を報告した[15]．この研究では，女子大学生20名（平均19.8歳）と高齢女性37名（平均85.5歳）の大殿筋，中殿筋，小殿筋，大腰筋，大腿直筋，外側広筋，中間広筋，大腿二頭筋，腓腹筋，ヒラメ筋の10筋の筋組織厚を比較している．なお，高齢女性は歩行能力によって高速歩行群，低速歩行群，自立歩行不能群の3群に分けられた．群分けの基準は以下の通りである．

高速歩行群：自立歩行（杖使用も含む）が可能で，最大歩行速度1m/秒以上の者
低速歩行群：自立歩行（杖使用も含む）が可能で，最大歩行速度1m/秒未満の者
自立歩行不能群：自立歩行が不可能で，半年以上歩行を実施していない者

分析の結果，若齢群に比べ自立歩行可能な高齢群では，ヒラメ筋を除くすべての筋で筋組織厚が有意に低値を示した（**表3-2-4**）．他方，自立歩行不能群では，10筋すべてで若齢群に比べ筋組織厚が有意に低値であった．**図3-2-5**は若齢群を100とした場合の3群における各筋の筋組織厚の萎縮程度を示したものである．小殿筋と大腰筋を除く8筋では，自立歩行不能群で顕著な筋萎縮が見て取れる．例えば，自立歩行不能高齢者の大腿四頭筋では，若齢群に比べ筋組織厚がおよそ80%低値という極めて深刻な筋萎縮が生じている．しかしながら，これらの8筋では，高速歩行群と低速歩行群の間には統計学的な有意差が観察されていない．

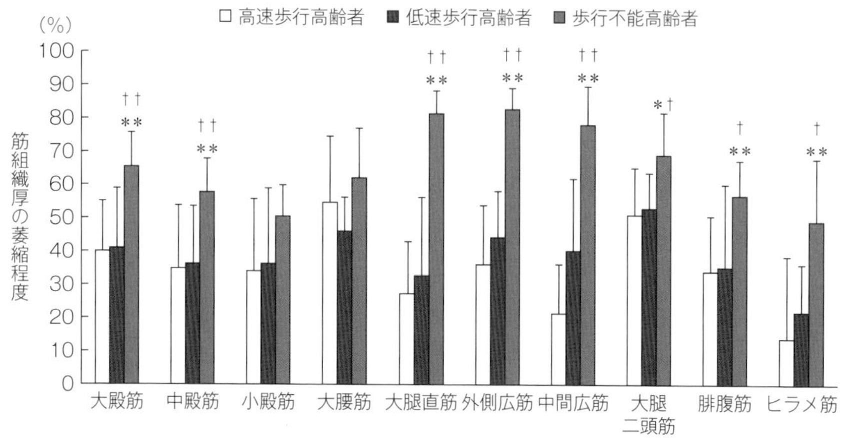

図3-2-5　高齢者における下肢10筋の筋組織厚の萎縮程度（20歳代との比較）
(Ikezoe et al., 2011[15] より作成)
高速歩行高齢者との比較：*$p<0.05$, **$p<0.01$, 低速歩行高齢者との比較：†$p<0.05$, ††$p<0.01$.

したがって，これらの筋では，歩行が自立している，つまりある程度の活動が保持されていれば，高齢者であっても筋萎縮を一定程度に抑えることが可能と考えられる．ただし，若齢者との比較では明らかに骨格筋量が低値であるため，健康寿命の延伸を念頭に置いた場合，積極的な対策が必要であることは間違いない．上記8筋の中でもヒラメ筋は，若齢群，高速歩行群，低速歩行群で群間に統計学的な有意差が認められなかったことは大変興味深い．サルコペニアは速筋線維において著しく生じる[16]ことから，ヒラメ筋が極端に遅筋線維優位な筋（浅部86.4%，深部89.0%）[5]であることが影響していると考えられる．

一方，小殿筋および大腰筋は前述の8筋とは違い，歩行能力の異なる3群間で統計学的な有意差が認められなかった．小殿筋の筋組織厚の萎縮程度は高速歩行群で33.9%，低速歩行群で36.4%，自立歩行不能群で50.6%，大腰筋の筋組織厚の萎縮程度は高速歩行群で54.8%，低速歩行群で45.9%，自立歩行不能群で62.3%であった（図3-2-5）．前述の金らの報告[14]では，大腰筋は歩行速度の減少に大きく影響を及ぼす筋の1つとされており，この結果と矛盾する．両報告の結果を正確に解釈するには，対象者の特性に注目しなければならない．歩行速度は健康指標として広く活用されているが，アメリカでは，日常生活に必要とされる歩行速度の目安として，通常歩行速度1.22 m/秒を設定しており[17]，男性が約1.15 m

/秒以下，女性が約0.98m/秒以下になると，5年後の生存率が70～80%と報告されている[18]．Ikezoeらは最大歩行速度1m/秒を基準として群分けしているが[15]，平均年齢85.5歳のこの集団は総じてフレイル高齢者といえる．したがって，当該の対象高齢者では，大腰筋の萎縮がプラトーに達しており，下肢の他の筋の機能やバランスコントロール，筋のコーディネーションといった要因が歩行能力により強く影響したため，大腰筋のサイズの変化に差が認められなかったと推測できる．また，小殿筋はその解剖学的な位置から，股関節の回転軸を安定させるはたらき，つまりスタビリティの作用を持つ筋と推察される．小殿筋は股関節や膝関節をダイナミックに動かす大殿筋や大腿四頭筋と比べ，加齢や身体活動レベルの影響をあまり受けないのかもしれない．

なお，Ikezoeら[15]の研究では下肢の10筋すべてにおいて，高速歩行群，低速歩行群の間で統計学的な有意差が認められなかった．一般的には，高齢者の最大歩行速度は下肢の筋力と強く関係すると考えられるが，矛盾する結果が得られた．この矛盾について，Ikezoeらは，最大歩行速度には下肢筋のサイズとは別のバランスコントロールや各筋の協調性といった因子が影響している可能性を考察している[15]．80歳を超えるような高齢者においては，こういった要素が歩行速度と強く関連しているのかもしれない．できるだけ長く自立を維持できるように高齢期を迎える前から下肢骨格筋の萎縮を予防する取り組みは極めて重要であるが，80歳以上の歩行能力が低下した高齢者に対しては，上記の能力の強化に特化したアプローチも重要といえる．

3．体幹を含む身体機能の評価

1）総合的な体幹機能の評価指標

体幹の筋力や持久力，柔軟性の評価としては，上体おこしや上体そらしが広く知られているが，多くの高齢者が実施するという視点で考えると，これらは現実的な方法とはいえない．ここでは，低体力者でも安全に実施できる評価指標として，開眼片脚立ち時間，ファンクショナルリーチ，2ステップ値を取り上げる．これらは体幹機能を含んだ総合的な体力測定の1つといえる．

(1）開眼片脚立ち時間

体幹は重心を一定に保持する静的バランス能力に関与している．この静的バランス能力を簡単に計測できる方法が開眼片脚立ちテストである．この測定法は，文部科学省の新体力テスト[19]でも採用されており，広く知られている．一般的な測定方法は以下の通りである．

①目を開けた状態で両手を腰に当てる．
②軸足を決める（対象者に実施しやすい方を決めてもらう）．
③測定者のスタートの合図で測定を開始し，片脚立ちを保持できた時間をストップウォッチで記録する．

通常，測定は短い休息を挟んで2回実施し，良い方の記録を採用する．なお，測定時間の上限は120秒とする．1回目の測定が120秒であれば，2回目は実施しない．ただし，時間の上限を180秒とする場合もある．

測定ではまず対象者に，これは，「片脚立ちの姿勢をどれだけ保持できるかを測定するテストである」ということを説明する．また，軸足が開始位置からずれたり，上げた足が床や軸足に触れたり，腰に当てた手が離れた場合，計測が終了することを伝える．測定における対象者の転倒を避けるために，測定者は対象者の後ろに立ち，対象者をすぐサポートできるように準備しておくことも重要である．

開眼片脚立ち時間が30秒未満の場合は，転倒リスクが高いことが示されている[20]．自立高齢者と要介護等認定高齢者の運動機能を比較した著者らの研究では，自立高齢者の開眼片脚立ち時間が明らかに高値を示している（自立高齢者：男性64.8秒，女性80.6秒；認定高齢者：男性7.7秒，女性8.8秒）[21]．

（2）ファンクショナルリーチ

ファンクショナルリーチは，動的バランス能力を評価するために開発された手法であり[22]，立位で前方にどれだけ手を伸ばすことができるかを測定する（図3−3−1）．ファンクショナルリーチは体幹の柔軟性や機能を含めた総合的な機能を評価できる方法と考えられる．一般的な測定方法は以下の通りである．

①対象者の肩の高さにメジャーやものさしを合わせ壁などに固定する．
②肩幅程度に両足を開いて立ち，利き手の肩関節を90°屈曲する（指先を0cmとする）．反対の手は体側に添える．
③利き手を平行移動で可能な限り前方へ伸ばし，バランスを崩すことなく到達できた距離を記録する．足の位置がずれないように測定を行う．手を伸ばした結果，足の位置がずれる（どちらかの足が1歩前に出る）ことがあるが，

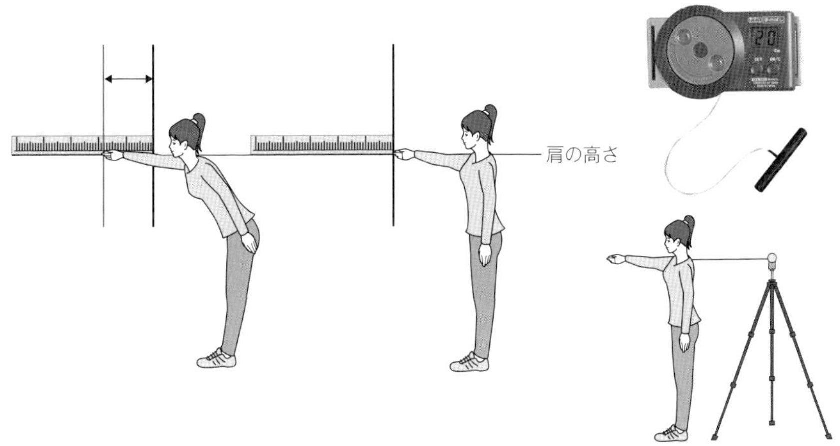

図3-3-1　ファンクショナルリーチテスト
ファンクショナルリーチは，壁やホワイトボードにメジャーやものさしを固定して行うが，専用の機材を用いて測定することも可能である（右上：手のばし測定器，竹井機器工業社）．

その場合の測定値は無効となる．

通常，測定は短い休息を挟んで2回実施し，良い方の記録を採用する．ファンクショナルリーチが15.3cm未満（6インチ未満）では転倒リスクが高くなるとされている[23]．著者らの研究では，自立した高齢男性が37.6cm，高齢女性が38.8cm，要介護等認定を受けた高齢男性が31.6cm，高齢女性が27.4cmであり，男女とも自立高齢者と認定高齢者の間に有意な差が観察された[24]．また，軽費老人ホーム利用高齢者を対象とした5年間の縦断研究では，ファンクショナルリーチにより介護度の進行を予測できる可能性が示唆されている[21]．28名の対象者（77.9±7.3歳）を，追跡期間を通じて自立を維持した群（自立群），新規に認定を受けた群（新規認定群），はじめから認定を受けていた群（認定継続群）の3群に分け，ファンクショナルリーチの変化を比較したところ，認定を受けた群で明らかな低下が認められた（**図3-3-2**）．要介護等認定高齢者では，体幹部の機能を含む動的バランス能力に顕著な低下が生じていると考えられる．

（3）2ステップ値

村永らは，高齢者の総合的な運動機能の指標として2ステップ値を開発した[25]．2ステップ値は，2ステップテストで計測した最大2歩幅を身長で除した

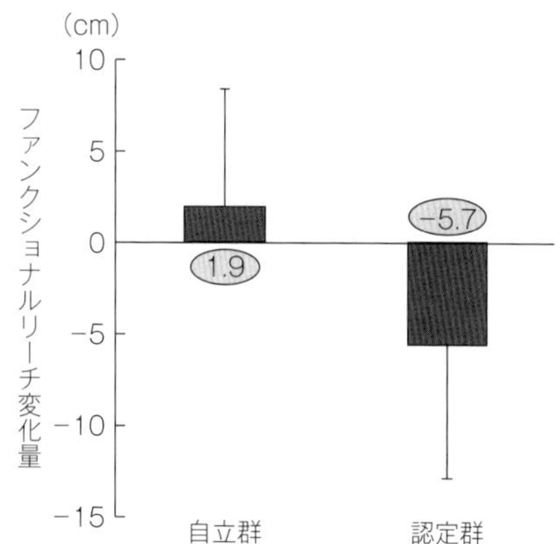

図3-3-2　軽費老人ホーム利用者のファンクショナルリーチの縦断変化
（渡邊ほか，2019[21]より作成）
初回測定と5年目測定を比較したところ，認定を受けた群（新規認定群および認定継続群）で有意な減少が認められた．一方，自立群では有意な変化は観察されなかった．なお，新規認定群の変化量は−4.5cm，認定継続群の変化量は−6.5cmであった．

値である（**図3-3-3**）．この値は，体幹を十分に安定させて大きな歩幅で身体を移動させる能力を反映すると考えられる．一般的な測定方法は以下の通りである．

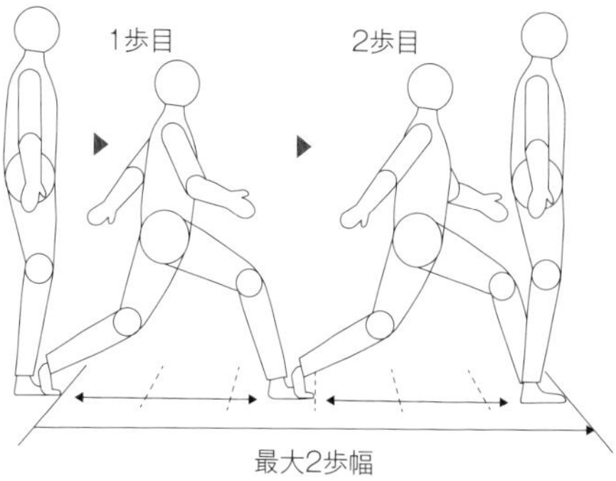

1歩目
2歩目
最大2歩幅

図3-3-3　2ステップテスト
最大2歩幅を身長で除して，2ステップ値を算出する．

①スタートラインに両足のつま先を合わせる．
②できる限り大きな歩幅で2歩歩き，両足を揃える．バランスをくずした場合，測定は失敗となる．
③2歩分の歩幅を計測し，その値を身長で除して，2ステップ値を算出する．

通常，測定は短い休息を挟んで2回実施し，良い方の記録を採用する．測定では，ジャンプしてはいけないことを対象者に伝える．また，測定者によるサポートや滑りやすい場所を避けるなど，対象者が転倒しないよう注意する必要がある．

2ステップ値は，他の運動機能の指標と同様に加齢に伴い低下することがわかっている（図3-3-4）．なお，高齢者を対象としたアンケート調査から，2ステップ値が1.25未満に低下すると転倒履歴や不安を抱える比率が高くなることが示されている[25]．図3-3-4を見ると，70歳以降2ステップ値が1.25を下回ることがうかがえるため，低下を抑える，可能であれば向上させる対策が必要となる．

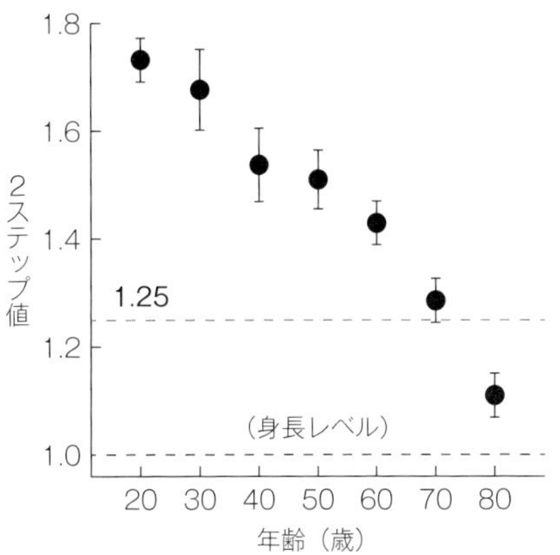

図3-3-4　2ステップ値の加齢変化
（村永，2005[25]より改変）
2ステップ値が1.25未満に低下すると転倒履歴や不安を抱える比率が高くなる．

2ステップテストは移動能力の評価指標でもあり，近年，ロコモティブシンドロームの判定にも用いられている[26]．2ステップ値が1.1以上1.3未満の場合，ロコモ度1に該当する．これは，移動機能の低下が始まっている状態とされ，運動習慣や食生活の見直しが求められる．2ステップ値が0.9以上1.1未満の場合，ロコモ度2に該当する．これは，移動機能の低下が進行しており，自立した生活を失うリスクが高い状態といえる．特に痛みを伴うケースでは，整形外科専門医の受診が推奨される．2ステップ値が0.9未満の場合，ロコモ度3に該当する．これは，移動機能の低下が進行し，社会参加に支障をきたしている状態である．自立した生活ができなくなるリスクが非常に高く，何らかの運動器疾患の治療が必要な可能性があるので，整形外科専門医による診療が勧められる．

この他，椅子から立ち上がり，3m歩いて方向転換し，再び椅子に座るまでに要した時間を測定するTimed Up and Goテスト[27]や椅子に座った状態から，立って座る動作を30秒間で何回反復できるかをカウントする椅子立ち上がりテスト[28]などもバランス能力や協調性など体幹の機能を含んだ総合的な身体機能の評価指標といえる．これらの測定は汎用性が高いため，幅広く活用することができる．

2）体幹部のトレーニング

体幹部の筋力強化ならびに機能改善には，体幹の筋群に対するレジスタンスト

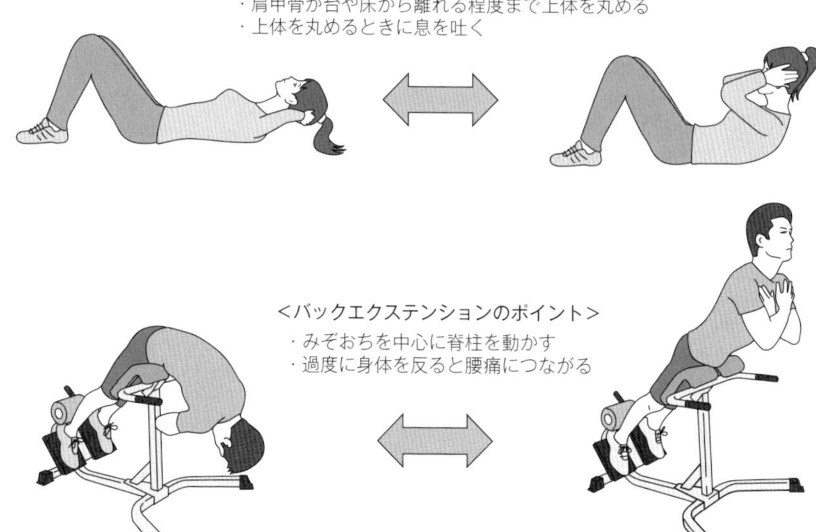

図3−3−5　体幹筋群のレジスタンストレーニング種目
（上）クランチ（腹筋群），（下）バックエクステンション（脊柱起立筋群）

レーニングが有効となる．腹筋群や脊柱起立筋群のトレーニング種目としては，体幹の屈曲に負荷を与えるクランチやツイストクランチ，体幹の伸展に負荷を与えるバックエクステンション（図3−3−5）がメジャーである．また，大腰筋（腸腰筋）の強化には股関節の屈曲に負荷をかけるレッグレイズやニートゥチェストが効果的である（種目の説明は6章を参照）．なお，レジスタンストレーニングの負荷や量については，5章で説明する．

体幹機能には，体幹筋群の純粋な筋力に加えて，これらの筋群を協調的に収縮させる神経的な要素やスキルの要素も関係する．近年，フロントブリッジやサイドブリッジ（図3−3−6）などの体幹を固定した姿勢をキープするタイプのエクササイズが注目を集めている．体幹の強化，体幹トレーニングといえば，この種のエクササイズをイメージする人も多いと思われる．その他，ドローインと呼ばれる主に腹横筋を使って腹部をへこませるエクササイズも体幹の機能強化のために広く知られている．こういったエクササイズは，体幹の機能向上にポジティブに作用すると考えられるが，その効果は決して大きくはないことを指摘したい．

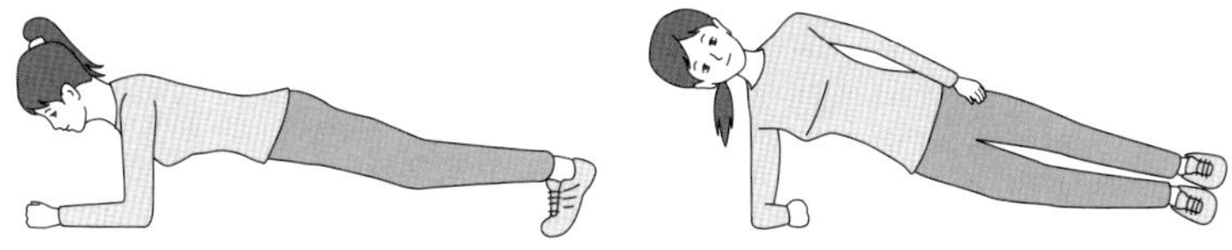

図3-3-6　フロントブリッジ（左）およびサイドブリッジ（右）

特に体幹筋群の筋肥大や筋力増強という点では効果はほとんどないといえる．その理由はエクササイズの負荷である．これらのエクササイズは低負荷であるため，当然ながら大きなトレーニング効果は見込めない．これらのエクササイズの目的は，筋肥大や筋力強化というよりも，体幹を安定化させる意識づけの練習ととらえるのが妥当といえる．これらのいわゆる「体幹トレーニング」は，体幹の筋群を協調的に収縮させることで腹腔内圧を高め，体幹を固定する感覚を確認し，習得するために行う「筋の再教育」と位置づけることができる．なお，最近注目されている骨盤底筋群のエクササイズも筋の再教育といえる．骨盤底筋群を意識的に収縮させることで尿漏れの予防や改善につながると考えられている．

高齢者の体幹筋群の機能強化においては，各エクササイズの目的や位置づけを理解してプログラムを組み立てる必要がある．前述の通り，腹筋群，脊柱起立筋群（特に浅部），大腰筋は萎縮の程度が比較的大きいため，これらの筋群の萎縮を抑制する，できれば強化につなげる処方が基本的な戦略となる．対象者の体力特性を十分に考慮しつつ，レジスタンストレーニングと筋の再教育のエクササイズをバランスよく取り入れたプログラムが理想的といえる．ただし，関節の可動性は加齢とともに低下していくことを考えると，体幹を固める感覚の確認や強化を重視するよりも，筋の萎縮を予防，改善することや十分な可動性，つまり体幹の柔軟性を確保することの方が重要と考えられる．すなわち，高齢者においてはいわゆる体幹トレーニングに時間をかけることは適切ではない．これは若齢者やアスリートを対象としたトレーニングにおいても当てはまるかもしれない．そもそも体幹を固める能力や感覚はそれほど重要ではない可能性がある．

最後に，一般的なレジスタンストレーニングが体幹に及ぼす効果について触れたい．高重量を用いたスクワットやデッドリフトなどは，体幹を安定させた状態で行われる（体幹をしっかり固定できないと高重量を扱うことができない）．この体幹安定化には，腹横筋などの筋群による腹腔内圧の上昇が関与している．そのため，高重量で行うスクワットやデッドリフトは，腹横筋などに強い負荷を与えるエクササイズであり，体幹の機能強化に一定程度貢献すると考えられる．ただし，このような高負荷で行う運動処方は安全性の観点から広く高齢者に普及できる内容ではない．

【文　献】

1）三井但夫，嶋井和世，安田健次郎ほか改訂：新版 岡嶋解剖学．杏林書院，1993．

2）Augustus AW, Manohar MP: Clinical Biomechanics of the Spine. Lippincott, 1990.

3）Yoshio M, Murakami G, Sato T et al.: The function of the psoas major muscle: passive kinetics and morphological studies using donated cadavers. J Orthop Sci, 7: 199－207, 2002.

4）Matsubayashi T, Kubo J, Matsuo A et al.: Ultrasonographic measurement of tendon displacement caused by active force generation in the psoas major muscle. J Physiol Sci, 58: 323－332, 2008.

5）Johnson MA, Polgar J, Weightman D et al.: Data on the distribution of fibre types in thirty－six human muscles. An autopsy study. J Neurol Sci, 18: 111－129, 1973.

6）Yoshimura N, Muraki S, Oka H et al.: Prevalence of knee osteoarthritis, lumbar spondylosis, and osteoporosis in Japanese men and women; the research on osteoarthritis osteoporosis against disability study. J Bone Miner Metab, 27: 620－628, 2009.

7）安部孝，福永哲夫：日本人の体脂肪と筋肉分布．杏林書院，1995．

8）Miyatani M, Kanehisa H, Azuma K et al.: A Cross－sectional Survey On The Muscle Thickness in Japanese Men Aged 20 to 79 Years. Int J Sport and Science, 1: 34－40, 2003.

9）Kanehisa H, Miyatani M, Azuma K et al.: Influences of age and sex on abdominal muscle and subcutaneous fat thickness. Eur J Appl Physiol, 91: 534－537, 2004.

10）Tanaka N, Yamada M, Tanaka Y et al.: Difference in abdominal muscularity at the umbilicus level between young and middle－aged men. J Physiol Anthropol, 26: 527－532, 2007.

11）Ikezoe T, Mori N, Nakamura M et al.: Effects of age and inactivity due to prolonged bed rest on atrophy of trunk muscles. Eur J Appl Physiol, 112: 43－48, 2012.

12）Stokes M, Rankin G, Newham DJ: Ultrasound imaging of lumbar multifidus muscle: normal reference ranges for measurements and practical guidance on the technique. Man Ther, 10: 116－126, 2005.

13）久野譜也：高齢者の筋力トレーニング．体育の科学，52：617－625，2002．

14）金俊東，久野譜也，相馬りか：加齢による下肢筋量の低下が歩行能力に及ぼす影響．体力科学，49：589－596，2000．

15）Ikezoe T, Mori N, Nakamura M et al.: Atrophy of the lower limbs in elderly women: is it related to walking ability? Eur J Appl Physiol, 111: 989－995, 2011.

16）Lexell J, Taylor CC, Sjöström M: What is the cause of the ageing atrophy? Total number, size and proportion of different fiber types studied in whole vastus lateralis muscle from 15－ to 83－year－old men. J Neurol Sci, 84: 275－294, 1988.

17）Guimaraes RM, Isaacs B: Characteristics of the gait in old people who fall. Int Rehabil Med, 2: 177－180, 1980.

18）Cesari M, Pahor M, Lauretani F et al.: Skeletal muscle and mortality results from the InCHIANTI Study. J Gerontol A Biol Sci Med Sci, 64: 377－384, 2009.

19）文部科学省：新体力テスト実施要項（65歳～79歳対象）．https://www.mext.go.jp/component/a_menu/sports/detail/__icsFiles/afieldfile/2010/07/30/1295079_04.pdf

20）Hurvitz EA, Richardson JK, Werner RA et al.: Unipedal stance testing as an indicator of fall risk among older outpatients. Arch Phys Med Rehabil, 81: 587－591, 2000.

21）渡邊裕也，吉田司，吉中康子ほか：軽費老人ホーム利用者における5年間の身体機能の変化－自立維持者と要支援・要介護認定者の比較－．応用老年学，13：44－53，2019．

22）Duncan PW, Weiner DK, Chandler J et al.: Functional reach: a new clinical measure of balance. J Gerontol, 45: M192－M197, 1990.

23）Duncan PW, Studenski S, Chandler J et al.: Functional reach: Predictive validity in a sample of elderly male veterans. J Gerontol, 47: M93－M98, 1992.

24）渡邊裕也，山縣恵美，木村みさか：自立高齢者と要支援・要介護認定高齢者における下肢骨格筋の量，質，運動機能の比較．応用老年学，14：58－68，2020．

25）村永信吾：疾病予防施設における現状 亀田メディカルセンター（千葉県鴨川市）．臨床スポーツ医学，22：394－398，2005．

26）ロコモ ONLINE：https://locomo-joa.jp/check/test/

27）Podsiadlo D, Richardson S: The timed "Up & Go": a test of basic functional mobility for frail elderly persons. J Am Geriatr Soc, 39: 142－148, 1991.

28）Jones CJ, Rikli RE, Beam WC: A 30－s chair－stand test as a measure of lower body strength in community－residing older adults. Res Q Exerc Sport, 70: 113－119, 1999.

4章　骨格筋評価の新たな視点

骨格筋の主要な加齢変化として，筋の萎縮，すなわち量的な減少があげられる．しかしながら，筋の加齢変化は単純にその量が減少することだけではなく，筋の構成要素が変わるなど質的な変化も生じる．近年，こういった骨格筋の質的変化が身体機能や健康にネガティブな影響をもたらすことが明らかになってきている．

本章では，一般的な骨格筋量の評価方法の概要とともにその問題点を述べる．あわせて，骨格筋を質的に評価し得る新たな指標について説明する．

1．身体組成の評価

1）身体組成評価の意義

身体組成の評価とは，一般的に体脂肪量，除脂肪組織量，体脂肪率を求めることであるが，骨格筋量や骨量，内臓脂肪量の定量化も含まれる．体脂肪の過剰な蓄積（肥満）は生活習慣病の危険因子となること，骨量（骨塩量）は骨粗鬆症との関連が密接であること，高齢者における骨格筋量の減少がQOLに悪影響を及ぼすことなどから，身体組成の測定，評価は健康科学において非常に重要と考えられている．また，多くのスポーツ競技者にとって豊富な骨格筋量は高いパフォーマンス発揮の基盤となり，体脂肪量の増加はすばやい身体重心の移動にマイナスの影響を与えることから，スポーツ科学の分野においては古くから身体組成を評価する試みがなされてきた．しかしながら，身体組成を生体で正確に評価するのは容易なことではない．骨格筋量，脂肪量，水分量，骨量といった身体組成を直接計量するには，解剖したうえで，これらを分離し，重量を測定する方法しかない．つまり，正確な評価方法のように目に映ったとしても，すべての方法は間接法ということになる．間接法であれば，そこにはさまざまな前提が存在し，限界もあることに注意が必要である．しかし，そのことは研究者であっても忘れがちな事実である．「骨格筋量を測定する」あるいは「身体組成を測定する」というフレーズがよく使われるが，本質的には「測定」ではなく「推定」と表現するべきである．

2）除脂肪量や骨格筋量の推定方法

（1）二重エネルギーX線吸収法（Dual-energy X-ray absorptiometry法：DXA法）

DXA法はサルコペニアの判定にも広く活用されているが，もともと骨密度や骨量を測定するために開発された手法である．この手法は，X線が透過する際のエネルギーの減衰度が物質により異なるという性質を利用している．身体に対してエネルギーの異なる2種類のX線を照射し，その透過率の違いから，身体組織を骨塩量，脂肪量，除脂肪量に分類して推定することができる．なお，DXA法は測定時間が短く，被曝量もわずかである．しかしながら，DXA法で評価しているのは骨格筋量そのものではなく，除脂肪量であるということを忘れてはいけない．これは当然ながら体肢においても当てはまる．そのため，DXA法で出力される値は「四肢骨格筋量」ではなく，「四肢除脂肪量」とされるべきである．

詳細は後述するが，加齢に伴い骨格筋内の水分分布は変化する．DXA法で推定される除脂肪量は組織の水分分布の影響を受けるため，この方法が加齢に伴う骨格筋量の変化を十分に捉えられているか，高齢者における骨格筋量評価に妥当性があるかには疑問が残っている．加えて，現在3つの企業がDXA装置を製造しているが，製造会社，製品型番，分析ソフトによって出力値が異なることが知られている[1)]．このような状況を鑑みて，サルコペニアを判定するためのDXA法の運用には注意を要するというのが著者の意見である．

（2）コンピューター断層撮影法（Computed tomography法：CT法）

CT法は，コンピューターによって生体における任意の断層面を明瞭に画像化する方法である．一般的にはX線を用いたCT（X線CT）を指すことが多い．前述の通り，X線を身体に照射した際の通過率は組織や臓器によって異なる．CT法では，あらゆる方向からX線を照射し通過したX線量の差をデータとして集め，コンピューターで処理することによって身体の内部を画像化している（図4-1-1）．

CT画像は白黒の濃淡を持つピクセルで構成されており，この濃淡値をCT値という．CT値の単位は発明者（Godfrey Newbold Hounsfield）の名前にちなんでHounsfield Unit（HU）という単位で表される．撮影された組織（物質）のCT値は，水を0HU，空気を-1000HUとしたときの水に対する相対値として表される．研究においては，200HU以上を骨，-30～-190HU（または-50～-150HU）を脂肪，0～100HUを筋と定義して，それらの組織の面積や体積を求めることができる．なお，被曝量が多いため，全身の骨格筋量をCT法で評価することは一般的では

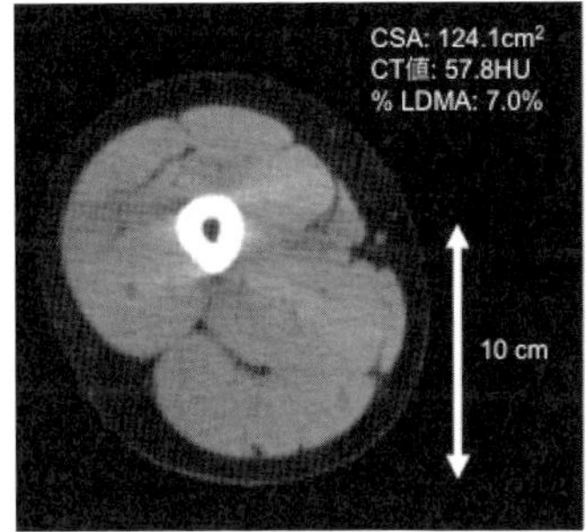

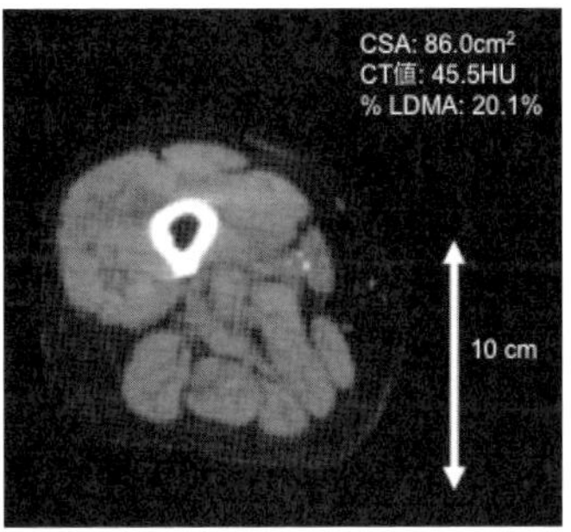

図4−1−1　若齢者と高齢者の大腿部CT画像
(Watanabe et al., 2018[2])
左：若齢女性（22歳），右：高齢女性（85歳），CSA：筋横断面積，HU：Hounsfield Unit，LDMA：Low−density muscle area．若齢者と高齢者を比較すると，高齢者で明らかにCSAが低値であることがわかる．また，筋の質的指標であるCT値や%LDMA（骨格筋に占めるLDMAの割合）にも差がみられ，筋内組成の加齢変化が見て取れる．

ない．

Goodpasterらは，筋と判断される0〜100HUのピクセルの平均CT値（骨格筋平均CT値）と筋生検により得られた筋内脂肪量の間に有意な相関関係（r=−0.58，P=0.02）があることを報告している[3]（図4−1−2）．そのため，骨格筋平均CT値が筋内脂肪量の評価指標として使われている．また，骨格筋における0〜30HUをLow−density muscle area（LDMA），31〜100HUをHigh−density muscle area（HDMA）として評価することもある．このようにCT法では，組織の量を評価するだけでなく，質（組成）も評価することができる．ただし，CT値は，脂肪だけでなく水分の占める割合の影響を受けるため，データの解釈には注意を要する．

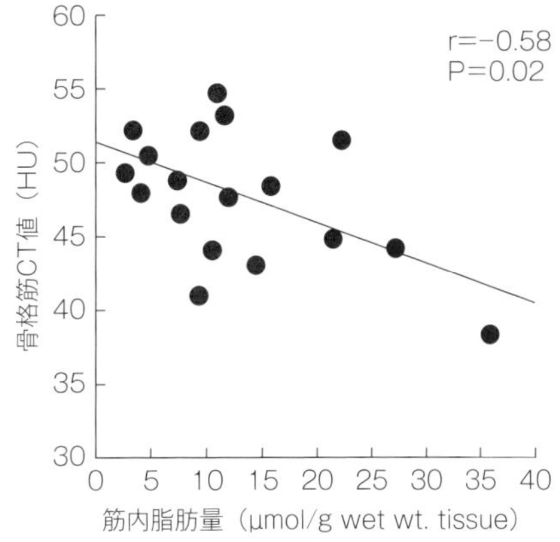

図4−1−2　骨格筋平均CT値と筋生検により得られた筋内脂肪量の関係
(Goodpaster et al., 2000[3] より改変)
HU：Hounsfield Unit.

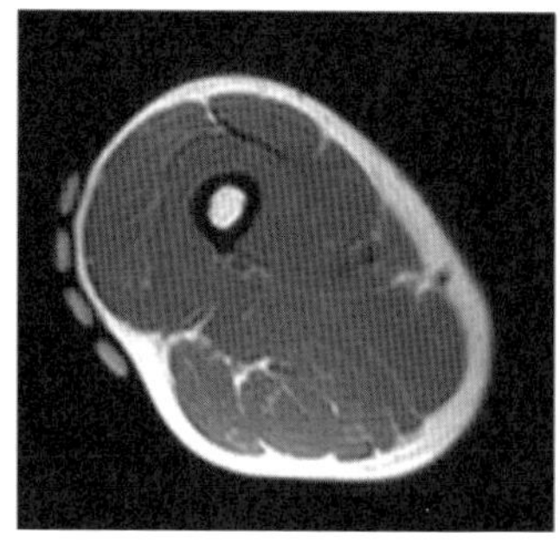
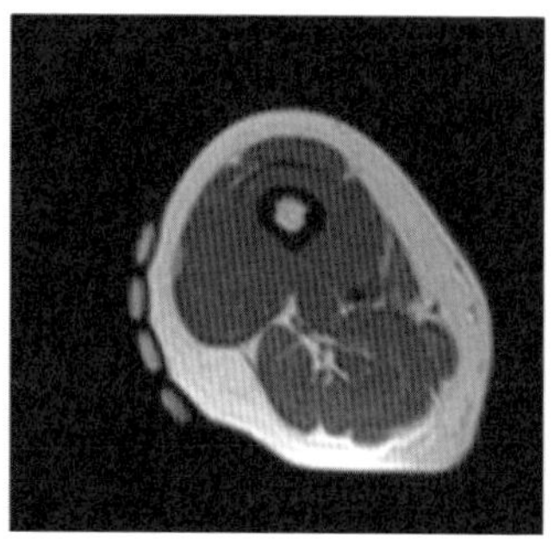

図4−1−3　高齢者の大腿部MRI（T1強調画像）（渡邊，石井，未発表データ）
左：高齢男性（63歳），右：高齢女性（73歳）

（3）磁気共鳴映像法（Magnetic resonance imaging法：MRI法）

MRI法は，核磁気共鳴（Nuclear magnetic resonance：NMR）現象を用いて，生体内の情報を画像化する方法である．高周波の磁場を与え，人体内のプロトンに共鳴現象を起こさせる時に発生する電波を受信コイルで取得し，得られた情報から画像を作成する．骨格筋量の推定には，水が低信号（黒色）に，脂肪が高信号（白色）に撮像されるT1強調画像がよく用いられる（図4−1−3）．一方，T2強調画像は水が高信号に撮像され，病変の確認等に用いられる．

MRI法では，CT法におけるCT値のような各組織を示す決まった値などはなく，研究者が任意にTR（repetition time）やTE（echo time）といった撮像条件を設定する．多くの場合，撮影した画像の骨格筋に相当する部分の面積を，画像処理ソフトを用いて計算し，骨格筋の横断面積を求める．また，複数の画像から骨格筋の体積を算出することも可能である．その他にも筋組織中の非収縮要素を信号強度から分離する方法[4]や，TEなどを工夫し複数回撮像することにより筋内脂肪を定量化する方法[5]，プロトン磁気共鳴分光法（Proton magnetic resonance spectroscopy：^{1}H MRS法）を用いて筋細胞内外の脂肪量を定量する方法[6]などもある．

（4）超音波画像法

超音波を身体組織に放射すると，密度の異なる組織の境界で一部反射波が得られる．この性質を利用して身体内部の組織を画像化するのが超音波画像診断装置である．超音波画像法では，B（Brightness）モード画像を用いて大腿前部や後部，上腕前部や後部，腹部といった身体の各部位の筋組織厚や皮下脂肪厚を測定する．

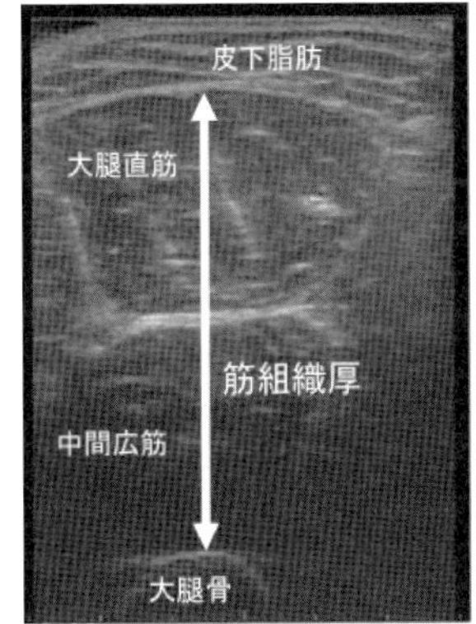

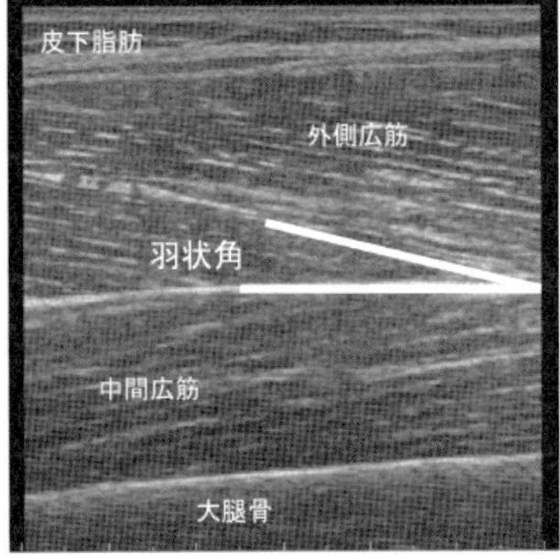

図4-1-4　大腿前部の超音波横断画像（左）および縦断画像（右）（渡邊，若原，未発表データ）
横断画像は大腿前部を立位で，縦断画像は大腿外側部を座位で撮影した．

筋組織厚や皮下脂肪厚は，一般的にプローブを筋の走行に対し垂直に接触させて撮影する横断画像によって評価する（図4-1-4左）．超音波画像法の妥当性は，屍体を用いて実測した値との比較や，MRI法などのイメージング法で得られた値との比較によって確立されている．また，各測定部位における男女別，年代別の平均値も示されている[7)]．この方法は，レジスタンストレーニングによる筋肥大や減量による皮下脂肪減少の効果測定，あるいは筋萎縮の評価として多くの研究で用いられている．一方，プローブを筋の走行と平行に接触させることで得られる縦断画像（図4-1-4右）では，羽状筋における筋線維の角度（羽状角）や筋束長などを捉えることができる．羽状角は発揮筋力に影響を及ぼす因子であり，成長や加齢，トレーニングによって変化することが知られている．また，これらを用いて筋の生理学的断面積を計算することも可能である．こういった情報は筋の特性を検討するうえで重要となる．

近年，骨格筋超音波画像の解像度が格段に向上するとともに，装置の小型化や低価格化が進み，トレーニングや介護予防の現場での測定，評価が可能になってきている．現場で対象となる骨格筋の形態をリアルタイムに観察できるインパクトは大きい．また，安全に短時間で計測できることも大きなメリットである．一方，画像がプローブを接触させる強さや角度に影響され，再現性の高い測定のために技術の習得が必要なことや検者間誤差が比較的大きいことなど問題点もある．

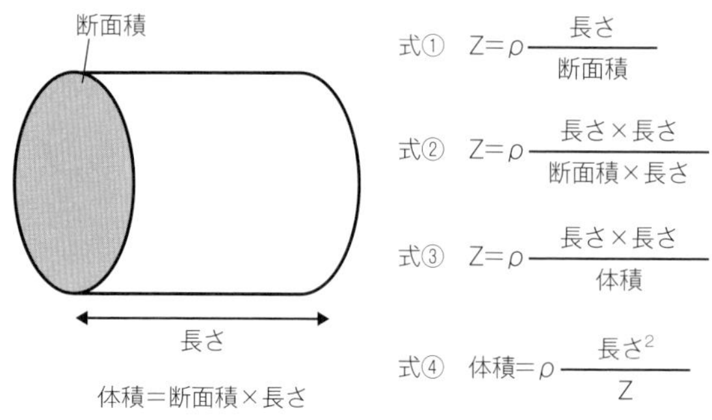

図4-1-5　生体電気インピーダンス法の基礎

Z：インピーダンス値，ρ：固有抵抗値

式①はインピーダンスが長さに比例し，断面積に反比例することを意味している．式②および③は体積を計算するため分母，分子それぞれに長さを乗じている．式④は式③を変形させたもの（体積は長さの2乗に比例し，インピーダンスに反比例することを意味している）．なお，長さの2乗をインピーダンスで除した値は「インピーダンスインデックス」と呼ばれ，体積算出において重要となる．

（5）生体電気インピーダンス法（Bioelectric impedance analysis法：BIA法）

BIA法は，組織の電気伝導性の差異を利用し，身体組成を推定する方法である．年齢や性別などで違いはあるが，ヒトの身体の約60%は水分が占めている．なお，骨格筋の水分量は約80%，脂肪の水分量は約20%となっている．生体内の水分は電解質を多く含み，電気を通しやすいという特徴がある．つまり，骨格筋は電気を通しやすく，脂肪は電気を通しづらいということになる．生体に通電された電流は，ほぼ骨格筋量を反映するが，実際には水分量が評価されていることを理解する必要がある．

円柱状の伝導体の電気抵抗値は，伝導体の長さや断面積の影響を受ける（長さに比例し，断面積に反比例する）．BIA法では，人体を1つの均質な円柱，あるいは四肢と体幹の5つ，ないしは四肢を大腿と下腿，上肢を上腕と前腕に分けた9つの均質な円柱の和と仮定し，得られた電気抵抗値に長さや太さの情報などを組み合わせることで骨格筋量を計算している（図4-1-5）．そのため，身体の長さや太さが平均から極端にはずれている場合，測定の妥当性が低下する．

BIA法には，50kHzの単周波を用いる「単周波（Single frequency：SF）BIA法」と複数の周波数を用いる「多周波（Multi frequency：MF）BIA法」，ならびに「生体電気インピーダンス分光法（Bioelectric impedance spectroscopy法：BIS法）」がある．このうち，一般的に用いられてきたのはSF-BIA法であり，手首-足首間の50kHzの電気抵抗値（レジスタンス値：R）を下の計算式[8]に代入することで全身の骨格筋量を推定することができる．この計算式では，身長が長さの情報として利用され，性には，男性の場合「1」が，女性の場合「0」が入る．

全身骨格筋量（kg）＝0.401×［身長^2/R］＋3.825×性－0.071×年齢＋5.102

BIA法においては，使用する機器によって骨格筋量の値が異なるという問題がある．Yamadaらは，18歳から89歳の男性711名と女性1,173名を対象に，国内で広く普及している株式会社タニタ（MC－980A）および株式会社インボディ・ジャパン（InBody 770）の装置を用いて骨格筋量を評価，比較したところ，両装置で得られた骨格筋指数（Skeletal Muscle Mass Index：SMI）には強い相関関係が認められるものの，大きな差が観察された（18～39歳では約10％）[9]．ところが，両装置でそれぞれ得られたレジスタンス値を，Yoshidaらの先行研究で示された下の計算式[10]に代入して算出した骨格筋指数はほぼ一致していた．すなわち，使用する装置が違っても得られるレジスタンス値がほぼ同様であるということになる．したがって，両装置の出力値の差はメーカーごとの推定式の違いによるものと考えられる．サルコペニアの判定を行う場合，レジスタンス値から骨格筋量を算出するのが望ましい．

男性…四肢骨格筋量（kg）＝（0.197×［身長^2/R］）＋（0.179×体重）－0.019
女性…四肢骨格筋量（kg）＝（0.221×［身長^2/R］）＋（0.117×体重）＋0.881

※R＝50kHzにおけるレジスタンス値
※この式は日本人高齢者250名（男性141名，女性109名，73.5±5.6歳）のデータに基づいて開発された[10]．

Yoshidaらの計算式は，高い精度で高齢者の骨格筋量を推定できる一方，65歳未満の者では誤差が大きいという問題がある．Yamadaらは，18～86歳の日本人756名（男性319名，女性437名）を対象に，インピーダンス値から当該の式を用いて算出した四肢骨格筋量とDXA法で推定した四肢除脂肪量とを比較したところ，65歳未満の者（特に若齢者）の骨格筋量が少なく推定されることが明らかになった[11]．これは，Yoshidaらの計算式が，年齢に伴う骨格筋量の減少を正しく評価できないことを意味している．加えて，詳細は後述するが，50kHzによるSF-BIA法は，主に細胞外水分の情報を評価していることに注意しなければならない．そのため，浮腫の有無，食事や運動前後，姿勢変化後などで誤差を生じる．例えば，運動時は骨格筋に血液が多く分布するため四肢の骨格筋量は高く推定される傾向があり，食後は内臓に血液が多く分布するため四肢の骨格筋量は低く推定される傾向がある．また，1章で述べた通り，高齢者では，骨格筋に占める細胞外水分の相対量が増加する[12]．したがって，50kHzによるSF-BIA法では，高齢者の骨格筋量を正確に推定できないことになる．上記のような問題点はあるものの，BIA法は汎用性が高いことが最大の利点である．AWGS（Asian Working Group for Sarcopenia）によるサルコペニア診断基準には，BIA法を用いた骨格筋量の基準が設定されているが（詳細は1章を参照），これはBIA法の汎用性を重視してのことと考えられる．BIA法がどのようなしくみで身体組成を推定しているかを十分に理解することで，幅広く活用できる．

上記の他にも，水中体重法，空気置換法，重水希釈法などさまざまな身体組成評価法が存在するが，フレイルやサルコペニアの分野においてあまり利用されていない，あるいは現場での運用が難しいことから，本書では割愛する．また，CT法やMRI法によって全身の骨格筋画像を取得し，全身の骨格筋量を推定することも技術的には可能であるが，時間やコストの観点から臨床現場での運用は現実的でない．超音波法についても，全身の骨格筋量の推定には適していないと考えられる．つまり，骨格筋量評価として実践的に利用されているのは，DXA法およびBIA法であるといえる．

2．高齢者の骨格筋量評価における諸問題

1）骨格筋量と骨格筋細胞量の相違（骨格筋量≠骨格筋細胞量）

骨格筋の量は簡単に測定できると思われがちである．そして，多くの場合，取得した骨格筋横断面積，骨格筋量，除脂肪量などが骨格筋細胞量を反映していると，何の疑いもなく理解されている．ところが，これは大きな誤りである．まず，骨格筋量と骨格筋細胞量が異なる概念であることを確認したい．

骨格筋は収縮要素だけで構成されているわけではなく，筋内脂肪，結合組織，細胞外水分などの要素（非収縮要素）も含まれている．このうち，張力（収縮力）を生み出しているのは収縮要素を内包する筋細胞（筋線維）である．したがって，

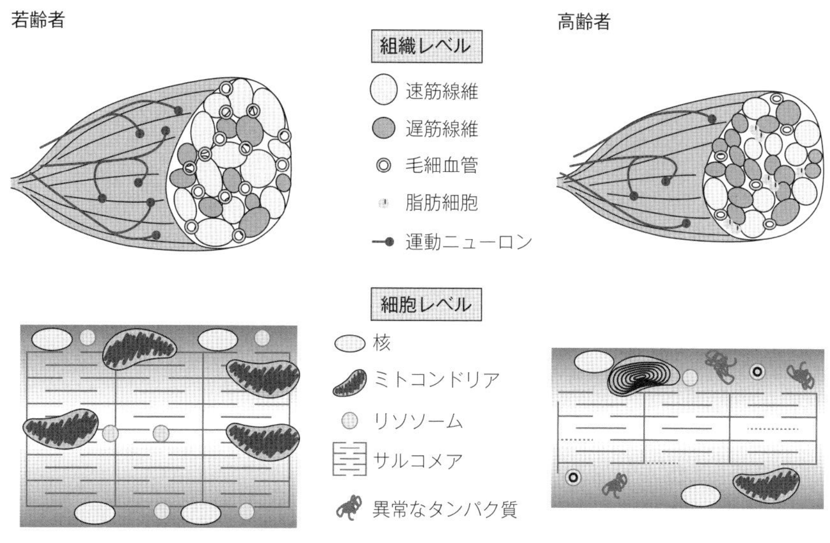

図4−2−1　骨格筋の加齢変化（Hunt et al., 2013[13] より改変）
左：若齢者，右：高齢者，上段：組織レベルの変化，下段：細胞レベルの変化．

運動機能と強く関連するのは筋細胞量であることは容易に想像できる．仮に骨格筋における収縮要素と非収縮要素の割合は変化せず，常に一定であれば，身体機能と筋量の関係を考える際，骨格筋の組織としてのサイズを評価するだけで十分であり，追加の議論の余地はない．しかしながら，骨格筋は加齢とともに組織レベル，細胞レベルで変化する[13]（**図4−2−1**）．若齢者の筋と高齢者の筋を組織レベルで比較すると，速筋線維の割合，毛細血管および運動ニューロンの数は減少し，骨格筋内の脂肪や結合組織の割合および相対的な細胞外水分量は増加する．一方，細胞レベルでは，筋収縮の最小単位であるサルコメア，エネルギー代謝を担うミトコンドリアの減少が認められる．また，細胞内基質の分解に関与するリソソームも減少し，異常なタンパク質が蓄積する．総合すると，高齢者の筋では，組織としてのサイズが減少するとともに収縮要素の割合が低下し，非収縮要素の割合が増加する．筋内組成を考慮せず，骨格筋の組織としてのサイズを骨格筋量とみなすことは，運動の根源たる骨格筋の実態を見誤ることにつながるといえる．特に高齢者の骨格筋の状態を理解するには，骨格筋に含まれる筋細胞量を推定する，あるいは骨格筋の組成を評価する必要がある．

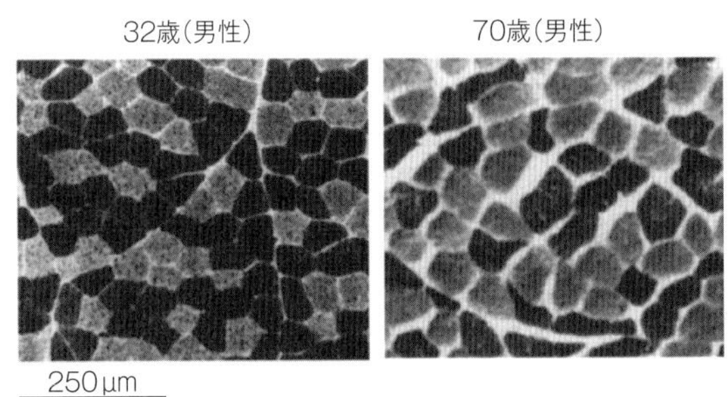

図4−2−2　ヒトの外側広筋の筋線維断面（Lexell et al., 1988[14]）
薄い色の筋線維は遅筋線維（Type I 線維）を，濃い色の筋線維は速筋線維（Type II 線維）を表す．骨格筋は加齢に伴い外見上の量が減るだけでなく，質的にも変化する．高齢者の筋では，筋線維が"疎な状態"となり，これが張力発揮にネガティブな影響を与えていると考えられる．各種イメージング法では筋内組成を考慮して筋量を評価できないことが問題である．

2）従来法による骨格筋量評価の限界

DXA法は比較的安全に，かつ短時間で全身の除脂肪量を推定可能な手法であり，サルコペニア判定にも広く活用されている．ただし，繰り返しになるが，DXA法で得られる値は骨格筋量ではなく，除脂肪量であり，筋内脂肪や水分などの非収縮要素も含めた指標であることに十分に留意しなければならない．加えて，CT法，MRI法，超音波法といったイメージング法（画像法）による骨格筋量の推定にも，あまり知られていない重大な問題がある．骨格筋量と骨格筋細胞量は異なる概念であるが，これらの方法では，筋組織のサイズを評価しているため，筋内組成（非収縮要素の割合など）を考慮していない．つまり，骨格筋の構成が変化しないことが前提になっている．そのため，従来の方法で若齢者と高齢者の骨格筋を評価して両者を比較したとしても，適切な比較とはいえない．

前述の通り，高齢者では加齢により骨格筋の構成に変化が生じる．**図4−2−2**では，高齢者において細胞間隙が拡がっている様子が観察できる．なお，細胞間隙には筋細胞外水分や筋内脂肪などが含まれる．各種イメージング法は細胞間隙も含めて骨格筋量を評価するため，相対的に非収縮要素の割合が上昇している高齢者の骨格筋の量を過大に評価してしまうことになる．このことは著者の共同研究者である国立健康・栄養研究所の山田陽介先生が長年主張されていることである．

第1章でも述べたが，屍体解剖による研究における外側広筋の筋断面積を10〜20歳代と70歳代で比較すると，70歳代はおよそ26%低値である．つまり，外側広筋の筋組織としてのサイズが約26%低いということになる．一方，筋線維数と平均筋線維サイズの積で求められる「筋線維の総断面積」を算出して比較したところ，70歳代は10〜20歳代に比べ約48%も低いことが明らかになっている[1, 14, 15]（詳細は第1章：図1−5−4参照）．このように骨格筋量と骨格筋細胞量の加齢変化は大きく異なる．両者の低下率の違いを見る限り，筋内組成を考慮せずに筋組織としてのサイズを骨格筋量とすることでマスクされてしまう筋細胞量の減少は相当なものであり，無視できるレベルではない．

先行研究を見ると，CT法で推定した筋断面積あるいはDXA法で推定した体肢除脂肪量は，その後の身体機能低下や総死亡リスクと中程度もしくは弱い関連しか認められない[16〜18]．そのため，サルコペニアの判定には，骨格筋量に加えて筋力や身体機能も測定すべきと考えられている．また，骨格筋量の測定そのものを疑問視する意見もあり，骨格筋量を中心とした概念であるサルコペニアよりも，筋機能を中心とした概念であるダイナペニア（Dynapenia）の方がより有用であるという主張もある[19]．先行研究の情報を集約すると，多くの指標に及ぼす骨格筋量の影響が高齢者ではやや小さいという印象を受ける．これは，高齢者の真の骨格筋量（筋細胞量）を適切に評価できていないためと考えられる．

図4−2−3は，推定手法によって骨格筋量の加齢変化が一致しないことを示す例である．対象者は20〜30歳が12名（男性6名，女性6名），45〜59歳が23名（男性11名，女性12名），60〜79歳が24名（男性12名，女性12名）の合計59名であるが，クレアチニン法で推定した総骨格筋量とDXA法で推定した総除脂肪量で全く異なる加齢変化が観察された[20]．男女ともに，総骨格筋量は加齢とともに明らかな低下を示すが，総除脂肪量には大きな変化が認められない．この結果は，DXA法が高齢者の骨格筋量を過大評価することを強く示唆している．体タンパク質量および体水分量においても，両者の加齢変化には明らかな違いがある．また，総骨格筋量は体タンパク質量と，総除脂肪量は体水分量とそれぞれ同様の傾向を示していることもわかる．DXA法は，2つの異なるX線の吸収率が脂肪と水とで違うことを利用して，脂肪組織と約80%が水である除脂肪組織を区別する方法である．DXA法の原理を考えると，図4−2−3は妥当な結果であり，体タンパク質量と体水分量の加齢変化に明らかな違いがあることを意味している．

Yamadaらは，20〜88歳の男性119名（若齢者50名，前期高齢者44名，後期高齢者25名）の下腿部の細胞内外の水分量を推定し，比較した[12]（図4−2−4）．細胞内水分量は若齢者に比べ，高齢者で有意に低値であること，後期高齢者では

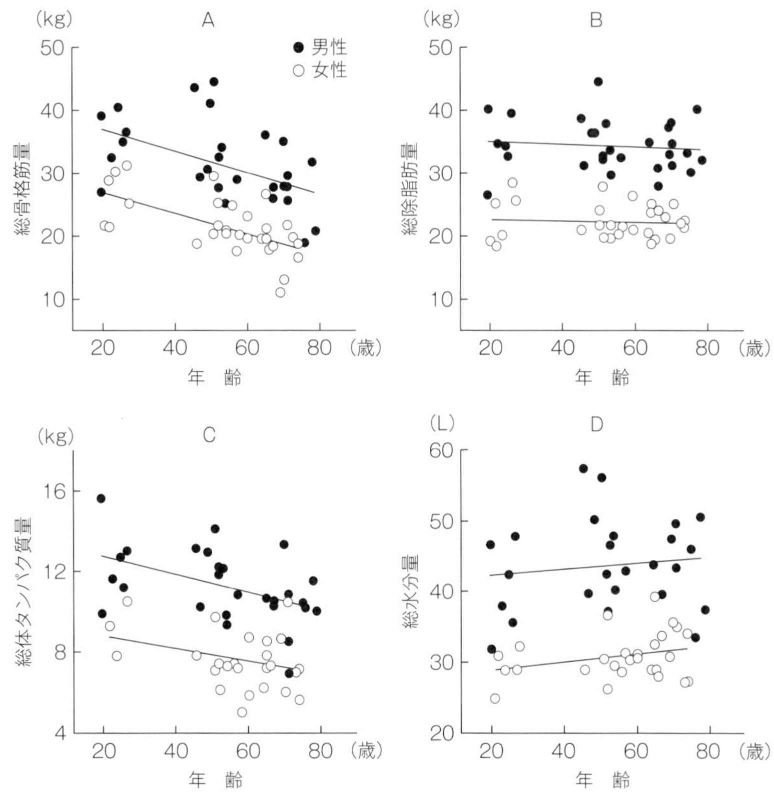

図4-2-3　年齢と骨格筋量指標の関係の推定方法による相違

(Proctor et al., 1999[20] より改変データ)

A：尿中クレアチニン排泄量から計算された総骨格筋量，B：DXA法で評価した総骨格筋量（正確には総除脂肪量），C：4成分で評価した体タンパク質量，D：重水希釈法で評価した体水分量．

前期高齢者よりも有意に低値であることが示された．一方，細胞外水分量は3者間に有意な差が認められなかった．したがって，相対的な細胞外水分量は若齢者が最も低値で，前期高齢者，後期高齢者の順で高値となる（**図4-2-4**）．このように，収縮要素ではない細胞外水分量の割合は加齢に伴って増加する．前述の通り，各種イメージング法による骨格筋量評価では，収縮要素と非収縮要素を区別することができない．また，現在サルコペニアの判定に広く用いられているDXA法は体水分量の影響を受けやすい手法であるため，高齢者の骨格筋の実態を捉えられていない可能性が高い．

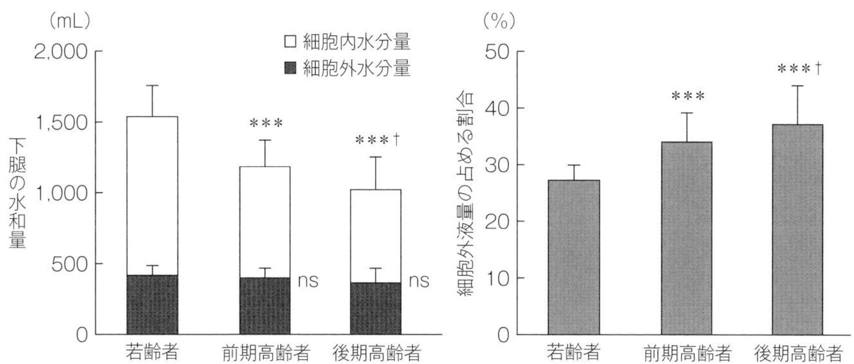

図4-2-4　下腿における細胞内液量と細胞外液量（Yamada et al., 2010[12] より改変）
***若齢者との比較（$p<0.001$），†前期高齢者との比較（$p<0.05$），ns＝有意差なし.

3）骨格筋量と筋力の加齢変化の差異

2章でも述べたように，骨格筋の量は骨格筋の筋出力の根源的な要素である．したがって，加齢に伴う骨格筋量の減少が筋力の低下をもたらすことに間違いはない．しかし，高齢者の筋力低下を骨格筋量（除脂肪量）の減少だけで説明するのは難しい．

Mitchellらのシステマティックレビューでは，骨格筋量の1年あたりの減少率が紹介されている[21]．まず，若齢者（18～45歳）と高齢者（65歳以上）の横断データの比較によって計算された減少率は男性で0.47％，女性で0.37％となっている．一方，高齢者を対象とした縦断研究によって得られた減少率は男性で0.80～0.98％，女性で0.64～0.70％となっている．対象者を追跡し，実際の変化をとらえている縦断研究の結果に注目すると，高齢者では，毎年0.6～1.0％のペースで骨格筋量が減っていくと解釈することができる．なお，高齢者の筋力の変化を調べた縦断研究では，1年に男性で3.0～4.0％，女性で2.5～3.0％の筋力低下が起こることが示されている[21]．ちなみに，骨格筋量と筋力を同時に評価している研究では，筋力低下は，骨格筋量減少の2～5倍大きいことが明らかになっている．

Clarkらは，高齢者を対象とした5年間の大腿四頭筋のサイズ（CT法で評価）と膝伸展筋力の変化を紹介している[22]．**図4-2-5**は体重が減少した高齢者と体重が増加した高齢者の骨格筋量と筋力の加齢変化を示したものである．これを見ると，筋力は筋量よりも低下のスピードが速いこと，筋量が増加した場合であっても筋力が低下していることがわかる．筋力の低下は筋量の減少に先行すること

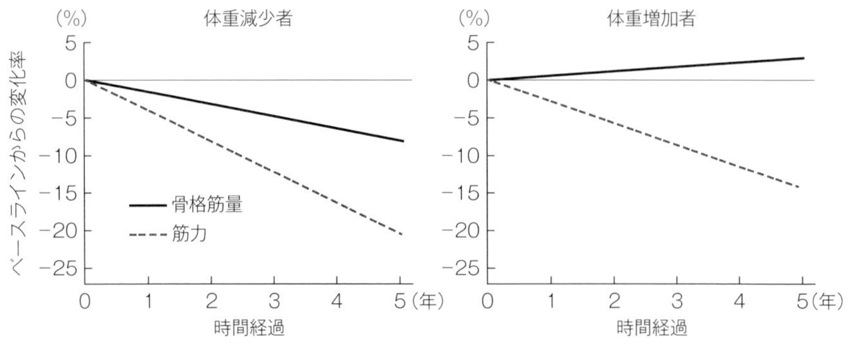

図4−2−5　高齢男性における5年間の骨格筋量および筋力の推移
(Clark et al., 2012[22] より改変)
左：体重減少者(n=309)，右：体重増加者(n=143)．高齢者において骨格筋量と筋力の関係がやや希薄となるのは，筋内組成を考慮できない一般的な筋量評価法に起因すると考えられる．CTで評価した骨格筋量の増加は，細胞外液量の増加を強く反映している可能性がある．

から，高齢者の筋機能のモニタリングが重要と考えられる．

以上の観点からみても，高齢者向けの体力測定の意義は大きい．今後，健康診断の一部に握力や椅子立ち上がりテストなど簡単な体力測定項目を組み込むことや，低体力者の場合，訪問して体力を評価するといった取り組みが必要になると思われる．また，Morleyらは最近のレビュー論文において，加齢に伴う骨格筋量減少と筋力低下に影響を及ぼす因子を整理している[23]（**表4−2−1**）．身体活動量の減少，テストステロンの減少，アテローム性動脈硬化，炎症性サイトカインの増加などは両者に共通する因子であるが，それぞれにのみ作用する因子も存在する．両者は顕在化する時期と要因が異なっており，それぞれにフォーカスした予防策や進行フェーズに応じた改善策が必要と考えられる．

表4−2−1　骨格筋量ならびに筋力の低下に影響する因子
(Morley, 2016[23] より作成)

因　子	骨格筋量の減少	筋力の低下
身体活動量の減少	○	○
テストステロンの減少	○	○
アテローム性動脈硬化	○	○
炎症性サイトカインの増加	○	○
運動単位の減少	少し	○
タンパク質摂取量の減少	○	×
成長ホルモンおよびIGF-1の減少	○	×
骨格筋増殖分化因子の減少	○	エビデンスなし
DHEAの減少	少し	エビデンスなし
ビタミンDの不足	×	○
インスリン抵抗性	×	○
ミトコンドリアの機能不全	×	○

3．新たな骨格筋指標の可能性

1）筋細胞量の推定

（1）細胞内水分量と細胞外水分量

ここまで述べてきたように，加齢に伴って生じる骨格筋の組織としての量の減少と筋細胞量の減少は異なる．したがって，骨格筋量と各種筋機能の関連を正しく検討するには骨格筋細胞量を評価，推定する必要がある．

骨格筋は，筋細胞，細胞外区画，筋内脂肪で構成されると見なすことができる[24]．したがって，筋細胞，細胞外区画，筋内脂肪の総和が骨格筋量となる．各要素には，それぞれ細胞内水分（Intracellular water：ICW），細胞外水分（Extracellular water：ECW），脂肪内水分（Adipose tissue water：ATW）というように水が含まれている．なお，各要素における固体と水分の割合は常に一定とは限らないが，概ね，細胞内水分/筋細胞量は0.72，細胞外水分/細胞外区画は0.97，脂肪内水分/脂肪量は0.14程度とされている[24]．このことから，骨格筋組織内の総水分量（Total water：TW）に占めるICWの割合（ICW/TW）は，骨格筋量に対する骨格筋細胞量を反映した指標になると考えられる[15]．つまり，ICW/TWを計測することができれば，骨格筋量に占める骨格筋細胞量の割合がわかることになる．ただし，体幹部においては内臓が含まれるため，その限りではない．

（2）体水分量，細胞内水分量，細胞外水分量の評価

身体に含まれる水分（体水分）は細胞内水分と細胞外水分の2つに分類されるため，これらのうち2つがわかれば，残った1つも計算することができる．なお，脂肪細胞はあまり水分を含まないため，細胞内水分の大部分は骨格筋組織に保持されていることになる．全身を評価する際，体水分量は安定同位体である重水素（^{2}H（D：Deuterium）），あるいは重酸素（^{18}O）を用いた希釈法で推定することができる．これらの物質は体内の水に自由に拡散するため，経口投与して一定時間後に体液（血液や尿）を採取し，その中の水における物質の濃度を測定し，希釈の程度から体水分量を計算できる．細胞外水分量は臭化ナトリウム（NaBr）を用いた希釈法が一般的である．体水分量から細胞外水分量を減じることで細胞内水分量を求めることができる．

安定同位体や臭化ナトリウムを含んだ水を摂取し，体液を回収，分析することで，細胞内水分量を計算することができ，それに基づいて骨格筋量を推定するこ

とが可能である.

(3) 生体電気インピーダンス法 (BIA法) を用いた筋細胞量の推定

四肢においては，部位別のBIA法を用いてICW/TWを推定することが可能である．前述の通り，BIA法には，50kHzの単周波を用いるSF-BIA法，複数の周波数，つまり多周波を用いるMF-BIA法，BIS法があるが，高齢者の骨格筋細胞量を正しく推定するには，MF-BIA法あるいはBIS法が必要となる.

筋細胞膜はリン脂質二重層で構成されており，交流電流回路上ではコンデンサ（キャパシタ）として作用するため，低周波数（5kHzや50kHz）の交流電流は細胞内に透過できず，主に細胞外水分区画のみを通過する．一方，高周波数（250kHzや500kHz）の交流電流は細胞内区画も透過する（**図4-3-1**）．対象者が若齢者で，かつ疾患等による特殊な水分状態でない場合，ICW/TWは比較的一定に保たれているため，SF-BIA法でも十分に骨格筋量を推定することができる．実際に，若齢男性（26.6±4.1歳）を対象としたMiyataniらの研究では，50kHzのインピーダンス値に基づく大腿部のインピーダンスインデックス（$L^2/Z50$：骨格筋量に関連する指標）が膝伸展筋力と有意な強い正の相関関係（r=0.897）を有することが示されている[26)]（**図4-3-2**）．ところが，高齢者においては，異なる結果となる.

Yamadaらの65～90歳の高齢男女405名を対象とした研究では，大腿部インピーダンスインデックス（$L^2/Z50$）と膝伸展筋力には中程度の正の相関関係（r=0.705）しか認められなかった[27)]（**図4-3-3**）．なお，$L^2/Z5$においてもほぼ同様の相関係数（r=0.661）であった．これらの結果は，高齢者では筋内の水分分布の加齢変化を考慮して骨格筋量を評価する必要があることを示唆している．そこで，著者らの研究グループでは，細胞膜の電気特性を利用した部位別MF-BIA法あるいはBIS法を用いた方法を推奨している．従来のSF-BIA法では，相対的な細胞外水分量の増加が骨格筋量の過大評価につながるが，高周波電流（例えば250kHz）と低周波電流（例えば5kHzや50kHz）のインピーダンスを組み合わせることで細胞内水分量と細胞外水分量を弁別して推定することが可能であり，高齢者の骨格筋量をより正確に推定することができる[28)]．なお，MF-BIA法で得られる骨格筋量指標は，SF-BIA法による値と比較して高齢者の筋力とより強い関係が認められることも明らかになっている（r=0.808：**図4-3-3**）．ちなみに，株式会社タニタや株式会社インボディ・ジャパンの体組成計はMF-BIA法を用いている．例えば，MC-980AやInbody770といった機種では，

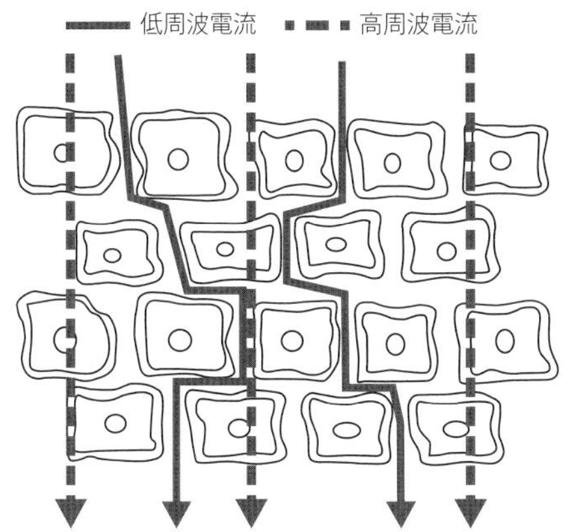

図4−3−1　生体電気インピーダンス法（BIA法）における低周波電流と高周波電流
（山田，2014[25]）

低周波電流（5kHzや50kHz）は主に細胞外のみを透過し，高周波電流（250kHzや500kHz）は細胞内・外ともに透過する．高周波電流におけるインピーダンスは測定部位の総水分量を，低周波電流は細胞外水分量を反映すると考えられる．両者の差分は細胞内水分量，すなわち骨格筋細胞量を反映するといえる．

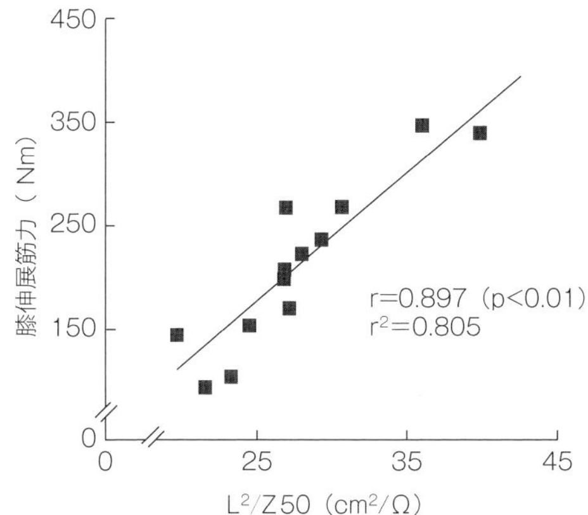

図4−3−2　若齢男性におけるインピーダンスインデックスと筋力の関係
（Miyatani et al., 2001[26] より改変）
インピーダンスインデックス：L^2/Z50（L＝大腿長）

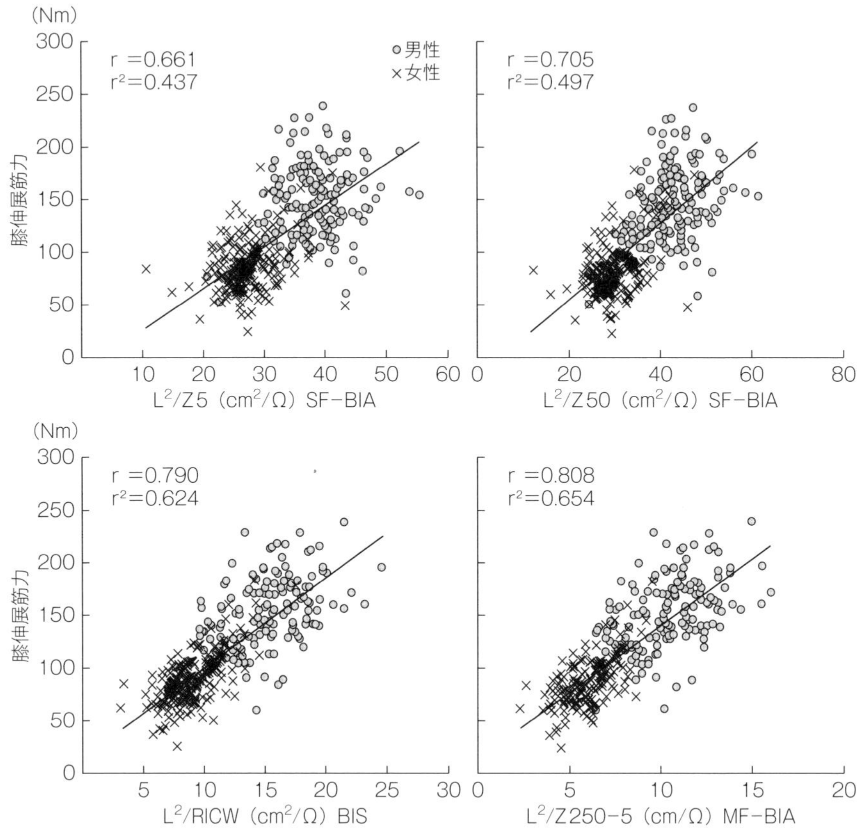

図4−3−3　高齢者における各種手法によるインピーダンスインデックスと筋力の関係

(Yamada et al., 2013[27] より改変)

左上：L^2／Z5と膝伸展筋力の関係，右上：L^2／Z50と膝伸展筋力の関係，左下：BIS法で計算された細胞内水分の抵抗値（L^2／RICW）と膝伸展筋力の関係，右下：MF−BIA法で計算された細胞内水分の抵抗値（L^2／R250−5）と膝伸展筋力の関係．BIS法：生体電気インピーダンス分光法，MF−BIA法：多周波生体電気インピーダンス法，ICW：細胞内水分量，L：大腿長．L^2／Z5は5kHzの電流，L^2／Z50は50kHzの電流と大腿長で計算されたインピーダンスインデックス．膝伸展筋力との関係は，従来法（SF−BIA法）による骨格筋量指標（上段）よりもMF−BIA法やBIS法による値（下段）で有意に強い．

1kHz，5kHz，50kHz，250kHz，500kHz，1000kHzの6つの周波数の電流を用いて骨格筋量を推定している．

近年，MF-BIA法で得られる「Ht^2/Z50」，「Z250/Z5」，「1/Z50」を用いて，幅広い年代の対象者の四肢骨格筋量を高い精度で推定できる計算式[11]が報告されたのでここで紹介したい．

男性…四肢骨格筋量（kg）＝（0.6947×［身長^2/Z50］）＋（－55.24×［Z250/Z5］）＋（－10940×［1/Z50］）＋51.33

女性…四肢骨格筋量（kg）＝（0.6144×［身長^2/Z50］）＋（－36.61×［Z250/Z5］）＋（－9332×［1/Z50］）＋37.91

この式における「Ht^2/Z50」はインピーダンスインデックスであり，「Z250/Z5」は細胞外水分量と総水分量の割合を示す変数，「1/Z50」は末梢の浮腫の影響を補正するための変数となっている．50kHzによるSF-BIA法では，高齢者の骨格筋量を過大に評価するため，骨格筋の加齢変化を的確にとらえられていない．ところが，上記の式では，「Z250/Z5」や「1/Z50」の情報を考慮することで高齢者の四肢骨格筋量を正確に推定することが可能になる（図4-3-4）．DXA法には課題も多いので，MF-BIA法でも同様の値を獲得できる意義は大きい．BIA法は測定時間が短く，被曝を伴わないこと，装置がDXA法に比べ安価であること，測定者に免許が不要であることから汎用性が高い測定といえる．例えば，健康診断等に活用する場合，数分の測定時間を設けるだけで骨格筋量を推定することができる．

一方，BIS法（生体電気インピーダンス分光法）は，5kHz，50kHz，250kHz，500kHzというように決まった周波数を用いるのではなく，例えば4～1000kHzの範囲で多様な周波数の電流を一度に流す方法である[29, 30]．BIS法では，レジスタンス（R）・リアクタンス（Xc）平面上に描出される半円上のCole-Coleプロットより，直流電流（0kHz）と無限大の周波数（∞kHz）のレジスタンス値（R0，R∞）を得ることで，細胞内外の水分量を推定する[31]（図4-3-5）．MF-BIA法に比べBIS法の方が理論的に細胞内外の水分量をより強く反映した指標を取得できる．しかしながら，筋力との関連を確認して見ると，両者で大きな差は認められない[27]（MF-BIA法：r＝0.808，BIS法：r＝0.790，図4-3-3）．BIS法は厳密な理論に基づいているが，特に低周波領域や高周波領域でのリアクタンスの測定が難しいため，曲線回帰の外挿法によって求めるR0やR∞に大きな誤差が含まれる可能性が高い．そのため，MF-BIA法によって誤差の少ない250kHzや5kHzのレジスタンス値を直接使用する場合もある．

ここで紹介したMF-BIA法やBIS法は，原理的に考えると骨格筋組織量では

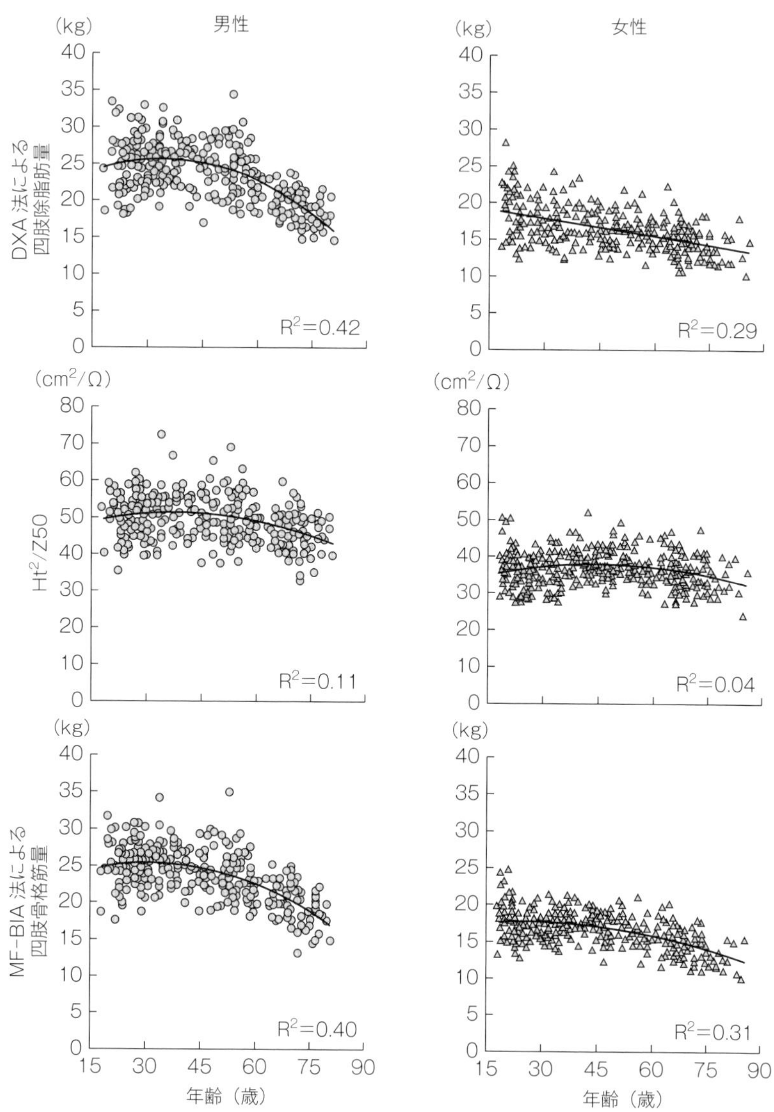

図4−3−4　DXA法による四肢除脂肪量，インピーダンスインデックス，MF−BIA法による四肢骨格筋量と年齢の関係（Yamada et al., 2017[11] より改変）

上段：DXA法で評価した四肢除脂肪量，中段：インピーダンスインデックス（Ht^2／Z50），下段：MF−BIA法で得られる「Ht^2／Z50」，「Z250／Z5」，「1／Z50」を用いた計算式で算出した四肢骨格筋量．Ht：身長，MF−BIA法：多周波生体電気インピーダンス法．上段と中段を比べると，骨格筋量に関連する指標であるHt^2／Z50が高齢者の骨格筋量を過大に評価しており，骨格筋量の加齢変化を捉えられていないことがわかる．一方，上段と下段をみると，ほぼ一致した変化となっている．「Z250／Z5」および「1／Z50」の情報を加味することで幅広い年代の対象者の四肢骨格筋量を推定できる．

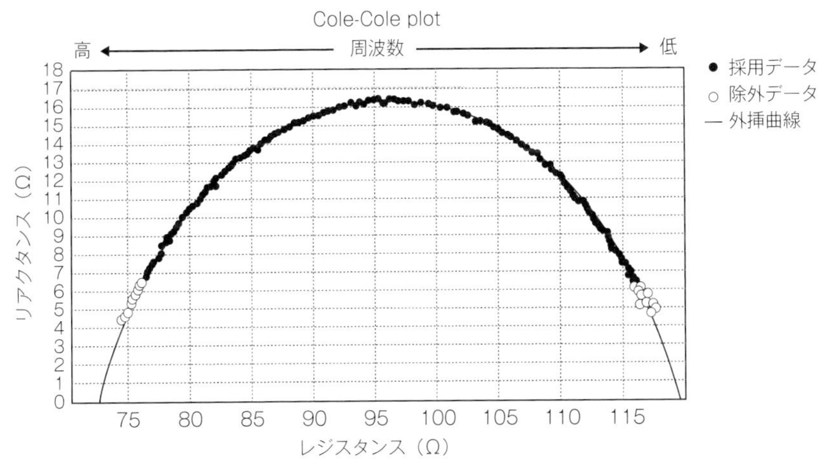

図4-3-5　Cole－Coleプロットより回帰した0kHzおよび∞kHzにおけるレジスタンス値
(Bartels et al., 2015[31] より改変)
採用データ：設定した範囲の周波数におけるデータ. ※筆者ら（亀岡スタディ）は5～500kHzのデータを使って分析している. 除外データ：設定範囲外のデータ, 外挿曲線：採用データから回帰した曲線.
BIS法では, 低周波電流のデータは右側に, 高周波電流のデータは左側にプロットされる. なお, 低周波電流は主に細胞外を透過し, 高周波電流は細胞内・外ともに透過する（**図4-3-1**参照). 外挿曲線と横軸（レジスタンス値）の交点から, 測定部位の細胞外液量と総水分量を推定し, 両者の差分から細胞内液量を算出する.
右の交点は直流電流（0kHz）におけるレジスタンス値（R0）で細胞外液量を反映する.
左の交点は無限大の周波数（∞kHz）におけるレジスタンス値（R∞）で総水分量を反映する.

なく, 骨格筋細胞量を推定していることになる. これらの方法では, 高齢者の筋を筋内組成に影響されずに評価することが可能である. Yamadaらは, 健康な前期高齢男性44名（69.3±3.3歳）, 健康な後期高齢男性29名（79.2±4.2歳）, 要介護等認定高齢男性20名（79.5±10.0歳）の下肢の筋細胞量を比較したところ, 大腿, 下腿ともに要介護等認定者は健康な高齢者に比べ筋細胞量が有意に低値であることを報告している[32]（**図4-3-6**）. なお, 相対的な細胞外水分量は要介護等認定者で有意に高いという結果が得られている. 要介護等認定高齢者では下肢に浮腫が生じている可能性が考えられる.

運動介入によって骨格筋は肥大するが, その際, 筋細胞量（細胞内水分量）が有意に増加することがわかっている. MF-BIA法やBIS法で得られる筋細胞量指標は, サルコペニアの進行状況やトレーニングなどの介入による筋肥大の効果を感度よく検出できると考えられる. この指標を適切に活用することで, 現場でも時間をあまりかけずに正しく骨格筋量を推定できる.

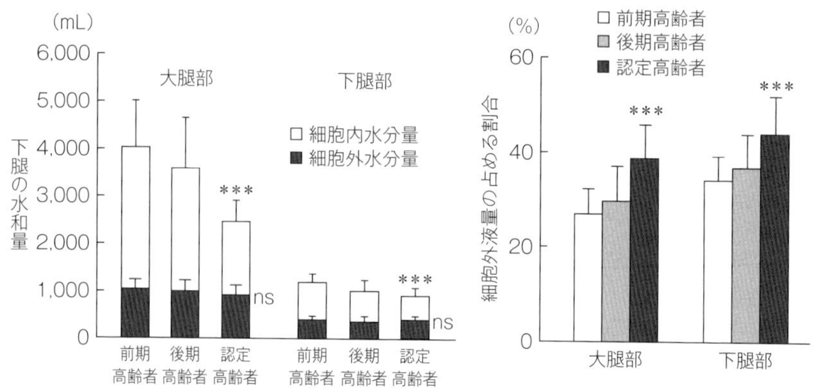

図4−3−6　健康な高齢者と要介護等認定高齢者の下肢の細胞内外水分量の比較
(Yamada et al., 2014[32] より改変)
***健康な高齢者との比較（p<0.001），ns=有意差なし．

2）超音波画像から算出する筋輝度

（1）超音波画像を用いた骨格筋の質的評価

骨格筋内の非収縮要素（脂肪や結合組織）の割合といった筋内組成の評価法として，CT画像の骨格筋平均CT値やMRIの信号強度を用いた手法が知られている．しかし，これらの手法は設備の面で測定そのものが容易ではないことや放射線被曝などの負担も生じるため，一般化することがほぼ不可能である．一方近年，骨格筋超音波画像から画像処理ソフトを用いて算出する平均ピクセル輝度（筋輝度，エコー輝度，Echo intensity）が，筋内組成を非侵襲的にかつ簡便に推定できる方法として注目されている．

実際に超音波画像法を用いて骨格筋を撮影してみると，高齢者の骨格筋は若齢者に比べ高輝度に映し出される（図4−3−7）．これは高齢者の骨格筋の構成要素に生じた何らかの加齢変化をとらえていると考えられる．超音波Bモード画像は，超音波を対象物に当てた際，反射してきた超音波（エコー）の強さに応じた濃淡の諧調で表示される．超音波は伝わっていく過程で徐々に減衰するが，途中で材質の特性（音響インピーダンス）が変わる境界があると一部が反射する．なお，生体組織の音響インピーダンス値は，筋が1.70 kg/$m^2s \cdot 10^6$，脂肪が1.38 kg/$m^2s \cdot 10^6$，血液が1.61 kg/$m^2s \cdot 10^6$，水が1.46 kg/$m^2s \cdot 10^6$，骨が7.80 kg/$m^2s \cdot 10^6$などとされている[33, 34]．骨の音響インピーダンス値は他の組織より著しく高いため，エコーの反射が強く，画像上でも鮮明に表示される．ちなみに，骨より

若齢女性（22歳）

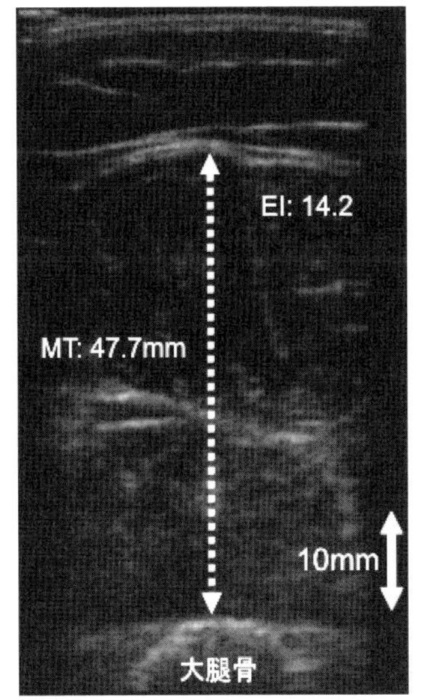

高齢女性（85歳）

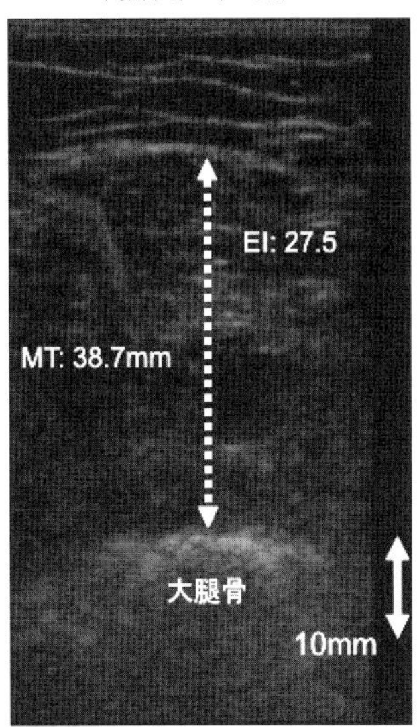

図4-3-7　若齢者および高齢者の大腿前部超音波画像（Watanabe et al., 2018[2)] より改変）
左：若齢女性（22歳），右：高齢女性（85歳）．EI：筋輝度，MT：筋組織厚．高齢者ではMTが低値，EIが高値であることがわかる．

も深部には超音波は通過しない．

超音波を当てた組織の均質性が高い場合，エコーの反射は少なく画像は低輝度に（暗く），均質性が低い場合，反射が大きく画像は高輝度に（明るく）映し出される．骨格筋超音波画像におけるエコーの反射を強調し，画像の輝度を高める因子としては，①非収縮要素（脂肪や結合組織）の増加[35)]，②細胞外マトリクスなどの構造的な変性[36)]，③筋線維の走行の均一性の低下[37)]などがあげられる．このような骨格筋の変化は加齢とともに生じることから，骨格筋の質を反映した指標として筋輝度を活用することができる．

骨格筋超音波画像の濃淡が筋の状態と関連していることは古くから指摘されていたが，画像の評価方法は測定者が視覚的に判断するという主観的なものであった．しかし，近年，デジタル技術の急速な発展に伴い，8-bit gray-scaleを用いた客観的な定量評価がなされるようになってきた．これは超音波画像上の選択領域の個々のピクセルを，黒色を0，白色を255とした256階調（2の8乗＝256）で数値化し，選択領域の平均値を算出する方法である．この値が大きいほど，つまり画像が明るいほど筋内の脂肪組織や結合組織の割合が多いことを意味する．な

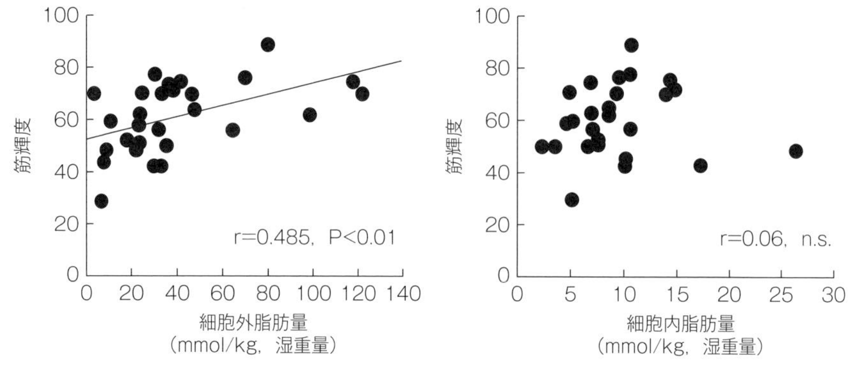

図4−3−8　外側広筋における筋輝度と細胞内および細胞外脂肪量の関連
(Akima et al., 2016[41] より改変)
左：細胞外脂肪量との関連，右：細胞内脂肪量との関連.

お，現在，8-bit gray-scaleによる筋輝度の評価は「Image J」などのフリーソフトを含む多くの画像解析ソフトで可能となっている.

（2）筋輝度の妥当性

超音波画像から算出する筋輝度の筋内組成指標としての妥当性は確認されている．筋バイオプシーを用いた研究や動物実験では，筋輝度が骨格筋内の脂肪組織および結合組織を反映していることが示されている[38, 39]．加えて，筋輝度とMRI法あるいはCT法を用いた従来の筋内組成評価指標との関連性も複数の研究グループが報告している．Youngらは，29〜61歳の31名の下肢4筋（大腿直筋，大腿二頭筋，前脛骨筋，腓腹筋）を超音波法とMRI法で評価し，両者の関連を検討した．その結果，筋輝度と筋内脂肪量に中程度から強い正の相関関係が観察された（r=0.45-0.79）[40]．また，Akimaらは，若齢者15名（20.9±0.3歳）と高齢者15名（70.7±3.8歳）の外側広筋と大腿二頭筋における筋輝度と^{1}H MRS法で評価した細胞内および細胞外脂肪量の関連を検討した[41]．その結果，筋輝度と細胞外脂肪量との間に中程度の有意な正の相関関係が観察された（図4−3−8）．しかしながら，筋輝度と細胞内脂肪量には有意な相関関係は観察されなかった．したがって，筋輝度は筋細胞外脂肪量を反映した指標であると考えられる．

さらに，著者らの研究グループは，若齢者19名（22.7±1.5歳）と高齢者21名（70.6±4.8歳）の40名の大腿部を超音波法とCT法で評価し，両者の関連を検討した[2]．両手法で評価した骨格筋量ならびに筋内組成指標には有意な年代間差が観察され，加齢とともに骨格筋が量的・質的に変化することが示された

表4-3-1　若齢者および高齢者の身体的特性と大腿部骨格筋における量的，質的指標（Watanabe et al., 2018[2]より改変）

変　数	若齢者（n=19）	高齢者（n=21）	P値
年齢（歳）	22.7±1.5	70.6±4.8	<0.001
女性数（%）	10（52.6%）	8（38.1%）	0.192
身長（cm）	160.0±5.9	158.3±7.8	0.001
体重（kg）	59.2±7.7	57.8±8.6	0.599
BMI（kg/m^2）	21.4±2.0	23.0±2.4	0.029
筋組織厚（mm）	54.1±4.3	45.2±5.6	<0.001
皮下脂肪厚（mm）	11.5±4.8	10.6±5.2	0.457
筋輝度	15.6±3.3	19.9±6.4	0.001
筋横断面積（cm^2）	130.0±21.2	100.9±19.4	<0.001
骨格筋CT値（HU）	56.8±4.2	51.1±4.3	<0.001
%LDMA（%）	8.4±3.6	14.8±5.1	<0.001

HU：Hounsfield units，LDMA：Low−density muscle area.

（表4-3-1）．また，両手法により得られた骨格筋の質的指標の関連を見ると，大腿前部の筋輝度は，骨格筋平均CT値および%LDMAと有意な相関関係を持つという結果が得られた（図4-3-9）．一般的に骨格筋平均CT値は筋内脂肪量の評価指標として使われているが，解釈には注意を要する．CT値は筋内の脂肪（-30〜-190 HU）の増減のみに依存して変化する指標ではなく，水分（0 HU）の影響も受ける．前述の通り，相対的な筋細胞外水分量は加齢とともに増加するため，高齢者の骨格筋のCT値は水分の影響を強く受けていると推測される．上記の研究では，高齢者のみにおける筋輝度とCT指標の関係を確認しているが，加齢により両指標間の関係性が弱まる結果が得られている〔筋輝度とCT値：$r=-0.524$（$p<0.001$）→$r=-0.363$（$p=0.018$）；筋輝度と%LDMA：$r=0.460$（$p<0.001$）→$r=0.257$（$p=0.100$）〕[2]．これは高齢者の筋における水分分布の変化の影響と推察される．測定誤差の問題はあるにせよ，水分の影響を受けずに筋内の非収縮要素（脂肪や結合組織）の様子を評価するという視点では，筋輝度は優れた指標であると考えられる．

（3）筋輝度と運動機能の関連

2章で述べたように，骨格筋の最大筋力は筋横断面積に比例する．当然ながら高齢者においても，筋の量的要素が筋のパフォーマンスに関与するが，筋内組成に加齢変化が生じるため，筋の質的要素も運動機能に影響を及ぼすことになる．

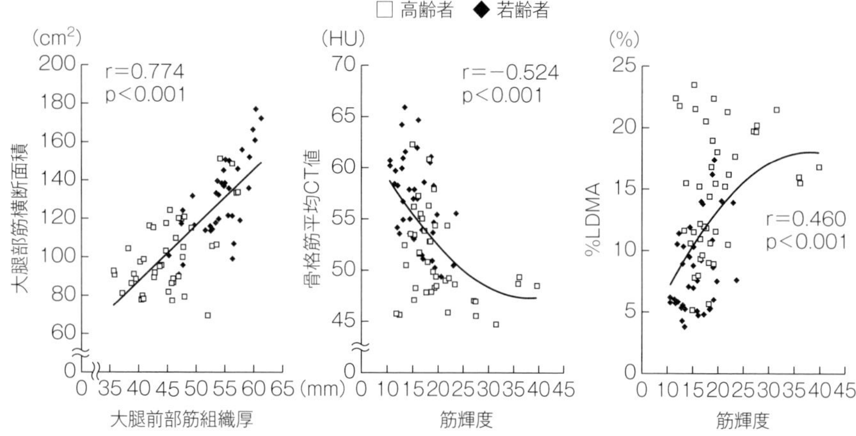

図4-3-9 大腿部における超音波指標とCT指標の関連（Watanabe et al., 2018[2] より改変）
左：大腿前部筋組織厚と筋横断面積の関連，中：筋輝度と骨格筋平均CT値の関連，右：筋輝度と%LDMAの関連．HU：Hounsfield units，LDMA：Low−density muscle area.

先行研究では，筋輝度が運動機能と関連することが示されている．著者らの研究グループは，69〜91歳の地域在住自立高齢男性184名を対象に，大腿前部の筋組織厚および筋輝度が等尺性膝伸展筋力に及ぼす影響を検討した[42]．その結果，両指標とも筋力と有意な相関関係を有することが明らかになった（図4-3-10）．また，重回帰分析の結果，筋輝度（質的指標）は筋組織厚（量的指標）とは独立した筋力の説明変数であることが示された．なお，ほぼ同様の結果が高齢女性においても得られている[43]．この他，筋輝度は筋パワーや有酸素的な能力とも関連していることが報告されている[44〜46]．

上記のような筋輝度と各種運動機能との有意な関連は要介護等認定高齢者にも当てはまる．要介護・要支援認定高齢者53名（男性25名，女性28名）を対象とした著者の研究では，性，年齢，体格，皮下脂肪厚（大腿前部）を制御変数とした偏相関分析の結果，大腿前部の筋組織厚ならびに筋輝度が等尺性膝伸展筋力，垂直跳び高，総合的な体力を示すFitness Age Score（FAS：詳細は1章を参照）と有意な関係を持つことがわかった[47]．これらの知見は，骨格筋量の減少のみならず，骨格筋内に占める非収縮要素（脂肪や結合組織など）の増大が運動機能に負の影響を及ぼすことを意味している．

加齢によって骨格筋は量的，質的に変化するが，両者の変化は同様ではない．福元らは，筋輝度の上昇が筋組織厚の減少よりも早い段階で生じていることを報

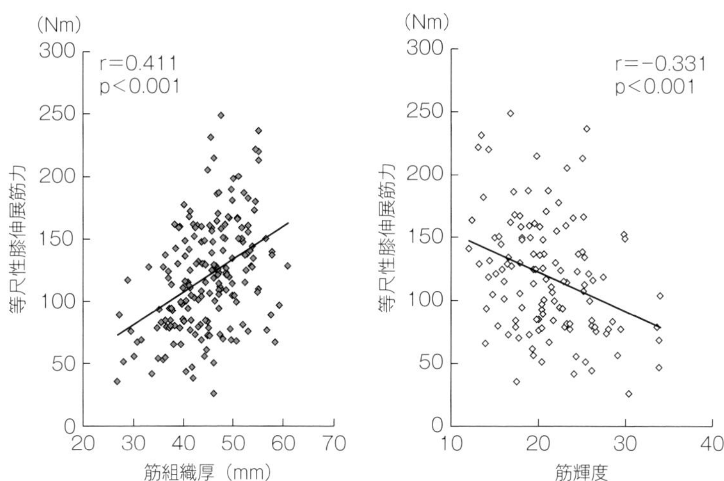

図4−3−10　大腿前部の筋組織厚および筋輝度と等尺性膝伸展筋力の関係
（Watanabe et al., 2013[42] より作成）
左：筋組織厚との関係，右：筋輝度との関係

告している[34]．つまり，中年者から前期高齢者においては，一見骨格筋量が維持できていても，筋内組成の変化に伴い，筋組織に占める筋細胞量の減少が生じていると推察できる．これは，筋組織が疎な状態（低筋密度）であると見なすことができ，当然ながら，筋のパフォーマンス低下につながる．前述の通り骨格筋量と筋力の加齢変化は一致しておらず，筋力低下が先行して生じる．繰り返しになるが，既存の方法では高齢者の骨格筋量が過大評価され，実態を捉えきれていないと考えられる．一方，筋輝度は，骨格筋の加齢変化を早期に検出可能なツールとなり得る可能性があり，筋量とは独立したフレイル，サルコペニア指標として活用が期待できるかもしれない．今後，筋輝度をうまく活用した骨格筋評価におけるエビデンスの蓄積が求められる．

（4）筋輝度と身体活動量の関連

高い身体活動レベルが健康指標にポジティブに作用することは広く知られている．そこで著者らの研究グループは，高齢者における日常の身体活動量と大腿前部骨格筋の筋輝度との関連を検討した[48]．地域在住高齢者282名（男性118名，女性164名：74.6±5.2歳）の日常の歩数を三軸加速度計内蔵活動量計にて評価し，大腿前部の筋組織厚および筋輝度との関連を分析したところ，1日あたりの歩数は筋組織厚と有意な正の相関関係（r＝0.210，P＜0.001）ならびに筋輝度と有意

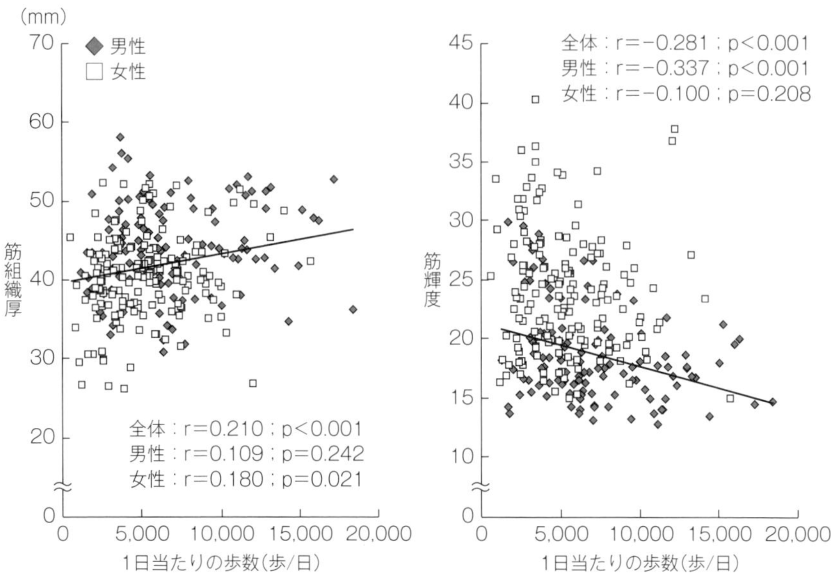

図4−3−11　大腿前部の筋組織厚および筋輝度と平均歩数の関係（渡邊ほか，2020[48] より改変）
左：筋組織厚との関係，右：筋輝度との関係

な負の相関関係（r = −0.281，P<0.001）を有することが示された（**図4−3−11**）．この結果は，活発な身体活動が下肢骨格筋を量的，質的に良好な状態に保つことに寄与する可能性を示唆している．ただし，得られた相関係数は総じて低値であり，日常の身体活動が下肢骨格筋の量や質にもたらす作用は決して大きなものではない．なお，男女別に分析すると男性では筋輝度との間にのみに，女性では筋組織厚との間にのみに有意な関係性が観察された．おそらく，この違いには日常生活における歩行動態が影響していると推察される．今後，身体活動の強度を分類した検討が必要と考えられる．

（5）介入による筋輝度の変化

複数の研究グループが，骨格筋内組成を反映する筋輝度が運動介入によりポジティブに変化することを報告している[49〜51]．著者らの研究グループでも，地域在住高齢者名123名（男性48名，女性75名；平均年齢73.9歳）を対象として，運動を中心に口腔ケアや栄養改善を含めた複合的な介護予防プログラム（詳細は6章を参照）を実施したところ，有意な筋組織厚の上昇とともに筋輝度の低下（改善）が観察された（**図4−3−12**，Watanabe et al., 投稿準備中）．これらの結果は，

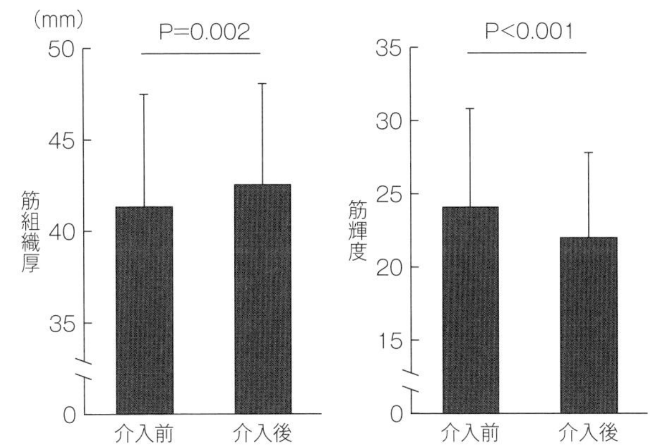

図4-3-12　複合的な介護予防プログラムによる超音波指標の変化
(Watanabeほか，投稿準備中)
左：筋組織厚の変化，右：筋輝度の変化．12週間の介入の結果，筋組織厚は3.4%増加し，筋輝度は6.3%低下した．

筋輝度がトレーニング等の実施によって改善可能な指標であることを示している．筋内組成は，骨格筋量と同様に加齢や運動習慣に対する可塑性を持ち，量的要素とは独立して身体機能に影響を及ぼしていると予想される．

さらに著者らの研究グループでは，地域在住高齢者の追跡調査を行っているが，大腿前部の筋輝度が将来の要支援・要介護認定の発生を予測し得る結果が得られている．適切なアプローチにより，骨格筋の質を改善することが介護予防に寄与するかもしれない．

(6) 筋輝度と筋細胞内外水分量指標

これまでに述べてきたように，筋輝度は筋内の非収縮要素の増加が超音波の反射を引き起こすという特性を利用した指標である．一方，筋細胞内外の水分成分は細胞膜の電気特性を利用した手法（MF-BIA法あるいはBIS法）で推定した指標である．これらの指標は，ともに筋の質的要素を反映しているが，両指標に影響を及ぼす因子は異なる．筋輝度は主に筋細胞外の脂肪や結合組織の状態を反映し，筋細胞内外の水分成分指標は文字通りそれぞれの区画の水分を表している（細胞内水分量と細胞外水分量の比は水分の分布状況を表している）．

Taniguchiらは，65～89歳の健康な地域在住高齢女性179名を対象にBIS法および超音波法を用いて大腿部を評価し，得られた各種指標と等尺性膝伸展筋力の関連を分析した[52]．重回帰分析（ステップワイズ法）の結果，大腿前部の筋組織厚，筋輝度，大腿部の筋細胞内外水分比（ECW/ICW）が筋力の独立した説明変数として抽出された．加齢とともに生じる筋内の非収縮要素（脂肪や結合組織等）の割合および細胞内外の水分分布の変化はともに筋のパフォーマンスに関与していると考えられる．

【文　献】

1）山田陽介：骨格筋量・筋力の評価法．医学のあゆみ，248：670－678，2014．
2）Watanabe Y, Ikenaga M, Yoshimura E et al.: Association between echo intensity and attenuation of skeletal muscle in young and older adults: a comparison between ultrasonography and computed tomography. Clin Interv Aging, 13: 1871－1878, 2018.
3）Goodpaster BH, Kelley DE, Thaete FL et al.: Skeletal muscle attenuation determined by computed tomography is associated with skeletal muscle lipid content. J Appl Physiol, 89: 104－110, 2000.
4）Kent-Braun JA, Ng AV, Young K: Skeletal muscle contractile and noncontractile components in young and older women and men. J Appl Physiol, 88: 662－668, 2000.
5）Goodpaster BH, Stenger VA, Boada F et al.: Skeletal muscle lipid concentration quantified by magnetic resonance imaging. Am J Clin Nutr, 79: 748－754, 2004.
6）Nakagawa Y, Hattori M, Harada K et al.: Age-related changes in intramyocellular lipid in humans by in vivo H-MR spectroscopy. Gerontology, 53: 218－223, 2007.
7）安部孝，福永哲夫：日本人の体脂肪と筋肉分布．杏林書院，1995．
8）Janssen I, Heymsfield SB, Baumgartner RN et al.: Estimation of skeletal muscle mass by bioelectrical impedance analysis. J Appl Physiol, 89: 465－471, 2000.
9）Yamada M, Yamada Y, Arai H: Comparability of two representative devices for bioelectrical impedance data acquisition. Geriatr Gerontol Int, 16: 1087－1088, 2016.
10）Yoshida D, Shimada H, Park H et al.: Development of an equation for estimating appendicular skeletal muscle mass in Japanese older adults using bioelectrical impedance analysis. Geriatr Gerontol Int, 14: 851－857, 2014.
11）Yamada Y, Nishizawa M, Uchiyama T et al.: Developing and validating an age-independent equation using multi-frequency bioelectrical impedance analysis for estimation of appendicular skeletal muscle mass and establishing a cutoff for sarcopenia. Int J Environ Res Public Health, 14: 809, 2017.
12）Yamada Y, Schoeller DA, Nakamura E et al.: Extracellular water may mask actual muscle atrophy during aging. J Gerontol A Biol Sci Med Sci, 65: 510－516, 2010.
13）Hunt LC, Demontis F: Chapter2 Intertissue/interorgan networks regulating aging and lngevity The control of organismal aging by skeletal muscle. Experimental Medicine Vol.31 No.20. 2013.　https://www.yodosha.co.jp/yodobook/book/9784758103350/
14）Lexell J, Taylor CC, Sjöström M: What is the cause of the ageing atrophy? Total

number, size and proportion of different fiber types studied in whole vastus lateralis muscle from 15- to 83-year-old men. J Neurol Sci, 84: 275－294, 1988.
15）山田陽介：骨格筋量・サルコペニアの定義を再考する－機能的骨格筋細胞量・筋内組成に着目して－．体力科学，64：461－472，2015．
16）Lauretani F, Russo CR, Bandinelli S et al.: Age-associated changes in skeletal muscles and their effect on mobility: an operational diagnosis of sarcopenia. J Appl Physiol, 95: 1851－1860, 2003.
17）Visser M, Goodpaster BH, Kritchevsky SB et al.: Muscle mass, muscle strength, and muscle fat infiltration as predictors of incident mobility limitations in well-functioning older persons. J Gerontol A Biol Sci Med Sci, 60: 324－333, 2005.
18）Newman AB, Kupelian V, Visser M et al.: Strength, but not muscle mass, is associated with mortality in the health, aging and body composition study cohort. J Gerontol A Biol Sci Med Sci, 61: 72－77, 2006.
19）Clark BC, Manini TM: Sarcopenia ＝/＝ dynapenia. J Gerontol A Biol Sci Med Sci, 63: 829－834, 2008.
20）Proctor DN, O'Brien PC, Atkinson EJ et al.: Comparison of techniques to estimate total body skeletal muscle mass in people of different age groups. Am J Physiol, 277: E489－E495, 1999.
21）Mitchell WK, Williams J, Atherton P et al.: Sarcopenia, dynapenia, and the impact of advancing age on human skeletal muscle size and strength; a quantitative review. Front Physiol, 3: 260, 2012.
22）Clark BC, Manini TM: What is dynapenia? Nutrition, 28: 495－503, 2012.
23）Morley JE: Frailty and sarcopenia: the new geriatric giants. Rev Invest Clin, 68: 59－67, 2016.
24）Mingrone G, Bertuzzi A, Capristo E et al.: Unreliable use of standard muscle hydration value in obesity. Am J Physiol Endocrinol Metab, 280: E365－E371, 2001.
25）山田陽介：身体組成研究の新たな展開－組織・器官・細胞レベルのアプローチ，脂肪から骨格筋へ－．体育の科学，64：149－155，2014．
26）Miyatani M, Kanehisa H, Masuo Y et al.: Validity of estimating limb muscle volume by bioelectrical impedance. J Appl Physiol, 91: 386－394, 2001.
27）Yamada Y, Watanabe Y, Ikenaga M et al.: Comparison of single- or multifrequency bioelectrical impedance analysis and spectroscopy for assessment of appendicular skeletal muscle in the elderly. J Appl Physiol, 115: 812－818, 2013.
28）Yamada Y, Ikenaga M, Takeda N et al.: Nakagawa Study. Estimation of thigh muscle cross sectional area by single- and multifrequency segmental bioelectrical impedance analysis in the elderly. J Appl Physiol, 116: 176－182, 2014.
29）Cole KS: Membranes, Ions and Impulses: A Chapter of Classical Biophysics. University of California Press, 1968.

30) De Lorenzo A, Andreoli A, Matthie J et al.: Predicting body cell mass with bioimpedance by using theoretical methods: a technological review. J Appl Physiol, 96: 161-166, 1997.
31) Bartels EM, Sørensen ER, Harrison AP: Multi-frequency bioimpedance in human muscle assessment. Physiol Rep, 3: e12354, 2015.
32) Yamada Y, Matsuda K, Björkman MP et al.: Application of segmental bioelectrical impedance spectroscopy to the assessment of skeletal muscle cell mass in elderly men. Geriatr Gerontol Int, 14 Suppl 1: 129-134, 2014.
33) 佐々木明：Bモード法の原理と最近の装置．Medicina，44：12-19，2007．
34) 福元喜啓，池添冬芽，山田陽介ほか：超音波画像診断装置を用いた骨格筋の量的・質的評価．理学療法学，42：65-71，2015．
35) Overend TJ, Cunningham DA, Paterson DH et al.: Thigh composition in young and elderly men determined by computed tomography. Clin Physiol, 12: 629-640, 1992.
36) Kragstrup TW, Kjaer M, Mackey AL: Structural, biochemical, cellular, and functional changes in skeletal muscle extracellular matrix with aging. Scand J Med Sci Sports, 21: 749-757, 2011.
37) Galbán CJ, Maderwald S, Stock F et al.: Age-related changes in skeletal muscle as detected by diffusion tensor magnetic resonance imaging. J Gerontol A Biol Sci Med Sci, 62: 453-458, 2007.
38) Reimers K, Reimers CD, Wagner S et al.: Skeletal muscle sonography: a correlative study of echogenicity and morphology. J Ultrasound Med, 12: 73-77, 1993.
39) Pillen S, Tak RO, Zwarts MJ et al.: Skeletal muscle ultrasound: correlation between fibrous tissue and echo intensity. Ultrasound Med Biol, 35: 443-446, 2009.
40) Young HJ, Jenkins NT, Zhao Q et al.: Measurement of intramuscular fat by muscle echo intensity. Muscle Nerve, 52: 963-971, 2015.
41) Akima H, Hioki M, Yoshiko A et al.: Intramuscular adipose tissue determined by T1-weighted MRI at 3T primarily reflects extramyocellular lipids. Magn Reson Imaging, 34: 397-403, 2016.
42) Watanabe Y, Yamada Y, Fukumoto Y et al.: Echo intensity obtained from ultrasonography images reflecting muscle strength in elderly men. Clin Interv Aging, 8: 993-998, 2013.
43) Fukumoto Y, Ikezoe T, Yamada Y et al.: Skeletal muscle quality assessed from echo intensity is associated with muscle strength of middle-aged and elderly persons. Eur J Appl Physiol, 112: 1519-1525, 2012.
44) Cadore EL, Izquierdo M, Conceição M et al.: Echo intensity is associated with skeletal muscle power and cardiovascular performance in elderly men. Exp Gerontol, 47: 473-478, 2012.
45) Rech A, Radaelli R, Goltz FR et al.: Echo intensity is negatively associated with

functional capacity in older women. Age, 36: 9708, 2014.

46）Wilhelm EN, Rech A, Minozzo F et al.: Radaelli R, Botton CE, Pinto RS. Relationship between quadriceps femoris echo intensity, muscle power, and functional capacity of older men. Age, 36: 9625, 2014.

47）渡邊裕也：要介護等認定高齢者における下肢骨格筋の量および質と運動機能の関係．同志社スポーツ健康科学，11：16－23，2019．

48）渡邊裕也，山田陽介，吉田司ほか：地域在住高齢者の日常の歩数と下肢骨格筋の量および質，運動機能との関連．同志社スポーツ健康科学，12：29－36，2020．

49）Sipilä S, Suominen H: Effects of strength and endurance training on thigh and leg muscle mass and composition in elderly women. J Appl Physiol, 78: 334－340, 1995.

50）Fukumoto Y, Tateuchi H, Ikezoe T et al.: Effects of high-velocity resistance training on muscle function, muscle properties, and physical performance in individuals with hip osteoarthritis: a randomized controlled trial. Clin Rehabil, 28: 48－58, 2014.

51）Yoshiko A, Kaji T, Sugiyama H et al.: Effect of 12-month resistance and endurance training on quality, quantity, and function of skeletal muscle in older adults requiring long-term care. Exp Gerontol, 98: 230－237, 2017.

52）Taniguchi M, Yamada Y, Fukumoto Y et al.: Increase in echo intensity and extracellular-to-intracellular water ratio is independently associated with muscle weakness in elderly women. Eur J Appl Physiol, 117: 2001－2007, 2017.

5章 レジスタンストレーニングの効果とエビデンス

目標の体力要素の向上をもたらす各種トレーニングは健康維持・増進に対してポジティブな作用を持つ．フレイル，特に身体的フレイルの中核要素であるサルコペニアへの対策としては，標的の筋に直接的に負荷を与えて適応（筋肥大，筋力増強効果）を引き起こすレジスタンストレーニングが重要と考えられる．

ここではレジスタンストレーニングの基礎的情報を述べるとともに，高齢者への適用について概説する．

1．体力トレーニングの基礎

1）トレーニングの基本的な指針

まずは体力トレーニングの基本的な考えを確認したい．現在，非常に多くのトレーニング方法が存在しているが，トレーニングとは元来，「身体に適切な負荷を与えてその適応を引き起こす」というものである．どのトレーニングにおいても気まぐれで行うだけでは，十分な効果を期待できない．トレーニングによって目的とする効果を確実に得るには，適切な方法を選択することが第一となる．筋肥大や筋力増強を目指す場合はレジスタンストレーニングが，全身持久力を向上させる場合は有酸素運動が，柔軟性を高める場合はストレッチングがそれぞれ適切な方法となる．一見当たり前のようであるが，スポーツ競技者においても目的の体力要素を向上させる方法を正しく選択できていないケースが見受けられる．あわせて，トレーニングに含まれる「運動強度」，「継続時間」，「頻度」が大切なポイントになる．つまり，どの程度の強度のトレーニングを，どれくらいの時間，週に何回程度実施するかということである．なお，レジスタンストレーニングでは，有酸素運動のようにどのくらいの速度で何分間運動を続けるかという概念がないので，時間の代わりに「回数×セット数」すなわちトレーニング容量（ボリューム）を決める．

これらの条件が一定のレベルを満たせば，トレーニング効果が現れる．反対に，条件が満たされていなければ，いくらトレーニングに時間を割いても効果は得られないことになる．例えば，強度あるいは負荷が高く，主観的にも過酷なトレーニングであっても，運動時間が短すぎる，容量が少なすぎる，頻度が極端に少ないといった場合，トレーニングとして成立しない．また，毎日長時間行っていたとしても必要なトレーニング強度に達していなければ，効果は見込めない．効果的にトレーニングを進め，各種体力要素を向上させていくには，トレーニングの原理に則ったプログラム作成が必要となる．

2）トレーニングの原理－トレーニングに対する身体適応の基本原理

（1）過負荷の原理

体力を向上させるには，単にトレーニングをこなせばよいというわけではなく，ある一定レベル以上の刺激を与える必要がある．これを「過負荷（オーバーロード）の原理」と呼ぶ．

普段トレーニングを行っていない人が骨格筋量を増やし，筋力を高めたい場合，トレーニング（レジスタンストレーニングなど）によって日常生活でかかる負荷よりも高い負荷を筋に与えれば，それが過負荷（オーバーロード）になる．この普段よりも強い刺激に対して，筋は適応し，発達する．日常で身体にかかる負荷よりも低いレベルの刺激をいくら与えたとしても，体力が向上することは基本的にない．

（2）特異性の原理

トレーニングの効果は与えたトレーニング刺激に対して特異的に現れる．筋力を高めるトレーニングを行えば，筋力増強が生じる．しかし，全身持久力や柔軟性は基本的に向上しない．当然ながら，全身持久力を高めるトレーニングであれば，全身持久力の向上が主な効果であるため，筋力の増強や柔軟性の向上は期待できない．これを「特異性の原理」と呼ぶ．これは，目的に応じた内容のトレーニングを行う，あるいは処方することの重要性を示している．なお，特異性の原理には，部位特異性，動作特異性，速度特異性，エネルギー特異性などいくつかの構成要素がある．

トレーニングの中には，一見いくつかの効果を期待できそうなものが存在する．例えば，多種目のレジスタンストレーニングを連続的に行うサーキットトレーニングでは，筋力増強とともに筋持久力の向上の効果も得られる．しかし，その効果は専門的なトレーニングと比べると小さい．つまり，広い範囲の効果が期待できるトレーニング法では，個々の能力に対する効果が低くなる．

表5-1-1　トレーニングの原則

原　則	概　要
全面性の原則	特定の要素に偏ることなく体力の全般的な向上を目指すべきである.
個別性の原則	個人の特質を考慮し，体力レベルや健康状態に応じたトレーニングを行うべきである.
意識性の原則	意義や目的を理解してエクササイズに取り組むべきである. ※指導者は十分な知識とエクササイズの意義や目的を対象者へ的確に伝える能力が必要となる.
漸進性の原則	体力の向上に合わせて運動の負荷（強度・時間・頻度ほか）を徐々に高めていくべきである.
反復性の原則	明らかな効果を実感するには，エクササイズを一定期間繰り返して行う必要がある.

（3）可逆性の原理

トレーニングによって得られた効果（身体機能の向上）は，永久に続くものではない．トレーニングを中止すれば，いずれ元のレベルに戻ることになる．これが「可逆性の原理」である．持久系トレーニングで発達した心臓や増加した毛細血管，レジスタンストレーニングで強化された筋も，トレーニングを止めてしまえば一定の時間を経て元に戻ってしまう．なお，全身持久力は筋力に比べ，トレーニング中断の影響を強く受けることが知られている．そのため，期間を限定した持久力トレーニングには，あまり意味がないことになる．

理想的なトレーニングの頻度は，レジスタンストレーニングで週2〜3回，持久力トレーニングで週2〜5回とされている．

上記のトレーニングの原理とともに，安全で効果的なトレーニングのための基本ルールであるトレーニングの原則（**表5-1-1**）があげられる．トレーニングの原理・原則に即したプログラムを実施することで各種身体機能を適切に向上させることができる．なお，高齢者においては，移動能力や起居動作の基盤となる下肢や体幹の筋群に，日常よりもやや強い負荷を与えて，これらの筋群の機能低下を抑制，できれば向上を図ることが基本戦略となる．生活の中で過度な負担とならない形式のトレーニングプログラムを作成し，日常的な実施を促すことが介護予防ひいては健康寿命延伸につながると考えられる．

2．レジスタンストレーニングの基礎的理解

1）レジスタンストレーニング

骨格筋は環境に対する高度な適応能を持つ器官であり，一般に大きな力学的負荷（メカニカルストレス）に対する適応として肥大し，除負荷や不活動によって萎縮する．この適応能を利用し，ターゲットの骨格筋に対して日常生活よりも強い負荷を直接与えて筋量の増大や筋力の増強を図るトレーニングが筋力トレーニング（レジスタンストレーニング）である．従来，筋力トレーニングはバーベル，ダンベル，ウエイトスタック（トレーニングマシン）などの負荷重量を用いて筋力を増強させるトレーニングを指していたが，近年ではさまざまな様式の負荷抵抗を用いて筋機能の向上を図るトレーニングという意味から，レジスタンストレーニングと総称されるようになった．また，その対象もスポーツ競技者のみならず，子どもから90歳を超える高齢者にまで広がってきている．

今日，レジスタンストレーニングの目的，手段，対象は多様化しており，トレーニングの処方における変数の組み合わせも豊富なバリエーションになっている．効果的なトレーニングを処方，提供するには，対象者の身体的状況に応じ，多数の選択肢の中から最適なものを選び，組み合わせることが必要となる．ここでは，適切なレジスタンストレーニング処方のための基礎的情報を述べる．

2）レジスタンストレーニングによってもたらされる利益

適切なレジスタンストレーニングを行うことで，主要な効果である筋肥大および筋力増強が生じ，さまざまな恩恵が得られる．骨格筋は全ての身体活動の動力源としてはたらくため，その量を増加させ，その機能の向上を図ることで，日常動作やスポーツにおけるパワーやスピードが強化される．当然ながら，ロコモティブシンドロームやフレイル，サルコペニアの予防，改善においても重要となる．なお，多くの研究により，レジスタンストレーニングは高齢者においても骨格筋量の増加および筋力増強に最も効果的な方法であることが示されている[1~3]．

また，骨格筋は熱産生（体温維持）のための主要な熱源でもあり，身体の中で最も多くのエネルギーを消費する．したがって，レジスタンストレーニングによる骨格筋へのアプローチは，糖や脂質の代謝恒常性を維持し，メタボリックシンドロームを予防するためにも大切なポイントとなる．加えて，シェイプアップや姿勢の改善など「見た目が良くなる」ことも重要な効果である．

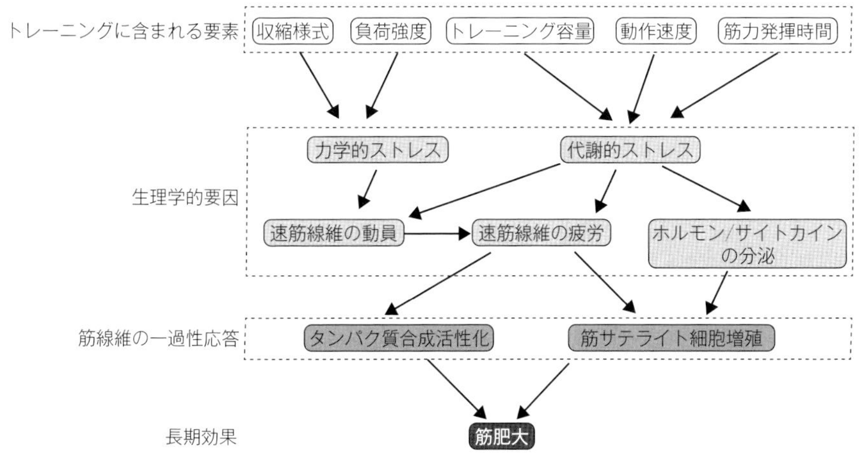

図5-2-1　レジスタンストレーニングによる筋肥大に関連する要素

3）レジスタンストレーニングの効果に関連する要因

トレーニングによる骨格筋の肥大には，タンパク質代謝系と筋再生系の2つのしくみがかかわっており，それらを活性化する細胞内プロセスを探る研究が進んでいるが，その全容が解明されているわけではない（2章参照）．トレーニングを行ううえでは，そうした細胞内プロセスを活性化するために身体や筋組織のレベルでどのような刺激が必要となるかが重要となる．レジスタンストレーニングの処方には後述するように筋収縮様式，負荷強度，トレーニング容量，動作速度，筋力発揮時間などの要素が含まれる．これらをどのように選択し，あるいは組み合わせるかによって，筋線維にはさまざまな力学的ストレスや代謝的ストレスが作用する．選択や組み合わせが適切であれば，タンパク質合成の活性化や筋サテライト細胞の増殖が効果的に起こり，筋線維の肥大へとつながる（図5-2-1）．

長い間，骨格筋量を増やしたり筋力を増強したりするためには上記の要素のうち，負荷が最も重要であると考えられてきた．そのため実際のトレーニングの現場でも，まず負荷重量を中心にプログラムが作成される場合が多い．しかし，近年の研究から，各要素の組み合わせはより自由度の高いものであり，負荷に依存することなく筋を肥大させたり筋力を増強させたりすることも可能なことがわかってきている．

（1）神経系の適応と筋肥大

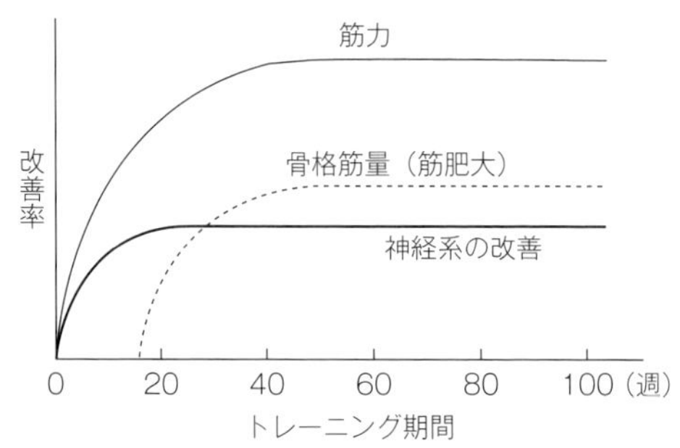

図5−2−2　レジスタンストレーニングによる筋力増強における神経系の適応と筋肥大
（勝田ほか，2015[4] より改変）

レジスタンストレーニングに取り組むと初期の段階から筋力は大きく向上する．ところが，この局面では骨格筋量の増大はあまり生じない（図5−2−2）．これは，日常生活にはない高重量を扱うことで神経系に適応が起こり，筋力発揮の抑制が低減するためだと解釈されている．なお，神経系の適応による筋力増強のトレーナビリティはトレーニング経験のない，あるいは少ない場合でより高い．一方，ある程度のトレーニング経験を有するケースにおいて，神経系の適応を引き出すためには，より高負荷（最大挙上重量（One repetition maximum：1RM）の90％以上）のトレーニングが必要となる．

継続的にトレーニングを行い，神経系の適応が上限近くに達すると骨格筋量の増大，すなわち筋肥大が目にみえて実感できるようになる．この局面では筋が肥大することにより筋力増強が生じる．一般的に，明らかな筋肥大効果を得るには2〜3カ月程度，十分なレジスタンストレーニングを行う必要があると考えられている．ただし，実際には視覚的に判断できないレベルでの骨格筋量増加が生じており，最新の装置では1週間ほどでも筋肥大を検出できるようになってきている．

（2）筋肥大につながる刺激

レジスタンストレーニングによって肥大するのは，主に速筋線維である（遅筋線維が肥大しないわけではない）．したがって，運動に速筋線維を動員することが筋肥大のために必要条件といっても過言ではない．運動単位の動員に関わるサイズの原理を考えると，速筋線維の動員には大きな筋力を発揮することが必要となる．最大筋力の90％の筋力発揮を必要とする負荷を用いれば，運動の初期から速筋線維が動員される．しかし，このような場合には，筋の疲労に伴って，筋力が90％をわずかに下回るレベルまで低下した時点で運動が継続不能になってしまうため，反復回数は極めて少なくなり，その結果，筋に課される代謝的ストレスも小さくなる．筋肥大を主目的とする場合，このような超高負荷のレジスタンストレーニングでは不十分であり，負荷を減じて反復回数を増加させたプログラム（例えば，70～80%1RM×8～15回）が適切となる．つまり，筋肥大効果を得るためには，適切な負荷とトレーニング容量を兼ね備えた処方が必要といえる．

一方最近の研究から，従来，筋肥大効果が小さく主に筋持久力の向上をもたらすと考えられてきた30%1RM程度の低負荷で行うレジスタンストレーニングであっても，負荷以外の変数に工夫を加味して筋を著しく疲労させることで筋線維内のタンパク質合成の上昇と十分な筋肥大が起こることがわかってきている（詳細は6章を参照）．このような効果は，たとえ低負荷であっても筋が疲労困憊に至る状況では速筋線維の付加的動員が起こるためだと考えられている．

循環性ホルモンや筋内代謝産物といった要素もトレーニングによる筋肥大に関連するとされる．アンドロゲン（男性ホルモン）や成長ホルモンといった循環性ホルモンがトレーニングに際して筋肥大を助長することは古くから知られている．成長ホルモンは筋に直接作用する一方，肝臓にはたらいてIGF-1（Insulin-like growth factor-1，インスリン様成長因子1）を分泌させ，このIGF-1が筋肥大効果を発現すると考えられている．トレーニングによる筋肥大効果はトレーニングを課した部位に生じる（特異性の原理）．例えば，膝伸筋群のみをトレーニングすると大きな筋肥大は膝伸筋のみに起こり，拮抗筋である屈筋群には起こらない．したがって，循環性ホルモンの作用は，少なくとも局所的な運動刺激と複合してはじめては現れるものと考えられる．

また，筋が大きな筋力発揮を行うと，筋内圧の上昇によって筋血流の低下が生じる．これに，速筋線維によるエネルギー消費が加わると，筋内の代謝産物濃度の増加が起こる．代謝産物には，乳酸，水素イオン，アデノシンなどが含まれる．これらはいずれも筋にある侵害受容器を刺激し，中枢神経系を介して交感神経を活性化する，あるいは下垂体からの成長ホルモンの分泌を促進する．交感神経の活性化によって生じるアドレナリンおよびノルアドレナリンは，成長ホルモンとともに筋を肥大させる作用を持つと考えられている．

このようにトレーニングに含まれる複数の要素が筋肥大に寄与する刺激となる．これらの要素には単独に近い状態で作用する場合もあれば，いくつかが相互関連しながら複合的に作用する場合もあると考えられる．すべての要素がうまく関連し合いながら筋肥大に作用するならば，そのような筋内環境を作り出すトレーニング方法が最も効果的なのかもしれない．

（3）筋力増強につながる刺激

レジスタンストレーニングで筋肥大が生じた場合，当然ながら最大筋力の増強が生じる．こういった筋力増強効果は低負荷で行うレジスタンストレーニングで筋肥大が生じた場合においても引き起こされる．しかし，筋力増強の程度は，高負荷レジスタンストレーニングと比べ小さくなる．こうした筋力増強効果の違いには，中枢における運動単位動員能力の向上が関連していると考えられる．したがって，筋力を上限近くまで高めることをトレーニングの目的とする場合には，筋肥大のためのトレーニングに加え，筋力増強の処方（より高負荷で行うトレーニング）を併用する必要がある．

競技スポーツにおけるパフォーマンス向上には，骨格筋量，筋力を強化するオーソドックスなレジスタンストレーニングに加えて，爆発的なパワー発揮能力を高めるトレーニング（プライオメトリクスやクイックリフトなど）が行われる．このような基本戦略は高齢者を対象としたプログラムにおいても活用されるべきである．高齢者を対象とした場合，身体活動の土台となる筋そのものの強化を図る通常のレジスタンストレーニングに加えて，日常動作の動作効率の改善を目的としたエクササイズを組み込むことが望ましい（具体例を6章に記載した）．

4）レジスタンストレーニングの分類

（1）静的トレーニングと動的トレーニング

外観上，身体の動き（関節運動）を伴わないトレーニングを静的トレーニング（スタティックトレーニング）と，身体の動きを伴うトレーニングを動的トレーニング（ダイナミックトレーニング）と総称する．前者は筋の収縮様式に基づいて等尺性トレーニング（アイソメトリックトレーニング）と呼ばれることも多い．他方，後者には，筋の収縮様式や動作様式などに応じて多様なトレーニングが含まれている．一般的なレジスタンストレーニングは総じて動的トレーニングである．

（2）筋活動様式に基づく分類

レジスタンストレーニングは，その筋収縮様式に基づいて，等尺性トレーニング（アイソメトリックトレーニング），等張性トレーニング（アイソトニックトレーニング），増張力性トレーニング（オキソトニックトレーニング），等速性トレーニング（アイソキネティックトレーニング），プライオメトリクス〔または伸長－短縮サイクルトレーニング：Stretch－Shortening－Cycle（SSC）Training〕に分類することができる．

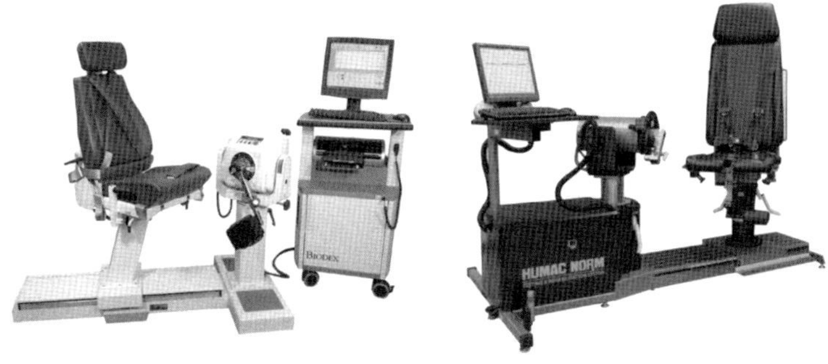

図5-2-3　等速性筋力測定マシン
左：Biodex System4（Biodex Medical Systems, Inc.），右：Cybex Norm CN77（Computer Sports Medicine, Inc.）※国内の取り扱いは酒井医療株式会社および宮野医療器株式会社．
アタッチメントを取り付けることで，さまざまな関節における筋力を測定することができる．また，設定を変えることで等尺性筋力の測定も可能である．

等尺性トレーニングは，筋の長さが一定の条件のもとで張力発揮を行うものである．筋の長さが一定とは，例えば空気椅子のような力発揮の様式である．原則的に関節が動作しないため，筋の長さは変化しない．等張性トレーニングは，バーベルやウエイトスタックなどの一定の荷重負荷のもとで筋活動を行うものである．増張力性トレーニングはバネやゴムバンドのような弾性体を利用することで，筋の短縮とともに張力も増大するものである．等速性トレーニングはバイオデックスやサイベックスなどの専用の等速性マシン（図5-2-3）を用いて行うものであり，一般的なトレーニングとはいえない．プライオメトリクスは張力発揮中の筋を伸長させ，すばやく切り返して短縮させることで短縮中のパワー発揮を増強させるものである（反動動作を強調したエクササイズ）．主要な種目としてジャンプエクササイズがあげられるが，縄跳びや馬跳びもプライオメトリクスの一種である．

等尺性トレーニングは静的トレーニング，その他は動的トレーニングに含まれる．ただし，実際には，等尺性条件であっても腱などの弾性構造の影響で筋に若干の収縮が起こったり，等張性条件であっても個々の筋に作用する張力が刻々と変化したりするので，これらは生理学的に厳密な条件を示すものではない．

動的トレーニングは通常，短縮性収縮と伸張性収縮の二種の筋活動を伴う．前者は筋が短縮しながら力を発揮する収縮で，短縮性筋活動，求心性筋活動，コンセントリック筋活動などと呼ばれる．後者は筋が力を発揮しながら外力で伸長される収縮（ブレーキとして働きながら引き伸ばされる）で，伸張性筋活動，遠心

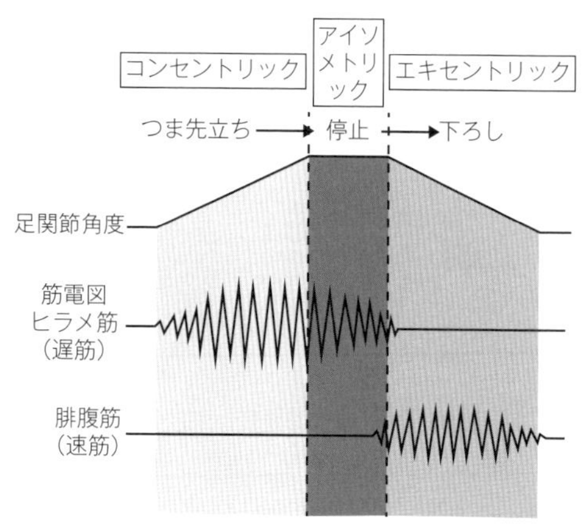

図5-2-4　伸張性動作における速筋線維の優先的動員(Nardone et al., 1989[5])より改変)
低負荷であっても伸張性動作では速筋線維が多く含まれる腓腹筋から動員される.

性筋活動，エキセントリック筋活動などと呼ばれる．負荷を上げたり下げたりするタイプの等張性トレーニングでは，負荷を上げる局面が短縮性動作，負荷を下げる局面が伸張性動作に対応する．短縮性動作においては，サイズの原理に従って遅筋線維から優先的に動員されるが，伸張性動作では反対に速筋線維から優先的に動員されることが示されている[5]（**図5-2-4**）．したがって，負荷を下ろす局面では，軽微な負荷であっても少数の速筋線維が大きな張力を発揮しながら強制的に引き伸ばされる（伸長される）という状況になる．これはレジスタンストレーニングにおける伸張性収縮（エキセントリック収縮）がトレーニング効果を得るために重要な要素となることを示唆している．ただし，伸張性収縮は遅発性筋痛を伴う筋ダメージを生じやすい．

5）レジスタンストレーニング種目の選択と配列

(1) 種目の選択

原則的に1つの関節だけが動作するトレーニング種目を単関節種目と呼び，アームカール（肘屈筋），レッグエクステンション（膝伸展筋），レッグカール（膝屈曲筋）などが含まれる．これに対して，複数の関節が同時に動くトレーニング種目を多関節種目（複合関節種目）と呼び，ベンチプレス（胸部），スクワット（下肢），デッドリフト（下肢，腰背部），ベントオーバーロー（背部），ショルダープレス（肩部）などがあげられる．多関節種目は，大筋群を主働筋とし，多数の協働筋が動員されるため，重い負荷を扱うことができる．1つの多関節種目で多くの筋に負荷をかけることが可能であり，効率的な種目ともいえる．一方，単関節種目では，通常特定の筋群のみ動員するため，扱う重量は多関節種目に比べ軽くなる．

日常生活やスポーツにおける動作は，ほとんどが多数の筋群を協調的に用いる多関節動作であり，体幹周辺や大腿部に位置する大筋群が重要な役割を担っている．実際に動作する部位が四肢の先端（手先や足先）であっても，エネルギーを生み出している源は大筋群であるケースが多い．したがって，レジスタンストレーニングでは，大筋群が動員される多関節種目を優先的に組み立てるのが原則である．体積の大きな大筋群のトレーニングを行うと，全身に占める筋量が増加することになり，より効果的といえる．なお，サルコペニア予防や介護予防のプログラムでは，下肢や体幹の筋群が主要なターゲットとなる．ただし，ある特定の筋の強化が必要な場合など，単関節種目が優先されるケースもある．

（2）種目の配列

一般的に1回のレジスタンストレーニングは，複数の筋群をターゲットに合計15〜30セット（またはそれ以上）を行う．また，下肢筋のような特に大きな筋群においては，1つの筋群に対して複数種目のトレーニングを行うことも多い．その際に，どの種目をどのような順序で配列するかが重要となる．

通常，トレーニング効果は疲労の少ない状態で行った方が高い．したがって，重要度の高い種目ほど，トレーニングセッションの序盤に行うことになる．重要度の高い種目は，大筋群を主働筋とする多関節種目であることが多いので，一般的な種目配列は，「大筋群の種目→小筋群の種目」，「多関節種目→単関節種目」という順序で構成する．

6）トレーニングプログラム変数

トレーニングには多数の要素が含まれており，これらをプログラム変数と呼ぶ．目的とする効果を的確に引き出すには，トレーニング変数を適切に設定する必要がある．ここでは，現在，最も広く普及しているアイソトニックトレーニングの主要なプログラム変数である「負荷」，「回数」，「セット数」，「セット間休憩」，「頻度」について解説する．なお，筋肥大による筋力増強を効果的に引き出すトレーニングという視点で論じる．

表5-2-1　レジスタンストレーニングで用いる負荷と期待される効果の関係（Fleck et al., 1987[6] より改変）

負荷（%1RM）	反復できる回数	主たる効果
100	1	筋力増強（神経系）
95	2	
93	3	
90	4	
87	5	
85	6	筋力増強（形態的要因）筋肥大
80	8	
77	9	
75	10~12	
70	12~15	
67	15~18	
65	18~20	筋持久力向上
60	20~25	
50	~30	

（1）負　荷

レジスタンストレーニングにおける負荷は用いる重量で示され，通常，最大挙上重量（One repetition maximum：1RM）に対する割合，つまり%1RMで設定する．また，通常1セットにおいて正確な動作で反復が不可能になるまで行うが，このときの実施回数を最大反復回数と呼ぶ．一般的なレジスタンストレーニングにおける用いる負荷と期待される効果の関係を表5-2-1に示した[6]．筋力増強や筋肥大を目的とする場合は，速筋線維を支配する運動単位を十分に動員する必要があるが，これらの運動単位はサイズが大きく動員閾値も高い（サイズの原理）．そのため，確実な効果を得るには，トレーニング様式にかかわらずある一定以上の負荷が要求される．

ところが，高負荷であるほど筋肥大に効果的ということにはならない．負荷90%1RMを超える超高負荷で行うトレーニングでは速筋線維が十分に動員されるが，反復回数が極端に少なくなる．超高負荷で行うトレーニングの場合，筋の疲労によって筋力発揮能力がわずかに低下しただけで挙上できなくなる（90%1RM負荷のトレーニングでは，10%の筋力低下で挙上不能になる）．こうしたトレーニングは筋肥大よりも神経系の改善や運動単位の動員能力に及ぼす効果の方が大きい．この理由は，4回未満の反復回数では，トレーニングにおける運動量が不十分となるからである．そのため，こうした超高負荷の処方は，筋のサイズをあまり増やすことなく筋力を増強する目的で用いられる．なお，超高重量トレーニングで獲得される筋力増強は，挙上技術の向上など神経系の改善によるものであり，「伸びしろ」は決して大きくない．そのため，根本的な筋力増強を図るには筋を肥大させることが必要となる．筋を効果的に肥大させるには，やや負荷を下げ，トレーニング容量を増やすことが必要になる．

表5-2-1に示した通り，8～10回の反復が限界となる重量でトレーニングを行うことで確かな筋肥大効果が現れる．これは1RMの約75～80％に相当する重さであり，このレベルの負荷を設定することが基本となる．この処方により，筋肥大による大幅な筋力増強が期待できる．一方，標準的なトレーニング法で負荷を65％1RM以下に減じると，筋肥大や筋力増強はあまり起こらず，筋持久力の向上が主な効果となる．つまり，50回も反復できる軽い負荷でトレーニングを行っても，トレーニングに費やす時間や疲労感のわりに効果が小さく，効率的ではない．ただし，負荷の挙上方法等によっては筋パワーや筋力増強も起こる．また，第6章で述べるような工夫次第では，十分な筋肥大効果を得ることも可能となる．

(2) 回　数

筋肥大やそれに相応した筋力増強を目的とした場合，8～10回の反復が何とか可能な重量を用いて，実際に挙上できなくなるまで反復することが基本となる．つまり，1セット当たりの回数は限界まで（反復できなくなるまで）となる．限界まで実施しない場合，得られる効果も低減することがわかっている．なお，すべてのセットで限界まで行うことが望ましいが，最終のセットで限界を迎えるように調節する方法もある．ターゲットとなる筋を最終的に限界まで追い込むことで，第2章で述べた細胞内プロセスが活性化され，期待どおりのトレーニング効果の獲得に至ると考えられる．

トレーニングの現場においては，あらかじめ回数を決めて，その回数が達成されるとそのセットを終えるという場面をよく見かける．10回の反復を行っても余力が残っているケースも少なくないが，そのような場合，負荷の設定が適切とはいえない．十分な効果を得るという視点で見ると，重要なのは回数ではなく「限界まで反復すること」である．もちろん，トレーニングの対象によって（高齢者など），限界までの反復が望ましくないケースも存在する．その場合，処方したトレーニングプログラムが日常生活でかかる負荷よりも高い負荷レベルであれば，一定の効果が得られる．

あわせて，「トレーニング容量」についても確認しておきたい．トレーニング容量は基本的に運動によって消費するエネルギーの量で示される．有酸素運動においては，トレーニング容量（Jまたはkcal）＝仕事率（W）×運動持続時間で表され，仕事率は運動強度となる．なお，運動強度は，時間あたりの酸素摂取量で表すことが多い．一方，レジスタンストレーニング（アイソトニックトレーニング）においては，仕事（J）＝力（N）×移動距離（挙上距離）（m）となる．力を負荷とみなすと，1セットあたりのトレーニング容量＝負荷（kg）×移動距離（挙上距離）（m）×反復回数（回）となる．

筋肥大による筋力増強を効果的に引き出すうえで，負荷は極めて重要なトレーニング変数といえるが，トレーニング効果は完全に負荷に依存して決まるものではない．この点をトレーニング容量の観点から整理したい．挙上距離を一定と考えると，100％1RM負荷で1回（1回しか挙上できない）のトレーニング容量は，100×1＝100（％1RM・回）となり，80％1RM負荷で8回のトレーニング容量は，80×8＝640（％1RM・回）となる．トレーニングで扱う負荷を20％減じることでトレーニング容量は6.4倍にもなる．つまり，単に速筋線維を動員さえすればよいのではなく，「十分に使い込んで疲労させる」ことが重要であることがわかる．また，トレーニング容量が大きければよいということにもならない．例えば，50％1RM負荷で30回のトレーニング容量は，50×30＝1,500（％1RM・回）となる．しかし，このようなトレーニングでは，通常，大きな筋肥大，筋力増強効果は見込めない．十分なトレーニング効果を獲得するには，適切な負荷とトレーニング容量の組み合わせが重要となる．効果を引き出すポイントは，速筋線維を十分に動員させ，かつそれらを代謝的に疲労させることと考えられる．約75〜80％負荷を挙上できなくなるまで繰り返す一般的なトレーニングプログラムは，この2つのポイントを満たしており，確実な方法といえる．

（3）セット数

レジスタンストレーニングでは，単一セットよりも複数セットの方が高いトレーニング効果を期待できるとされている．例えば，Soonesteらは，80％1RM負荷のプリーチャーダンベルカールを週2回12週間実施した際の筋肥大効果を1セットと3セットで比較し，肘屈筋群の筋横断面積の増加率は3セットで有意に

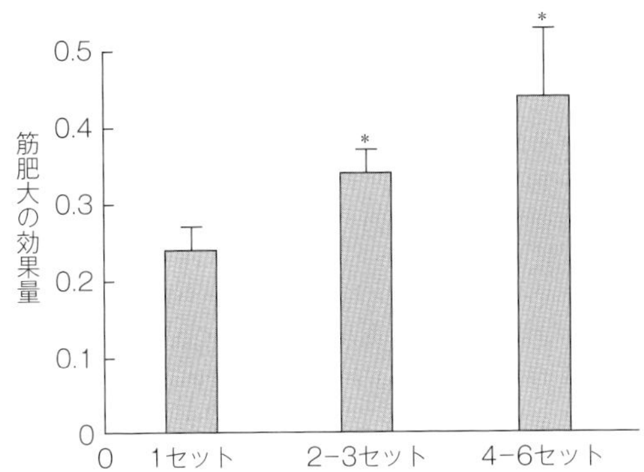

図5−2−5　メタ解析に基づくセット数と筋肥大効果（効果量）の関係
(Krieger, 2010[8] より改変)
1セットとの比較：*P<0.01.

高値であることを報告した（1セット8.0%，3セット13.3%）[7]．また，さまざまな種目，セット数で行うレジスタンストレーニングによる筋肥大効果をまとめた研究では，効果量（測定値の単位に依存しない標準化された効果の程度を表す指標）を算出しており，1セット<2〜3セット<4〜6セットの順で効果量が大きくなることが示されている[8]（**図5−2−5**）．こういった先行研究の結果を総合すると，最大6セットくらいまでの範囲であれば「セット数を増やすほど効果も上がる」と解釈できる．

あわせて，セット数と筋線維でのタンパク質合成の関係についても確認したい．Burdらは，70%1RM負荷でレッグエクステンションを挙上できなくなるまで（最大反復）1セット行った場合と3セット行った場合の外側広筋のタンパク質合成の様子を比較している[9]．トレーニングの5時間後，29時間後のいずれにおいても，1セットに比べ3セットで筋タンパク質合成速度が高く，長期的な筋肥大効果の様相とも合致した結果が得られている[9]（**図5−2−6**）．一方，3セット，5セットという低いレベルではなく，20セット，30セットまでセット数を増やした場合はどうなるのであろうか．そのような発想は，ヒトを対象とした実験で検証することが現実的に難しいが，動物実験から一定の示唆を得ることができる．Ogasawaraらは，ラット腓腹筋のトレーニングモデルを用いて，等尺性最大収縮3秒×10回を1セットとして，1〜20セットの範囲で容量−効果関係を検討した[10]

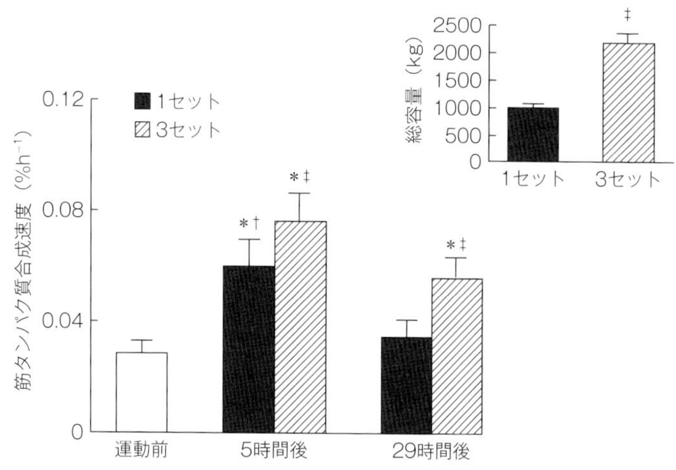

図5-2-6　トレーニングにおけるセット数と筋タンパク質合成速度の関係
(Burd et al., 2010[9] より改変)
運動前後で経時的にバイオプシーを採取し，予め投与した13C−フェニルアラニンの筋タンパク質画分への取り込みからタンパク質合成速度を算出した．運動前との比較：*P<0.05，29時間後との比較：†P<0.05，1セットとの比較：‡P<0.05.

（図5-2-7左）．その結果，筋タンパク質合成量は3～5セットでプラトーに達した．一方，mTORシグナル伝達系の活性化を示すp70S6Kのリン酸化の程度はセット数の増加とともに上昇し続けることが明らかになった．

紹介した研究結果をまとめると，長期効果としての筋肥大あるいは急性効果としての筋タンパク質合成は，ともに3～5セットくらいまでは増加し，その後ほぼ頭打ち状態になる．それ以上のセット数でトレーニングを行っても逆効果にはならないが，さらなる効果はあまり期待されないと考えられる．したがって，最適なセット数は「3～6セット」ということになる．

他方，10セット以上行うような極めてハードなトレーニングの効果については疑問が残る．スポーツ競技者においては，他人と同じことをしていても試合に勝てないため，少しでも追加の効果を目指して大容量のトレーニングに取り組むことが少なくない．実際に，大量のセット数でトレーニングを行い，極めて大きな効果を得ているケースもあることから，多数セットで行うトレーニングにはそれほどの効果はないと結論づけることはできない．セット数の増加とともに筋タンパク質合成はプラトーに達しても，mTORシグナル伝達系の活性化は上昇し続ける点が大きなヒントとなる（図5-2-7右）．こうした状況は，筋タンパク質

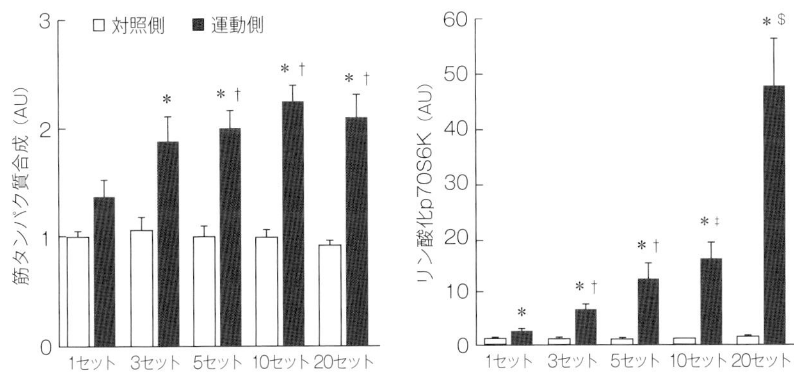

図5-2-7　動物トレーニングモデル（ラット腓腹筋）におけるセット数と筋タンパク質合成（左）およびmTORシグナル伝達系活性化（p70S6Kリン酸化）の関係（右）

（Ogasawara et al., 2017[10] より改変）

対照側（非刺激側）との比較：*P＜0.05，1セットとの比較：†P＜0.05，1および3セットとの比較：‡P＜0.05，1，3，5，10セットとの比較：$P＜0.05.

合成の指令がある程度以上に強くなっても，リボソームのはたらきがそれに追いつかないために生じると推測される．その場合，リボソームの機能を高める，あるいはリボソームの量そのものを増やすことができれば，筋タンパク質合成をさらに増強することが可能かもしれない．

（4）セット間休憩（セット間インターバル）

レジスタンストレーニングは，複数セットで行うことが通常である．この際のセット間の休憩時間（インターバル）もトレーニング効果を考えるうえで重要な要素となる．トレーニングの主目的が神経系の改善による筋力増強の場合，90％1RM以上の負荷で各セット2～4回程度の反復といった内容となる．このとき，それぞれのセットで最大の筋力を発揮することが重要となるため，回復に主眼を置いて，通常3～5分という長い休憩時間を設けることが一般的である．一方，筋肥大を主目的とする場合，70～80％1RMの負荷で各セット8～12回程度の反復という内容となり，セット間の休憩時間は，やや短めの1～3分程度が最も効果的とされている．その理由は，セット間休憩を短くすることで筋が速やかに疲労困憊に至り，筋肥大を誘発する代謝産物の蓄積やホルモンの分泌量が増大すると考えられているためである．セット間休憩1分と3分でレジスタンストレーニングを行った際のホルモン応答を比較した研究では，1分休憩の方がトレーニング後の成長ホルモン，IGF-1，テストステロンなどの分泌がより強く活性化されることが報告されている[11]．しかし，最近はこうした考え方が徐々に変わりつつある．これらのホルモン分泌と筋肥大効果の間には，相関関係はあっても因果関係があるかは明らかにされていない．つまり，「筋肥大効果の大きなプログラムは同時にホルモン分泌を促進する効果も大きい」という可能性がある．したがって，これらのホルモン分泌を強く促すプログラムほど筋肥大効果が大きいとは必ずしもいえないということになる．

Schoenfeldらは，トレーニング実践者を対象に，ベンチプレスやスクワットなどの7種目を8～12RM負荷で各3セット（疲労困憊まで実施），週3回を8週間行うプログラムの効果を，1分と3分のセット間休憩で比較した[12]．その結果，ベンチプレスおよびスクワットの1RMや大腿前部の筋組織厚の増加量は1分休憩群に比べ3分休憩群で有意に高値を示した．したがって，少なくともトレーニング実践者においては，筋肥大を主目的とするプログラムでもセット間休憩は1分程度ではなく3分程度に設定した方がより効果的かもしれない．その理由は，長い休憩時間を設けることで2セット目以降のトレーニング容量が大きくなり，トレーニングの質が向上するためと考えられる．実際に，Schoenfeldらの研究では，週当たりのトレーニング容量は3分休憩群で10％程度大きくなっていた[12]．

同様の結果が，筋タンパク質合成を調べた研究においても示されている．McKendryらは，トレーニング歴5年程度の者が下肢のトレーニング（レッグプレスおよびレッグエクステンション）を75％1RM負荷で疲労困憊まで4セット行うプログラムによる筋タンパク質合成を，1分と5分のセット間休憩で比較した[13]．**図5-2-8**は運動前，運動後0～4時間，運動後24～28時間の筋タンパク質合成速度を示しており，運動後の筋タンパク質合成の増加はセット間休憩の期間によらず生じるものの，早期（0～4時間後）の筋タンパク質合成の増加程度は，5分休憩群で1分休憩群に比べて有意に高値を示した．また，mTORシグナル伝達系の活性化の程度についても同様に，5分休憩群の方が1分休憩群に比べて大きいことが示された．

こういった知見を総合すると，セット間休憩はある程度長く設定した方がよいかもしれない．しかし，筋肥大を目的としたトレーニングにおけるセット間休憩については解釈に注意を要する．その大きな原因は，負荷やトレーニング容量を減らさずにセット間休憩だけを短縮することが不可能なことにある．前述のMcKendryらの研究におけるトレーニング容量は1分休憩群に比べ5分休憩群で有意に高値を示し，レッグプレスは約13％，レッグエクステンションは約17％の

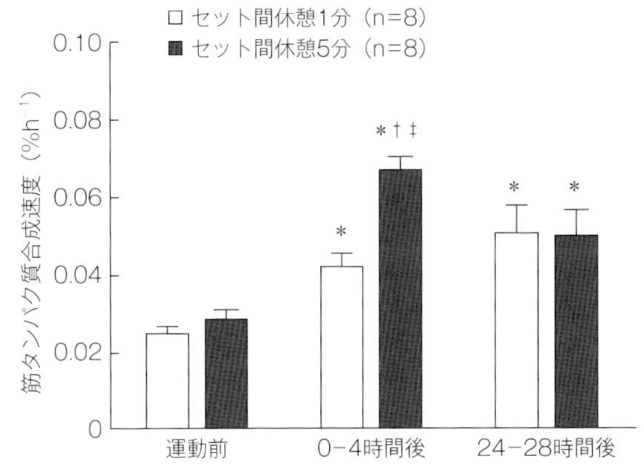

図5-2-8　トレーニングにおけるセット間休憩と筋タンパク質合成速度の関係
(McKendry et al., 2016[13] より改変)
筋タンパク質合成速度は時間あたりの13C−フェニルアラニン取り込み量より推定した．運動前との比較：*P<0.05，0−4時間後での1分との比較：†P<0.05，24−28時間後での5分との比較：‡P<0.05.

差が認められた（5分休憩群＞1分休憩群）[13]．すなわち，トレーニング効果に影響を及ぼす主要因は，セット間休憩そのものではなく，むしろトレーニング容量あるいはそれぞれのセットの「質」ではないかと考えられる．1時間に実施可能なセット数を考えるとセット間休憩5分で10セット程度，3分でも15セット程度となる．これでは効率的なトレーニングとはいえない．現実的なトレーニングを想定して，ピラミッド法（セットごとに負荷や回数を変えるトレーニング法）などを用い，負荷を微妙に調節することでトレーニング容量を維持しつつ，セット間休憩を1〜2分に短縮した場合の効果を明らかにする研究が今後望まれる．現状では，あくまでも一般論であるが「セット間休憩は2〜3分程度」とするのが妥当かもしれない．トレーニングの質を低下させてしまうほどセット間休憩を短くすることは，逆効果につながる可能性がある．

(5) 頻　度

同一筋群に対するトレーニングを週に何回行うかを頻度として決定する．まず，筋肥大を目的としたトレーニングの頻度について考える前に，頻度がトレーニング容量と強く関連していることに注意したい．単回のトレーニング内容を統一して頻度のみを変えると，結果的にトレーニング容量も変わることになる．例えば，同じプログラムを週1回行う場合と週6回行う場合では，週当たりのトレーニング容量に6倍の差が生じ，トレーニング効果に違いがあっても，それが頻度によるものかトレーニング容量によるものかを判別できない．そのため，全体のトレーニング容量を一定にするという方法がある．この方法で週1回と週6回を比較するには，1回のトレーニング容量を1/6に減じてトレーニング効果を比較することになる．しかし，その場合，1回のトレーニングによる刺激が不十分という問題が生じてしまう．このように最適なトレーニング頻度を議論するには，頻度の影響とトレーニング容量の影響の解釈の難しさがある．

このような課題はあるが，これまで，適切なトレーニング頻度は一般的なストレスに対する生理応答を模したモデルで説明されてきた．適切な内容のレジスタンストレーニングを行うと，その直後に筋力が50〜80%程度にまで低下し（疲労），次第に回復する．通常，トレーニングの48〜72時間後には筋力が元のレベルを超える相が一時的に出現するとされており，これを「超回復」と呼ぶ．理論上，この超回復相の出現中に次のトレーニングを行えば，効果が加算されることになるので，トレーニングの頻度は週に2〜3日が理想的と考えられている．多くのトレーニング実験でも，このような頻度が用いられ，期待通りの効果を得ている．ただし，適切な頻度は，トレーニングの内容に応じて変わってくる．例えば，エキセントリック筋活動を強調して筋損傷を促すようなトレーニングでは，回復に時間を要するため，少ない頻度が望ましい．また，週に1回の頻度であっても効果がまったくないわけではない．週に2〜3回のトレーニングと比べると効果は小さくなるが，多少の効果は期待できる．したがって，「週1回のトレーニングでは効果がない」とするのは誤りである．

一方，ここ10年くらいの間に，ヒトを対象としたトレーニングの頻度と長期効果の関係を検討した研究が増えてきている．Grgicらは，そうした研究論文の中から22編を選別し，男女，種目，年代などのさまざまな条件ごとにメタ解析を行った[14]．主に1RMで評価した筋力増強効果をみると，効果量はトレーニング頻度とともに有意に増加し，週4回以上で最大となっている（図5-2-9左）．この結果は，週2〜3回を最適頻度とする従来の標準的な考え方とは相反するようにみえる．そこで個々の研究のトレーニング内容を細かく確認すると，1回のトレーニング内容は8〜15回を1〜3セットという範囲であり，負荷やトレーニング容量がやや不足している．また，対象者は主にトレーニングを実践していない者で，若齢男女から高齢男女まで幅広く分布している．特に，頻度の強い影響が認められたのは女性および高齢者が対象の研究で，この層が全体の結果に強く作

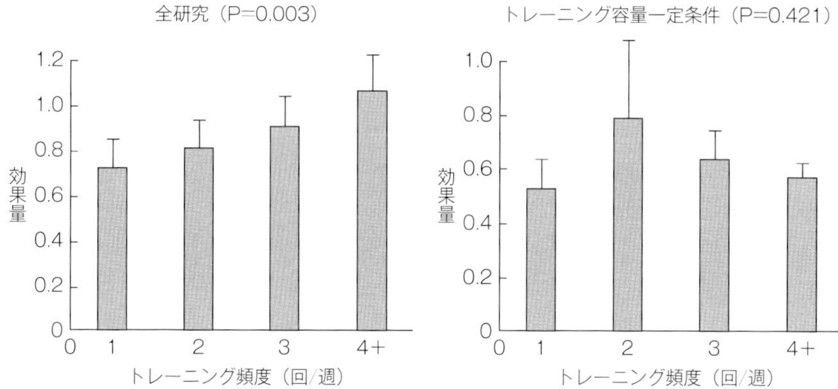

図5-2-9 トレーニング頻度と筋力増強効果の関係（Grgic et al., 2018[14] より作成）
対象としたすべての研究（22編）をまとめると，頻度が高いほど効果は有意に大きくなる．全体のトレーニング容量（セット数）が一定の条件では，頻度による有意な効果の違いは認められないものの，週2回の効果量が最も大きい．

用している可能性がある．こうした点から，頻度が高いほど効果が大きいのは，トレーニング容量の増加のためではないかと推測される．また，トレーニング容量を一定にして頻度の影響をみた場合，筋力増強効果は頻度に左右されないという結果になるが，週2回の頻度が最適となる様子が見てとれる（**図5-2-9右**）．分析対象の研究がさらに増えれば，この点は明確になると考えられる．

筋肥大効果については，まだまだ研究の数が少なく，エビデンスが蓄積していないのが現状であるが，トレーニング容量を一定にした条件で週3回実施と6回実施の効果の違いを検討したSaricらの研究を紹介したい．この研究では，トレーニング実践者を対象に，全身7種目のトレーニングプログラム（6〜12回の反復で挙上不能になるように実施）を6週間介入し，筋肥大，筋力増強効果を比較している[15]．分析の結果，多くの測定項目で両群とも有意な筋肥大，筋力増強効果が認められたが，大腿前部および上腕後部の筋組織厚，ならびにスクワットやベンチプレスの1RMの増加程度に有意な群間差は見られなかった．ただし，上腕前部においては，週3回の群のみで有意な筋組織厚の増加が観察された．

なお，セット数同様に頻度についても動物実験から重要なヒントを得ることができる．Takegakiらは，マウスおよびラットのトレーニングモデルを用いて，トレーニング間隔と筋タンパク質合成反応の関係を検討している[16,17]．対象となる筋は腓腹筋で，等尺性最大収縮3秒×10回×5セットのトレーニングを8時間，

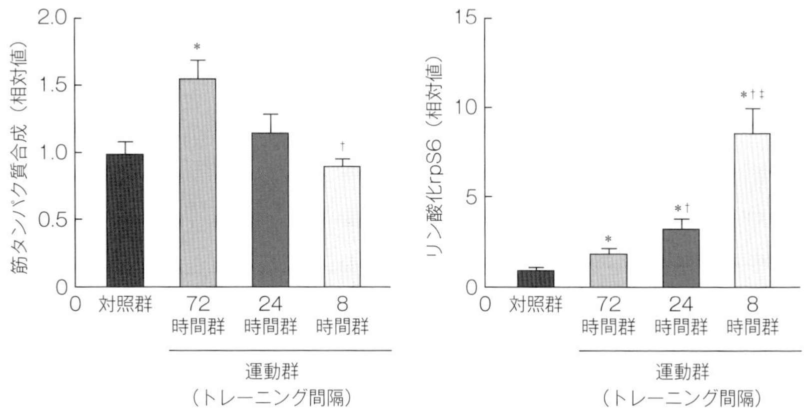

図5-2-10　マウス筋力トレーニングモデルにおけるトレーニング間隔と筋タンパク質合成およびmTORシグナル伝達系活性化の関係

（Takegaki et al., 2020[17] より改変）

運動群の値はすべて対照群に対する相対値で示した．対照群との比較：*P<0.05，72時間群との比較：†p<0.05，24時間群との比較：‡P<0.05．rpS6：Ribosomal protein S6（リボソームタンパク質S6）．

24時間，72時間の間隔で行った．図5-2-10に，3回目のトレーニングを終了してから6時間後の筋タンパク質合成とmTORシグナル伝達活性（リボソームタンパク質S6のリン酸化）を示した．筋タンパク質合成は対照群に比べ72時間群で有意に高値，24時間群に比べ8時間群で有意に低値であった．一方，mTORシグナル伝達活性は8時間が最も高値という逆の結果になった．これは，トレーニング間隔を短縮するほど，筋線維内でのタンパク質合成を指令する反応系は強く活性化するものの，リボソームにおける筋タンパク質合成自体は応じず，かえって抑制されることを示唆している．そのため，8，24，72時間で比較すると，72時間が筋肥大のためには最適のトレーニング間隔であると解釈できる．当該研究では，同様の条件における長期効果（計18回のトレーニング）も確認しているが，筋肥大の程度は72時間で最も大きく，8時間ではむしろ筋が萎縮していた[17]．加えて，8時間ではタンパク質分解が亢進することも判明した．これらの結果を直ちにヒトに適用することはできないが，少なくともトレーニング間隔を詰めすぎると筋萎縮につながることは予想できる．また，マウスよりヒトの回復速度が速いという可能性は低いので，1回のトレーニングによる刺激が十分であれば，ヒトでも週2～3回の頻度（48～72時間の間隔）が適切ではないかと考えられる．

トレーニング頻度に関してはまだ不明確な点が多く残されている．特にトレーニング実践者の場合には，スプリットルーティーン（トレーニング部位を分割し，日を変えてトレーニングを実施する方法）を用いるなどプログラムの内容が多様化するので，一律に最適な頻度を結論づけるのは無理かもしれない．一方，最近の研究から，高齢者や女性を対象とする場合にはセッションあたりのトレーニング容量を減らし，週4～5回まで頻度を高めるという方法の有効性が示されたことの意義は大きい．「スクワットを1日1セット，週5回」のようなプログラムは時間的，心理的負担が小さく，習慣化しやすいと考えられる．

3．高齢者を対象としたレジスタンストレーニングの効果

1）高齢者におけるレジスタンストレーニングの有効性

日頃からレジスタンストレーニングに取り組んでいる高齢者の体格は，何もしていない高齢者と比べると明らかに違う．中には，一般の若齢者を大きく上回るような骨格筋量を持つ高齢者も少なくない．

Kiltgaardらは，若齢男性（28±0.1歳：若齢群），レジスタンストレーニングを行っている高齢男性（68±0.8歳：トレーニング群），水泳を行っている高齢男性（69±1.9歳：水泳群），ランニングを行っている高齢男性（70±0.7歳：ランニング群），運動を行っていない高齢男性（68±0.5歳：対照群）の骨格筋量および筋力を測定し，比較した[18]．トレーニング群では，大腿四頭筋の筋横断面積および等尺性膝伸展筋力ともに他の高齢群よりも高値であり，若齢群との間に有意な差が観察されなかった（図5-3-1）．これに対して，水泳群，ランニング群での値は同年代の運動を行っていない群とほとんど差がなかった．なお，外側広筋の筋線維組成を比較したところ，トレーニング群は他の高齢群に比べて高い速筋線維の割合を有していた．水泳やランニングといった運動も高齢者の健康維持，増進に重要であるが，骨格筋量および筋機能の向上においてはレジスタンストレーニングが極めて効果的ということになる．つまり，数ある運動の中で，レジスタンストレーニングがサルコペニア対策として最も有効な処方といえる．

前述の通り，標準的なレジスタンストレーニングでは，用いる負荷と期待される効果の関係はおおむね決まっている（表5-2-1）．筋肥大および筋力増強を目的とした場合，性別や年齢を問わず，用いる負荷が重要な要素とされ，「1RMの70～80％程度の負荷，最大反復を3セット以上，週2回以上の頻度」という条

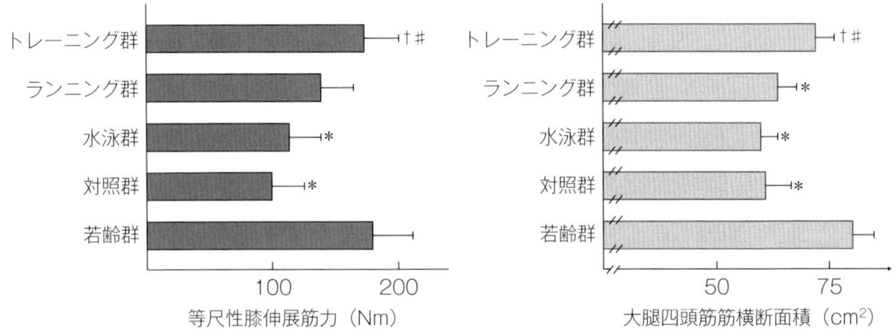

図5-3-1　若齢男性と高齢男性の骨格筋量および筋力
（Klitgaard et al., 1990[18] より改変）
トレーニング群（68±0.8歳, 174±2cm, 79±4kg），水泳群（69±1.9歳, 171±3cm, 74±4kg），ランニング群（70±0.7歳, 177±2cm, 73±2kg），対照群（68±0.5歳, 176±2cm, 78±4kg），若齢群（28±0.1歳, 184±3cm, 84±5kg）. 若齢群との比較：*P<0.05, 対照群（運動なし）との比較：†P<0.05, 水泳群との比較：#P<0.05.

件が広く推奨されてきた．このプロトコルのトレーニングを12週間程度行うことで大きな筋肥大および筋力増強が生じる．高齢者がレジスタンストレーニングを行っても十分な効果が得られないという意見も少なくないが，これは誤りである．高齢者でも適切なレジスタンストレーニングを実施することで，大きな筋肥大，筋力増強効果を得られることが明らかになっている．ここでは高齢者を対象としたレジスタンストレーニングの代表的な報告を紹介する．

Fronteraらは，トレーニング習慣のない高齢男性（60～72歳）を対象に膝伸展筋および屈曲筋の高負荷レジスタンストレーニング（80%1RM×3セット，週3回，12週間）を介入し，その効果を報告した[19]．12週間のトレーニングの結果，大腿中央部の筋横断面積は両側ともに約10%（右脚9.8%，左脚11.4%）の増加が認められた（**図5-3-2**）．これを見ると，介入後6週間の時点ですでに有意な筋肥大効果が現れていることがわかる．また，外側広筋の筋線維サイズの変化を見ると，遅筋線維は33.5%，速筋線維は27.6%増加しており，筋線維が肥大していることも示された．あわせて，膝伸展および膝屈曲の筋力（1RM）は毎週のトレーニングセッションごとに向上しており，12週間で大幅に増加した（**図5-3-2**）．以前は，高齢者がレジスタンストレーニングを行った際，有意な筋力増強が生じるものの筋肥大はあまり起きないとされていたが（おそらく測定技術の問題と思われる），この報告により，レジスタンストレーニングの適切な処方によって，高齢者においても筋肥大に基づく筋力増強が起こることが明確になった．

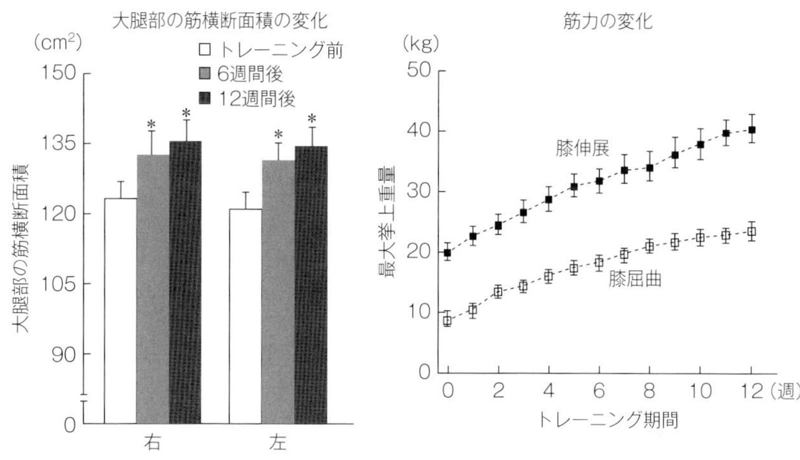

図5-3-2　高齢者におけるレジスタンストレーニングの効果
(Frontera et al., 1988[19] より改変)
左：大腿部の筋横断面積，右：膝伸展および屈曲動作の最大挙上重量．トレーニング前との比較：*P<0.05.

Fiataroneらは，90歳代を含む低体力高齢者を対象とした高負荷レジスタンストレーニングの効果を報告している[20]．86〜96歳の施設入所高齢者を対象に，膝伸展筋のレジスタンストレーニング（80%1RM×3セット）を8週間，週3回の頻度で実施したところ，大腿部の筋横断面積が9.0%増加した（**図5-3-3**）．大腿四頭筋のみでは10.9%の筋肥大が，直接トレーニングしていないハムストリングおよび内転筋群においても8.4%の筋肥大が観察された．また，膝伸展筋力（1RM）の変化を見ると，全対象者で筋力増強が認められ，平均値は大きく改善された（**図5-3-3**）．この他に，タンデム歩行速度が大きく向上したこと（48%向上），2名の対象者が杖を使わずに歩行できるようになったこと，上肢を使わないと椅子から立ち上がれなかった1名の対象者が，上肢を使わずに立ち上がれるようになったことが示されている．これらはフレイル高齢者や要介護等認定高齢者のQOLの改善を促す対策の整備に直結する重要な知見である．なお，この研究では，トレーニング終了に伴って獲得した筋力が失われることも示されている．この結果は，骨格筋量や筋機能を保持するために，継続的なアプローチが必要であることを示唆している．

最近では，Churchward-Venneらが，健康（ロバスト）からフレイルまでの幅

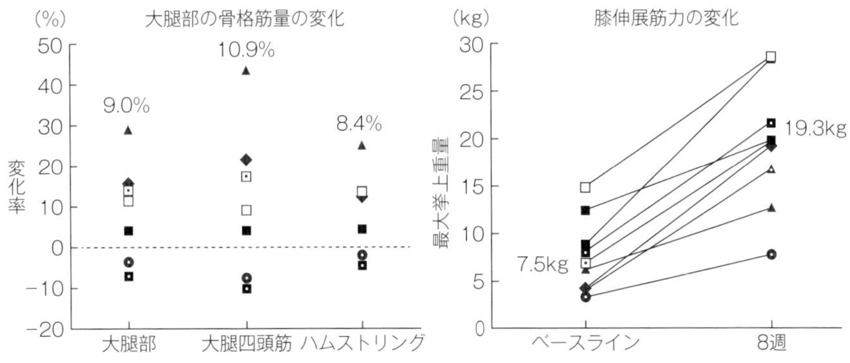

図5-3-3　施設入所高齢者にけるレジスタンストレーニングの効果
(Fiatarone et al., 1990[20] より改変)
左：大腿部の筋横断面積の変化，右：膝伸展動作の最大挙上重量．筋横断面積はCTを用いて評価している．

広い体力レベルの高齢者を対象としたレジスタンストレーニングの効果を報告している[21]．12週間（週に2～3回）のトレーニングでは，除脂肪量が0.9±0.1kg，遅筋線維および速筋線維のサイズがそれぞれ324±137μm^2，701±137μm^{2}増加している（**表5-3-1**）．また，レッグプレスならびにレッグエクステンションの1RM，椅子立ち上がりテストも有意な改善が観察された（**表5-3-1**）．なお，12週間のトレーニングと24週間のトレーニングにおける各項目の変化の程度を比較すると，24週間の方がほぼすべての項目でより大きく改善しているのがわかる．このことから，トレーニング期間が長い方がより大きな効果を期待できると考えられる．

一方，レジスタンストレーニングに取り組んでも骨格筋量が増加しないというケースも存在する．特に高齢者においては，筋力増強効果が得られても骨格筋量は変化しない場合が少なくない．中には，レジスタンストレーニングによって骨格筋量が減少することもあり得る．高齢者を対象としたトレーニングの現場では，このような例がしばしば見られることは認識しておくべきである（もちろん，負荷を代表するトレーニング変数の設定が適切でないことが原因の場合もある）．前述のFiataroneらの報告では，平均値において大きな筋肥大効果が確認されたが，2名の対象者で筋サイズが減少している[20]（**図5-3-3**）．また，Churchward-Venneらの報告では，筋力はほぼすべての対象者で改善していたものの除脂肪量および筋線維サイズはおよそ30～40%の対象者で減じていたことが示されている[21]（**図5-3-4**）．このような対象者においては，骨格筋量が

表5-3-1　12週間および24週間のレジスタンストレーニングにおける除脂肪量，筋線維サイズ，筋力（1RM），筋機能（椅子立ち上がりテスト）の変化量
(Churchward-Venne et al., 2015[21] より改変)

変数	12週間	24週間
除脂肪量（kg）		
全体	0.9±0.1	1.1±0.2
男性	0.8±0.1	1.0±0.2
女性	1.0±0.2	1.2±0.3
遅筋線維サイズ（μm^2）		
全体	324±137	360±157
男性	451±164	259±213
女性	97±244	473±236
速筋線維サイズ（μm^2）		
全体	701±137	779±161
男性	1034±172	946±265
女性	108±191	589±167
レッグプレス1RM（kg）		
全体	33±2	50±3
男性	34±2	53±3
女性	31±4	48±4
レッグエクササイズ1RM（kg）		
全体	20±1	29±2
男性	24±1	36±2
女性	14±2	22±2
椅子立ち上がりテスト（秒）		
全体	−1.3±0.4	−2.3±0.4
男性	−0.6±0.6	−1.2±0.4
女性	−1.9±0.5	−3.2±0.7

減少しているにもかかわらず筋力が改善するという矛盾が生じている．骨格筋量の減少が，前述の4章で触れた細胞外水分量の減少，つまり浮腫の解消を意味しているのか，あるいはレジスタンストレーニングのネガティブな側面を意味しているのかは判断できないが，両方の可能性を考慮する必要がある．ただし，筋力や筋機能の向上はレジスタンストレーニングの重要な効果であり，ポジティブに捉えるべきである．なお，先行研究の情報を総合的に判断すると，このような対象者はフレイルやサルコペニアに該当することが多く，レジスタンストレーニングとともにタンパク質の補給など栄養サポートを併用することが推奨される．

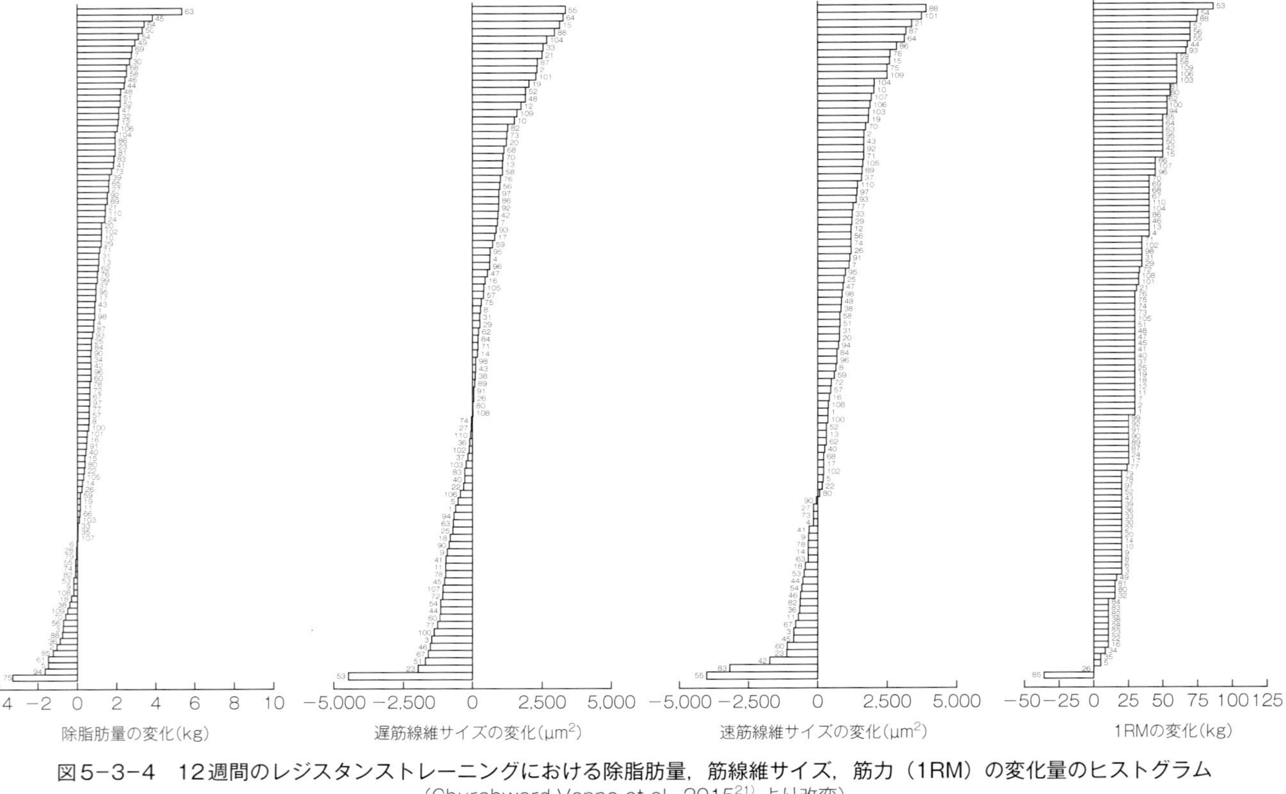

図5-3-4　12週間のレジスタンストレーニングにおける除脂肪量，筋線維サイズ，筋力（1RM）の変化量のヒストグラム

(Churchward-Venne et al., 2015[21] より改変)

バーの横の数字は参加者番号を示す.

高齢者におけるレジスタンストレーニングでは，骨格筋量の応答について疑問や課題が残るものの，数多くの研究でその有効性が報告されており，国内外のガイドラインにおいても実施が推奨されている[22, 23]．日常的な動作の基盤となる下肢や体幹の筋肉を鍛えるトレーニング種目を中心に取り組むことで，サルコペニアをしっかり予防することが可能と考えられる．また，最近の疫学調査はレジスタンストレーニングに伴うポジティブ作用を強調している．Kamadaらは，アメリカ人女性28,879名（ベースラインの平均年齢62.2歳）を追跡し，レジスタンストレーニングの実施時間と総死亡率との間にはU字の関係があることを報告した[24]．中程度の実施時間（1～149分/週）では，レジスタンストレーニングを行わない場合に比べ死亡リスクが19～29％低下したが，実施時間が長い（150分/週以上）場合，反対に死亡リスクが10％上昇した[24]．この結果は，レジスタンストレーニングの適度な実施（週に150分未満）が長寿には望ましいことを意味している．また，Stamatakisらは，自体重を用いたレジスタンストレーニングにおいても，専用のトレーニング施設におけるトレーニングと同等の健康利益をもたらすことを示している[25]．現在，日本においてもレジスタンストレーニングの認知度は高まってきているが，幅広い世代に定着しているとは言い難い．今後，多くの人々にレジスタンストレーニングの恩恵を届けられる社会システムの構築，ならびにその裏打ちとなる指導者の育成が強く望まれる．

4．トレーニングの中断による影響

1）一般的なディトレーニングの理解

適切な条件のレジスタンストレーニングを一定期間実施することで，骨格筋は肥大し，筋力の増強が引き起こされる．しかし，トレーニングによって獲得した効果を何もせずに永久に保持することはできない．それまでに実施していたトレーニングを中止（ディトレーニングあるいは脱トレーニング）すると，トレーニングによって向上した筋サイズや筋力は低下し，その期間が長ければトレーニング前の状態に戻る．これは可逆性の原理に基づく当たり前の現象である．

小笠原らは，先行研究をレビューし，ディトレーニングの影響を整理している[26]．トレーニングの経験を有さない対象者では，高負荷レジスタンストレーニングを週に2～3回の頻度で行った際，骨格筋量の1日当たりの増加率は0.16％（週当たりでは1.12％）であった．一方，その後のディトレーニングによる骨格筋

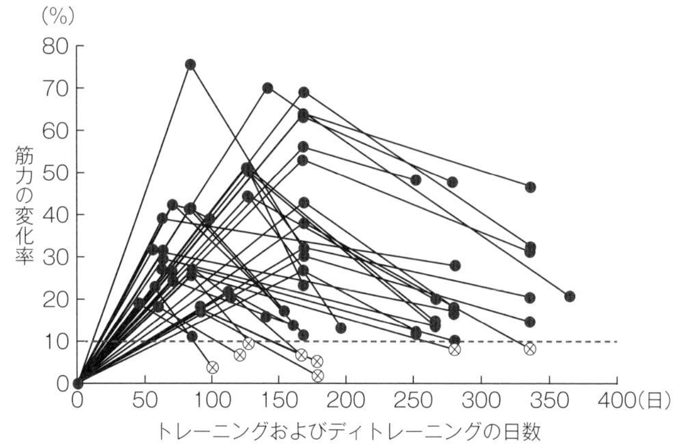

図5-4-1　トレーニングならびにディトレーニングによる筋力の変化
（小笠原ほか，2010[26] より改変）
×印はディトレーニング後の筋力値がトレーニング前の値の10%以下に低下したため，1日当たりの増加率および減少率の計算から除外．

量の1日当たりの減少率は0.09%（週当たりでは0.63%）であった．両者を比較すると，骨格筋量の増加率よりも，その後のディトレーニングによる減少率が明らかに低値である．したがって，レジスタンストレーニングに取り組んで獲得した骨格筋量は，トレーニングを中止してもトレーニングを実施した期間よりも長く保持されると解釈できる．なお，筋線維のタイプ別に見ると，ディトレーニングによる影響は速筋線維で顕著であることがわかっている．ディトレーニング初期に生じる速筋線維の急速な萎縮には，骨格筋の成長を抑制するマイオスタチン発現量の増加が関与していると推測される．マイオスタチンの発現はディトレーニングの直後に増加することが知られている[27]．

図5-4-1にトレーニングならびにディトレーニングによる最大筋力の変化を示した．最大筋力は，2〜3カ月のレジスタンストレーニングによって20〜80%増加し，トレーニング期間が長いほど，筋力増強の程度が大きい傾向が見て取れる．一方，ディトレーニングによる最大筋力の低下を見ると，著しいものから緩やかなものまで幅広く存在している．小笠原らは，ディトレーニング後の筋力値がトレーニング前の値の10%以下に低下した研究を除外して，トレーニングおよびディトレーニングの影響を検討した．その結果，最大筋力の1日当たりの増加率は0.40%（週当たりでは2.80%），ディトレーニングによる減少率は0.22%（週

当たりでは1.54％）という値が得られた[26]．なお，この計算に用いた報告のトレーニング期間およびディトレーニング期間はおよそ3カ月と同程度であった．したがって，ディトレーニング期における最大筋力の低下率は，骨格筋量と同様にトレーニングによる増加率よりも小さいことがわかる．なお，最大筋力に対するディトレーニングの影響も，骨格筋量と同様にディトレーニングの初期に著しいと考えられる．実際に，先行研究をディトレーニング期間60日で区切り，短期間と長期間のディトレーニングによる筋力低下率を比較してみると，前者では1日当たりの低下率が0.34％（トレーニングによる増加率は0.39％），後者では1日当たりの低下率が0.18％（トレーニングによる増加率は0.40％）となる[26]．ディトレーニングによる最大筋力の低下は，初期に著しく，徐々にゆるやかになると推察される．

前述の通り，レジスタンストレーニングによる筋力増強には，骨格筋量の増加（筋肥大）と神経系の適応という2つの要因が関与している．したがって，ディトレーニングによる筋力低下においても，この両者，あるいはどちらか一方が強く関与しているものと考えられる．先行研究を勘案すると，特にディトレーニング初期の筋力低下は神経系の影響を強く受けていると考えられる．一方，ディトレーニング期間が比較的長期であっても，トレーニングで獲得した筋力レベルが低下せず，ある程度維持されているケースもある．例えば，レジスタンストレーニングを十分に実施した経験がある者では，トレーニングを全く行わない期間があっても，予想以上の重量を挙上できたというケースはよくある．レジスタンストレーニングによる神経系の適応は比較的長期間保持されるのかもしれない．

2）高齢者におけるディトレーニング

山田は，高齢者におけるレジスタンストレーニングとその後のディトレーニングによる骨格筋量ならびに筋力の変化をまとめている[28]．図5-4-2に12週間のトレーニングおよび24週間のディトレーニングによる両指標の推移を示した．骨格筋量はトレーニングによって約3％増加した後，トレーニング終了12週間後までは概ね維持されているが，終了から24週間後には約1％にまで低下する．一方，筋力はトレーニングによって10～15％改善した後，終了12週後には5～10％に，終了24週後には0～5％にまで低下する．レジスタンストレーニングによって獲得した骨格筋量と筋力の消失のタイムコースは若干異なるが，両者ともトレーニング終了12週までは，ある程度保持されているといえる．

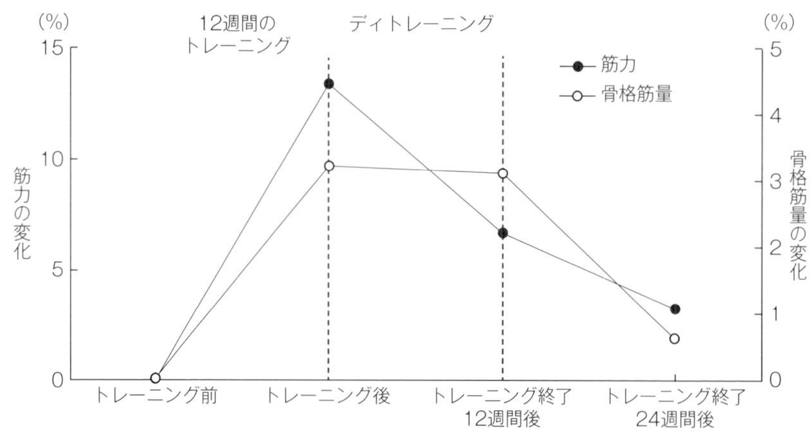

図5-4-2　高齢者におけるトレーニングおよびディトレーニングの影響
（山田，2017[28] より改変）

高齢者を対象とした運動教室等は通常，3～6カ月の期間で設定されている．このような形式での運動プログラム提供によって一定のトレーニング効果が得られると考えられるが，ディトレーニングに対する対策はあまり考慮されていない．高齢者が継続的にプログラムに取り組めるしくみが必要である．

3）レジスタンストレーニングの継続の重要性

多くの場合，高齢者におけるレジスタンストレーニングの目的は身体機能の保持や健康増進，ひいてはQOLの維持といえる（骨格筋量と筋機能の維持，つまりフレイルやサルコペニアの予防が健康寿命の延伸につながる）．このような視点で考えると，12週間程度の短期的なレジスタンストレーニングに取り組み，一時的にトレーニング効果を獲得するだけでは不十分である．高齢者にレジスタンストレーニングを提供するうえで，特に意識しなければならないのは継続性である．多くの高齢者が長期間継続して実施できる形式のトレーニングの開発，普及が求められる．著者が関わっているプロジェクトでは，地域在住高齢者が継続してレジスタンストレーニングを含む運動を実施できるようにさまざまな工夫を行っているので，3つの例を紹介したい．

1つ目は，研究機関によるトレーニング介入後のサークル化である．介入参加者が中心となりトレーニングサークルを設立し，介入実施地域において月に2回の頻度でトレーニングプログラムを継続的に実施している．16週間の短期介入が終了して6年後の測定を実施したが，介入による効果がある程度保持されているという結果を得ている（Watanabeほか，投稿準備中）．低頻度であっても，日常生活よりもやや強い刺激を骨格筋に課すことでディトレーニングによる影響を多少緩和できるものと考えている．高齢者向けの運動教室は3～6カ月を1クールとして実施されることが多いが，終了後に低頻度であっても何らかの方法により接点を持つことで効果の保持につながる可能性がある．

2つ目は自己管理の度合いを高めた介入である．これは京都府亀岡市での取り組みであるが，健康行動に関連した情報を提供し，参加者に行動変容を促すことで，効果量は小さいものの有意なトレーニング効果を引き出すことができている[29, 30]．詳細は，次の6章で述べるが，日誌などを活用して対象者とつながりを保つことでプログラムの継続的な実施をサポートできると考えられる．

3つ目はレクリエーションにトレーニングの要素を取り入れたプログラム（スポレクプログラム）である．これは公益財団法人日本レクリエーション協会が開発し，平成29（2017）年度に効果検証を行ったものである．宮城県，千葉県，愛知県，福井県，愛媛県の全国5カ所で12週間のプログラムを介入し，その効果を検証した．分析の結果，介入群で2ステップ値（最大2歩幅を身長で除した値）の有意な改善が認められたが，対照群では低下の傾向が観察された[31]．その他，心理指標や認知機能においてもポジティブな結果が観察された．このようにトレーニングの敷居を下げて，多くの人々に普及可能なスタイルにアレンジすることは重要なことと考える．特にプログラムの「楽しさ」は，参加者の継続的な実施に大きく影響する要因である．ただし，「楽しさ」を追求するあまり，レジスタンストレーニングのエッセンスが希薄になると効果が期待できないプログラムになってしまうことに注意したい．効果を引き出すためにはトレーニングの原理や原則に則ったプログラムを作成する必要がある．あわせて，トレーニングの刺激を対象者の筋に的確に届ける運動指導が重要な条件となる．

【文 献】

1）Borst SE: Interventions for sarcopenia and muscle weakness in older people. Age Ageing, 33: 548－555, 2004.

2）Peterson MD, Rhea MR, Sen A et al.: Resistance exercise for muscular strength in older adults: a meta-analysis. Ageing Res Rev, 9: 226－237, 2010.

3）Peterson MD, Sen A, Gordon PM: Influence of resistance exercise on lean body mass in aging adults: a meta-analysis. Medicine Sci Sports Exerc, 43: 249－258, 2011.

4）勝田茂編著，和田正信，松永智著：入門運動生理学 第4版．杏林書院，2015．

5）Nardone A, Romanò C, Schieppati M: Selective recruitment of high-threshold human motor units during voluntary isotonic lengthening of active muscles. J Physiol, 409: 451－471, 1989.

6）Fleck FS, Kraemer WJ: Designing Resistance Training Programs 2nd ed. Human Kinetics, 1987.

7）Sooneste H, Tanimoto M, Kakigi R, et al.: Effects of training volume on strength and hypertrophy in young men. J Strength Cond Res, 27: 8－13, 2013.

8）Krieger JW: Single vs. multiple sets of resistance exercise for muscle hypertrophy: a meta-analysis. J Strength Cond Res, 24: 1150－1159, 2010.

9）Burd NA, Holwerda AM, Selby KC et al.: Resistance exercise volume affects myofibrillar protein synthesis and anabolic signalling molecule phosphorylation in young men. J Physiol, 588: 3119－3130, 2010.

10）Ogasawara R, Arihara Y, Takegaki J et al.: Relationship between exercise volume and muscle protein synthesis in a rat model of resistance exercise. J Appl Physiol, 123: 710－716, 2017.

11）Kraemer WJ, Marchitelli L, Gordon SE et al.: Hormonal and growth factor responses to heavy resistance exercise protocols. J Appl Physiol, 69: 1442－1450, 1990.

12）Schoenfeld BJ, Pope ZK, Benik FM et al.: Longer interset rest periods enhance muscle strength and hypertrophy in resistance－trained men. J Strength Cond Res, 30: 1805－1812, 2016.

13）McKendry J, Pérez－López A, McLeod M et al.: Short inter－set rest blunts resistance exercise-induced increases in myofibrillar protein synthesis and intracellular signalling in young males. Exp Physiol, 101: 866－882, 2016.

14）Grgic J, Schoenfeld BJ, Davies TB et al.: Effect of resistance training frequency on gains in muscular strength: A systematic review and meta－analysis. Sports Med, 48: 1207－1220, 2018.

15）Saric J, Lisica D, Orlic I et al.: Resistance training frequencies of 3 and 6 times per week produce similar muscular adaptations in resistance－trained men. J Strength

Cond Res, 33 Supple 1: S122－S129, 2019.

16) Takegaki J Ogasawara R, Kotani T et al.: Influence of shortened recovery between resistance exercise sessions on muscle-hypertrophic effect in rat skeletal muscle. Physiol Rep, 7: e14155, 2019.

17) Takegaki J, Ogasawara R, Kouzaki K et al.: The distribution of eukaryotic initiation factor 4E after bouts of resistance exercise is altered by shortening of recovery periods. J Physiol Sci, 70: 54, 2020.

18) Klitgaard H, Mantoni M, Schiaffino S et al.: Function, morphology and protein expression of ageing skeletal muscle: a cross-sectional study of elderly men with different training backgrounds. Acta Physiol Scand, 140: 41－54, 1990.

19) Frontera WR, Meredith CN, O'Reilly KP et al.: Strength conditioning in older men: skeletal muscle hypertrophy and improved function. J Appl Physiol, 64: 1038－1044, 1988.

20) Fiatarone MA, Marks EC, Ryan ND et al.: High-intensity strength training in nonagenarians. Effects on skeletal muscle. JAMA, 263: 3029－3034, 1990.

21) Churchward-Venne TA, Tieland M, Verdijk LB et al.: There are no nonresponders to resistance-type exercise training in older men and women. J Am Med Dir Assoc, 16: 400－411, 2015.

22) 日本サルコペニア・フレイル学会：サルコペニア診療ガイドライン 2017年版. 2017.

23) Piercy KL, Troiano RP, Ballard RM et al.: The physical activity guidelines for Americans. JAMA, 320: 2020－2028, 2018.

24) Kamada M, Shiroma EJ, Buring JE et al.: Strength training and all-cause, cardiovascular disease, and cancer mortality in older women: a cohort study. J Am Heart Assoc, 6: e007677, 2017.

25) Stamatakis E, Lee IM, Bennie J et al.: Does strength-promoting exercise confer unique health benefits? A pooled analysis of data on 11 population cohorts with all-cause, cancer, and cardiovascular mortality endpoints. Am J Epidemiol, 187: 1102－1112, 2018.

26) 小笠原理紀, 安部孝：筋力トレーニングにおけるディトレーニングとリトレーニングの効果. Strength & Conditioning Journal, 17：2－9, 2010.

27) Jespersen JG, Nedergaard A, Andersen LL et al.: Myostatin expression during human muscle hypertrophy and subsequent atrophy: increased myostatin with detraining. Scand J Med Sci Sports, 21: 215－223, 2009.

28) 山田実：イラストでわかる高齢者の生活機能向上支援－地域ケアでの実践と手法の活用－. pp104－105, 文光堂, 2017.

29) Watanabe Y, Yamada Y, Yoshida T et al.: Comprehensive geriatric intervention program with and without weekly class-style exercise: research protocol of a cluster

randomized controlled trial in Kyoto-Kameoka Study. Clin Interv Aging, 13: 1019-1033, 2018.
30）Watanabe Y, Yamada Y, Yokoyama K et al.: Comprehensive geriatric intervention in community-dwelling older adults: a cluster-randomized controlled trial. J Cachexia Sarcopenia Muscle, 11: 26-37, 2020.
31）日本レクリエーション協会：平成29年度スポーツ医・科学等を活用した健康増進プロジェクト（スポーツ・レクリエーション活動を通じた健康寿命延伸事業）報告書，2018．

6章 からだにやさしいトレーニング

日本人の平均寿命は男女とも80歳を超えている．このような超高齢長寿社会において，自立した生活を送ることのできる期間を延ばすことは重要な課題である．これまでに述べてきたように，要介護状態に至る主要な要因の1つは運動器の問題である．したがって，骨格筋，骨，関節の状態を良好に保つことが健康寿命の延伸に直結する．

2章で述べたように，サルコペニアの予防や改善には，速筋線維を十分に刺激することが肝要と思われる．また，5章で示した通り，身体活動の基盤となる骨格筋量を増加させるために最も効果的な処方はレジスタンストレーニングである．筋肥大・筋力増強といった効果そのものに着目した場合，高負荷レジスタンストレーニングの有効性に疑う余地はない．しかしながら，安全性や実行可能性の視点で考えると高負荷レジスタンストレーニングはポピュレーションアプローチとしての運用にそぐわない．本章では，通常の高負荷レジスタンストレーニングのリスクや問題点を述べるとともに，低負荷レジスタンストレーニングの可能性について実用例を踏まえて概説する．身体への負担を軽減しつつ，十分なトレーニング効果が期待できるプログラムを提示したい．

1．高負荷レジスタンストレーニングが抱える問題点

1）運動器へのリスク

レジスタンストレーニングで筋肥大や筋力増強を目指す場合，比較的高負荷を用いることが一般的であるが，高負荷レジスタンストレーニングは適切な管理のもとで行われる限り，その他のエクササイズやレクリエーション活動と比べて，傷害発生率も低いとされている．

Pollockらは，普段運動をしていない70歳から79歳の高齢者をレジスタンストレーニング群，有酸素トレーニング群，対照群に分け，26週間（週に3回）のプログラムを行わせ，傷害の状況を比較した[1)]．レジスタンストレーニング群はマシンを使った10種目（チェストプレス，レッグエクステンション，レッグカール

他）を各1セット（10～12回）行った．有酸素トレーニング群はトレッドミルを用いたウォーキングやジョギング（最大心拍数の40～85％）を30～45分間行った．なお，この研究では，トレーニングを中止した，あるいは1週間の大幅なプログラム改変を要した場合を傷害があったとみなしている．検証の結果，1RM測定の際に57名の対象者のうち11名で傷害が発生した（19.3％）．このうち5名はレッグエクステンションにおける膝の傷害，5名はチェストプレスにおける肩や腕の傷害，残りの1名はチェストプレスにおける背中の傷害であった[1)]．一方，プログラム実施中の傷害発生率はレジスタンストレーニング群で8.6％，有酸素トレーニング群で42.9％であった[1)]．実際には，レジスタンストレーニングにおける傷害のリスクは有酸素トレーニングよりも明らかに低いといえる．ただし，効果測定のため1RMなど最大筋力を発揮する際には特に注意する必要がある．

Pollockらの報告では，レジスタンストレーニングのリスクはそれほど高くはないが，当然ながらトレーニングの内容（負荷や挙上速度など）に依存して関節や筋，腱にかかる負担が増大し，傷害の発生リスクは高まると記載されている（適切なフォームで実施してもリスクがゼロになるわけではない）[1)]．中でもレジスタンストレーニングが関節の傷害につながる可能性を十分に理解しておくべきである．

関節においては，関節軟骨や椎間板といった組織が重要な役割を担っている．これらの組織は衝撃が加わると変形し，クッション材としてはたらく．なお，両者は血管を持たないため，血液による栄養等の供給がない．したがって，いったん変性が進行してしまうと他の組織で生じるような回復過程は期待できない．無理なトレーニングによって関節がダメージを受けると，それが原因で将来のロコモティブシンドローム等につながる懸念がある．運動器を良好に保つためのトレーニングが，運動器の健康を失うきっかけとなることは避けるべきである．中高齢者では，関節組織の変性が進行しているケースが多いため，特に注意が必要となる．

2）循環器系へのリスク

レジスタンストレーニングには，運動中の血圧の過度の上昇や不整脈の誘発等のリスクが含まれる．運動中の血圧の急激な上昇は虚血性心疾患や大動脈解離といった急性心臓血管系の疾患リスクとなることが指摘されている[2)]．ところが，レジスタンストレーニングが循環器系の問題を引き起こすというエビデンスはほとんどない．ただし，これは心臓血管系リスク因子を厳しくチェックした者を対

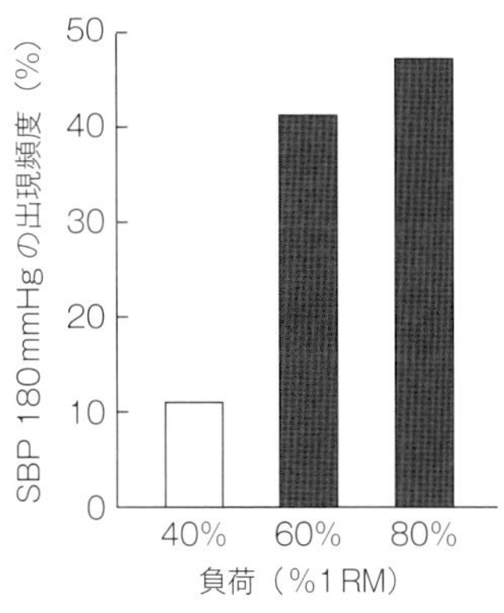

図6-1-1　高齢者におけるレジスタンストレーニングによる血圧上昇
（鰺坂，2001[5] より改変）
SBP：Systolic blood pressure（収縮期血圧）

象者とした報告の集合（リスクが高い者は含まれていない）と解釈するのが妥当であり，高齢者や高血圧の傾向がある人に対してレジスタンストレーニングを処方する際には安全管理の徹底が強く求められる．

レジスタンストレーニング中の血圧の上昇程度は用いる負荷に依存する．ボディビルダーを対象とした研究では，95%1RM負荷でレッグプレスを実施したときの収縮期および拡張期血圧のピーク値の平均は320mmHg/250mmHgであった[3]．なお，65歳から80歳の一般高齢者を対象とした研究では，5RMおよび12RMのレッグプレスにおいて，血圧が223.6mmHg/139.6mmHgまで上昇することが報告されている[4]．高齢者がレジスタンストレーニングを行った際の血圧上昇を調べた研究では，収縮期血圧の上昇は用いる負荷に強く依存しており，40%1RM負荷における血圧上昇は軽度であるが，60%1RM以上の負荷では収縮期血圧180mmHg以上の出現頻度が高くなることが示されている[5]（図6-1-1）．

運動中の血圧上昇の危険値を明確に示す基準はないが，運動負荷試験の中止基準や介護予防マニュアルが参考になる．運動負荷試験では，運動中の高血圧反応（収縮期血圧250mmHg以上and/or拡張期血圧115mmHg以上）を中止基準（相対的基準）としている[6]．一方，厚生労働省による介護予防マニュアルでは，安静時に収縮期血圧180mmHg以上，または拡張期血圧110mmHg以上である場合，運動を実施すべきでないとしている[7]．高齢者や高血圧者がレジスタンストレーニングを行う場合，実施前に血圧を測定して運動が可能かどうか判断することが望ましい．また，レジスタンストレーニング中の血圧上昇を抑えるための注意点は以下の通りである．

(1) 呼　吸

レジスタンストレーニングでは，動作中に息をこらえることで腹腔内圧が上昇し，高重量を挙上することができる（バルサルバ法）が，その際に血圧が大幅に上昇する．バルサルバ法は腹圧を高めて体幹を固定する上級者向けのトレーニングテクニックの1つであるが，高齢者や血圧に問題がある人は安全管理の観点から行うべきではない．高齢者を対象としたレジスタンストレーニングでは，呼吸を止めないように声がけすることや息をこらえなくても反復できる重量を設定することが基本となる．

（2）軽微な負荷で行うトレーニングの活用

トレーニングにおける発揮筋力が低い場合，つまり用いる負荷が小さいと血圧の上昇が低く抑えられる．高負荷レジスタンストレーニングの有効性に疑いの余地はないが，このトレーニング法には安全性への心配や懸念がある．しかし，ただ単にトレーニングの負荷を下げるだけでは，あまり効果が見込めない．トレーニングの負荷を軽減しつつある程度の効果を求めるには，何らかの工夫を加味する必要がある．著者は，後述する筋発揮張力維持スロー法が実践的な低負荷レジスタンストレーニング法の1つであると考えている．

（3）心臓の位置

トレーニングの負荷に加えて，トレーニングにおける姿勢も運動中の血圧上昇に強く関係する．心臓の位置が低くなる姿勢では，静脈還流が増加することで血圧が上昇する．したがって，運動中の血圧の上昇を抑えるには，立位や椅坐位で行うレジスタンストレーニングを採用するのが望ましい．反対に，臥位で行う種目では血圧が上昇しやすい．臥位で行うトレーニングは一見マイルドな印象を受けるが，血圧上昇の観点からは避けるべきと考えられる．

3）汎用性の問題

高負荷レジスタンストレーニングには，上記の安全性に関連した懸念とともに汎用性の問題が残る．通常のレジスタンストレーニングを適切に行うには，専用のトレーニング機材や施設が必要となる．また，安全性を配慮すると多くの場合，指導者によるインストラクションを要する．したがって，フリーウエイトやマシンを使ったトレーニングの形式では，レジスタンストレーニングの効果を幅広い人々へ普及させることは現実的に困難である．そのため，体力レベルや健康状態が異なる幅広い対象への普及を念頭においた場合，身体への負担を軽減しつつ筋機能の向上を図る工夫および特別な器具を必要としない利便性が必須の条件となる．

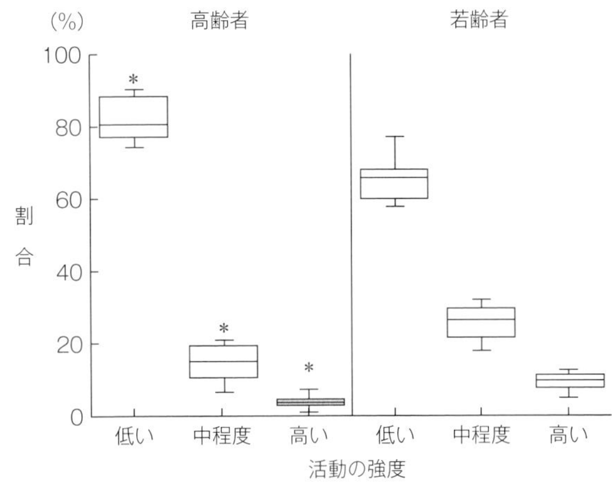

図6−2−1　日常生活における身体活動レベルの割合(Meijer et al., 2001[10]より改変)
若齢者との比較：*P<0.05

2．低負荷レジスタンストレーニングの可能性

通常の方法で行うレジスタンストレーニングによって骨格筋量を増加させ，筋力増強を導くには，用いる負荷が重要な要素とされ，「最大挙上重量（1RM）の70〜80%程度の負荷，最大反復を3セット以上，週2回以上の頻度」という条件が広く推奨されてきた．一方，近年，高負荷を用いることが筋肥大・筋力増強に不可欠な条件ではないことがわかってきている．なお，高齢者，特にフレイル高齢者においては，1RMの40〜50%程度の軽微な負荷で行うレジスタンストレーニングであっても十分な筋力増強，筋機能改善効果を見込めることが知られている[8]．著者らのグループでも，首都圏の自治体が行う健康づくり事業が参加高齢者の筋力に及ぼす効果を検証したところ，チェストプレス（押す力），プル（引く力），スクワット（立ち上がる力）の3種目とも有意な筋力増強効果が認められた[9]．このような結果は，高齢者の日常的な身体活動レベルが若齢者に比べ低く[10]（図6−2−1），特に大きな筋力を発揮するという能力におけるトレーナビリティが高いためだと推察される．ちょっとしたはたらきかけが，高齢者の筋力増強につながるということは，地域における高齢者の運動指導において極めて重要である．

また，高齢者を対象とした高負荷（70〜80%1RM程度）レジスタンストレーニ

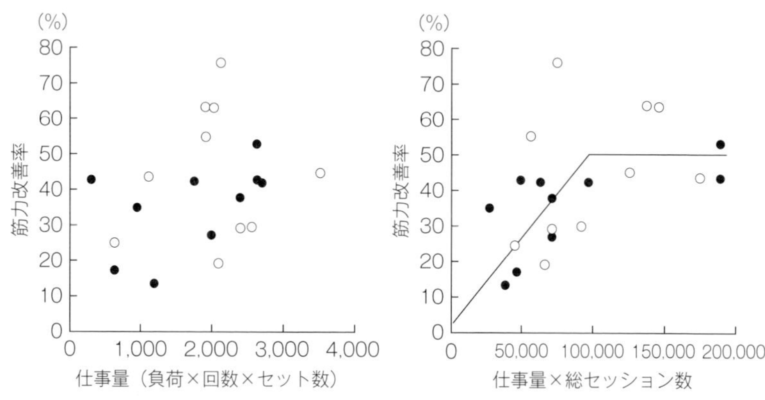

図6-2-2　レジスタンストレーニングの仕事量，総セッション数と筋力増強効果
（左図：Csapo et al., 2016[11]より改変；右図：山田，2016[12]より改変）

ングと低負荷レジスタンストレーニング（40～50%1RM程度）の筋力増強効果をメタ解析したCsapoらの報告では，トレーニング容量の重要性が示されている[11]．つまり，軽微な負荷であっても十分な回数を行うことで，高負荷で行うトレーニングと同程度の効果を期待できるということである．山田は，仕事量および総セッション数に着目し，負荷やトレーニング容量と筋力増強の関係を紹介している[12, 13]．図6-2-2左のように，トレーニングの仕事量（負荷×回数×セット数）が同程度であれば，筋力増強効果に負荷による差はあまりない[11, 13]．また，総セッション数（頻度とトレーニング期間）を考慮すると，仕事量単独よりも筋力増強効果との関連性が強くなることがわかっており，仕事量×総セッション数の値が100,000を超えると改善率がプラトーに達することが示されている[12]（図6-2-2右）．高齢者に広くレジスタンストレーニングを提供する場面では，負荷とともに回数，セット数，頻度，トレーニング期間を勘案し，仕事量×総セッション数が100,000という値を1つの目安にプログラムを作成することが重要といえる．しかしながら，「やみくもに回数をこなす」ことにはやや問題がある．過度な繰り返し動作は関節への負担となり，トレーニングが運動器の状態を悪化させる可能性も考えられる．また，目標の回数をこなすこと自体が目的になってしまうと，トレーニング動作が粗雑になり，本来の効果が見込めない．これはスポーツ選手のトレーニングにおいてもよく見受けられる．レジスタンストレーニ

ングは，筋タンパク質合成を促進する刺激をターゲットの筋に与え，その結果としてトレーニング効果を引き出す運動処方であることを指導者は理解しなければならない．

他方，骨格筋量を増加させる，つまり筋肥大を引き起こすにはさらなる工夫が必要と考えられる．軽微な負荷であってもその他の要因に工夫を加味することで十分なトレーニング効果を引き出す方法で，現在までにエビデンスが提示されているものは，血流制限レジスタンストレーニング，筋発揮張力維持スロー法（スロー法），大容量レジスタンストレーニングである．次にこれらのトレーニング法の概要を解説する．

3．低負荷レジスタンストレーニングのエビデンス

1）血流制限レジスタンストレーニング

血流制限レジスタンストレーニングは，圧力センサを内蔵した専用のベルトで四肢の基部を圧迫して，四肢の筋血流を制限しながら行う特別なトレーニング法である．この方法の基本原理は，筋内の血流を適切に制限した状態でトレーニングを行うと，極めて軽い負荷でも少量のトレーニングによって効果的に筋が肥大するというものである．

Takaradaらは平均年齢60歳の女性を対象に，上腕屈筋群の血流制限レジスタンストレーニング（30〜50%1RM×3セット，週2回，16週間）の効果を検証した[14)]．その結果，上腕屈筋群の筋横断面積と筋力がともに平均で約20%増加し，高負荷で行う通常のトレーニングと同等の効果が示された．同じ30〜50%1RMの負荷で血流制限をしなかった場合には，ほとんど効果が認められなかったことから，得られたトレーニング効果は血流制限によるものと考えられる．

このような大きな筋肥大効果は，普段運動を行っていない高齢女性を対象としたことに由来する可能性がある．そこで，Takaradaらはトレーナビリティがほぼ上限に達しているようなトップアスリートを対象とし，膝伸展筋群の血流制限レジスタンストレーニング（20〜30%1RM×5セット，週2回，8週間）の効果を検証した[15)]．その結果，平均で約10%の筋肥大と約15%の筋力増強が生じた．この研究においても，同負荷で血流制限をしないトレーニングでは，筋肥大，筋力増強ともに確認されなかった．したがって，血流制限レジスタンストレーニングは，対象者の年齢やトレーニング歴に関わらず大きな効果を期待でき，その効果の主

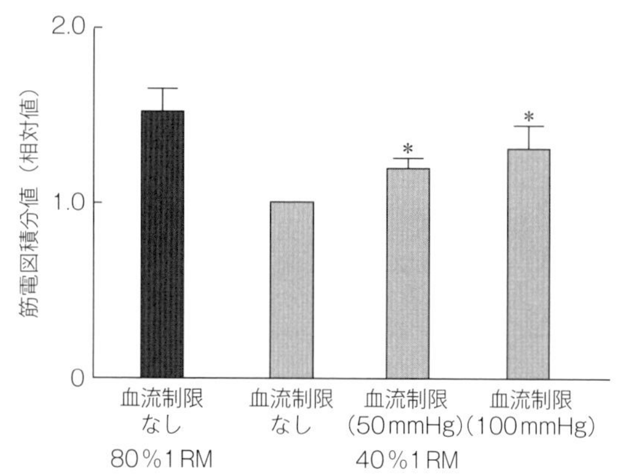

図6-3-1　血流制限による筋活動レベルの変化（Takarada et al., 2000[14] より改変）
血流制限なし（40%1RM）との比較：*P<0.01.

要因は血流制限そのものであることが判明した.

最近では, 血流制限とウォーキングを組み合わせることで筋肥大・筋力増強が生じることが知られている. Ozakiらは, 中高齢女性を対象に下肢の血流制限を伴う中等度のトレッドミルウォーキングプログラム（45% heart rate reserve, 20分, 週4回, 10週間）を介入することで, 大腿部骨格筋量, 膝伸展筋力および膝屈曲筋力が有意に増加することを示した[16]. 観察された筋肥大の程度は, 大腿部の筋体積で3.7%の増加, 大腿中央部の筋横断面積で3.1%の増加であった. 特別なベルトを用いるため汎用性にやや課題はあるが, この方法はサルコペニアが進行した高齢者にとっては有効な方法なのかもしれない.

四肢筋血流を制限した状況でトレーニング動作を継続すると, 活動筋内の筋酸素化レベルの低下, 運動単位動員の増加, 血中乳酸濃度の上昇, 成長ホルモン等の内分泌系の活性化などが生じる. 血流制限レジスタンストレーニング中の主働筋の筋電図を分析すると, 軽微な負荷を用いているにもかかわらず高負荷トレーニングの場合に近い筋活動レベルが観察され, 多くの筋線維が活動していることがわかる[14]（図6-3-1）. 筋肥大や筋力増強を目的とした場合, トレーニングに対する反応性の高い速筋線維を十分に活動させることが求められる. 速筋線維は遅筋線維に比べ, 運動単位のサイズが大きく, その動員閾値も高いという特徴がある（サイズの原理）. そのため, 通常のレジスタンストレーニングで用いる負荷が小さいと, 主に遅筋線維が活動し, 大きな筋肥大, 筋力増強効果を得るに

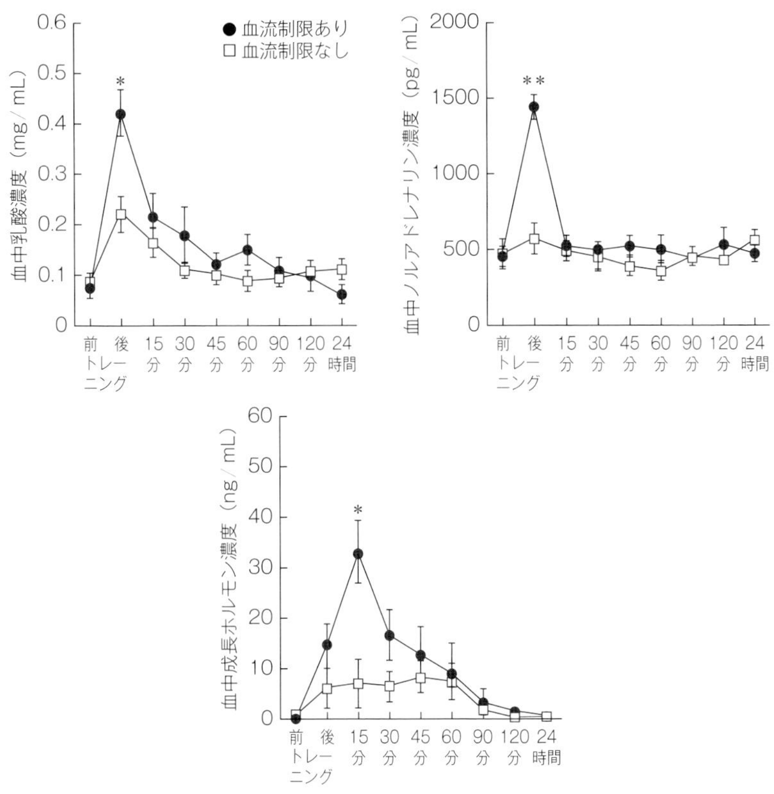

図6-3-2　血流制限レジスタンストレーニングにおける内分泌応答
（Takarada et al., 2000[17] より改変）
左上：血中乳酸濃度，右上：血中ノルアドレナリン濃度，下：血中成長ホルモン濃度．群間比較：*P<0.05，**P<0.01．

は至らない．このような理由から筋肥大，筋力増強のためには，少なくとも65%1RM以上の負荷が必要とされている．また，20%1RMの血流制限レジスタンストレーニング（レッグエクステンション，反復できなくなるまでを5セット，セット間休憩30秒）を実施した際のホルモン応答を検証した研究では，トレーニング直後に血中の乳酸濃度，成長ホルモン濃度，ノルアドレナリン濃度が著しく上昇する結果が得られた[17]（**図6-3-2**）．なお，同負荷で血流制限なしの場合は，このような応答が観察されなかった．単回のエクササイズにより引き起こされるこれらの応答は，血流制限法の長期的な効果として生じる筋肥大に寄与していると考えられている．

血流制限レジスタンストレーニングは負荷が小さいにもかかわらず，多くの筋線維が動員される点でサイズの原理の例外といえる．同様の状況は，通常の筋力発揮においても筋が極度の疲労状態に陥ったときなどに確認される．したがって，血流制限レジスタンストレーニングでは，筋への酸素供給が低下するとともに乳酸などの代謝物のクリアランス（除去）が阻害された結果，発揮筋力を維持するため速筋線維の運動単位を含む多数の運動単位が動員されると推測される．

血流制限レジスタンストレーニング後に筋生検を採取し，詳しく調べた研究では，遅筋線維と速筋線維の両者，または速筋線維の肥大が認められている[18, 19]．すなわち，血流制限レジスタンストレーニングにおいては，軽微な負荷という条件下であっても双方のタイプの筋線維がともに動員されていることが推測される．

2）スロートレーニング

スロートレーニングは，負荷の挙上・下降の動作を低速度で行うトレーニング法の総称である．このようなトレーニングの効果は複数報告されている．例えば，Mukaimotoらは，健康な高齢者を対象とした下肢レジスタンストレーニングの効果を「4秒挙上，6秒下降」と「2秒挙上，2秒下降」の動作速度で比較し，両速度ともに有意な筋力増強が生じることを報告している[20]．本書では，このようなトレーニング法のうちTanimotoらによる「筋発揮張力維持スロー法（Low-intensity resistance exercise with slow movement and tonic force generation）：スロー法」[21]について述べる．

筋発揮張力維持スロー法（以下，スロー法）は，血流制限レジスタンストレーニングのメカニズムを参考に，動作様式を厳密に定義した手法である．血流制限トレーニングでは，前述の通り，専用のベルトで四肢の基部を圧迫し，四肢の筋血流を制限することで，筋酸素化レベルの低下，運動単位動員の増強，血中乳酸濃度の上昇，成長ホルモンなどの内分泌系の活性化といった一連の急性応答が生じることが知られている[14, 17]．単回のエクササイズにより引き起こされるこれらの応答は，血流制限法の長期的な効果として生じる筋肥大に寄与していると考えられている．スロー法は筋収縮に伴う筋内圧の上昇と筋血流の低下を利用し，専用のベルトで血流を制限した場合と同様の筋内環境を，外的な加圧なしでつくりだすという発想で考案された．なお，持続的な筋力発揮に伴う筋血流の低下は20％MVC（Maximal voluntary contraction；最大随意収縮）程度から起き，40～

50%MVC程度で強い血流制限が生じるとされている[22]．この筋力発揮水準は動的なトレーニングにおける約50%1RM負荷に相当する．

スロー法で行うレジスタンストレーニングを介入することで，十分な筋肥大および筋力増強効果が生じることは，若齢者でも高齢者でも確認されている（後述）．十分な効果が期待できる低負荷レジスタンストレーニング法は複数あるが，ポピュレーションアプローチとしての展開を想定すると，著者はスロー法が最も現実的な方法の1つと考えている．したがって，「からだにやさしいトレーニング法」をテーマとした本章では，スロー法に焦点を当てたい．次の項で，スロー法の効果およびメカニズムの詳細，その具体的な応用例について解説する．

3）大容量レジスタンストレーニング

最近の研究では，30%1RM程度，あるいはそれ以下の低負荷であっても，筋が真に疲労困憊に至るまで反復を繰り返すような大容量のトレーニングを行うことで筋肥大がもたらされることが報告されている．Holmらは低負荷（15.5%1RM×36回×10セット）とトレーニング容量をマッチさせた高負荷（70%1RM×8回×10セット）のレッグエクステンションのプロトコルを設定し，若齢男性に週3回の頻度で12週間介入した（片脚は高負荷，反対の脚は低負荷のトレーニングを実施）．その結果，両プロトコルとも有意な筋肥大および筋力増強が生じたが，高負荷でより大きな改善が認められた[23]．一方，Mitchellらは疲労困憊まで反復させるプロトコル（片脚エクササイズ）として30%1RM×3セット，80%1RM×1セット，80%1RM×3セットの3種類を設定し，18名の若齢男性の脚にランダムに割り付け，10週間，週に3回の頻度で介入した[24]．その結果，すべてのプロトコルで大腿四頭筋の体積，遅筋線維および速筋線維のサイズが有意に増加しており，いずれもプロトコル間に有意な群間差は認められなかった（図6-3-3）．筋力においては，1RM，等尺性膝伸展トルクともすべてのプロトコルで有意に増加していたが，1RMの改善は30%1RMに比べ，80%1RM（1セット，3セットともに）で有意に高値であった．

上肢のトレーニング種目でも同様の結果が報告されている．Ogasawaraらは，若齢男性に高負荷（75%1RM）と低負荷（30%1RM）で行うベンチプレスを12週間のディトレーニング期間を挟んで介入し，両負荷で行うレジスタンストレーニングの効果を比較した[25]．なお，両負荷でのトレーニング期間は6週間で，高負荷トレーニングは10回×3セットを週3回，低負荷トレーニングは反復できなく

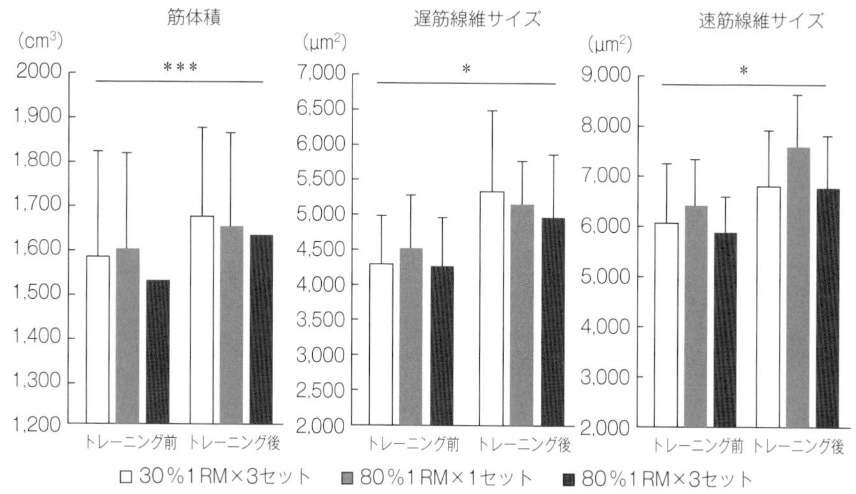

図6−3−3　若齢者における10週間のレジスタンストレーニングによる筋肥大効果（30%1RM×3セット，80%1RM×1セット，80%1RM×3セットの比較）

（Mitchell et al., 2012[24] より改変）

各プロトコルにおける筋体積増加率は30%1RM×3セットで6.8%，80%1RM×1セットで3.2%，80%1RM×3セットで7.2%であった．低負荷でも限界まで反復することで，遅筋線維，速筋線維とも高負荷レジスタンストレーニングと同程度の筋線維肥大が生じている．時間の主効果：$^{*}P<0.05$, $^{***}P<0.001$.

なるまでを4セットで週3回実施した．介入の結果，大胸筋および上腕三頭筋の筋横断面積は両トレーニングとも有意に増加した（高負荷：17.6%および11.9%；低負荷：21.1%および9.8%）．一方，筋力は両トレーニングで有意な上昇が認められたが，ベンチプレスの最大挙上重量，肘伸展トルクともに高負荷で有意に高い改善が観察された．これらの研究は，低強度であってもトレーニング容量を大きく増やすことで十分な筋肥大効果を得られることを意味している．疲労困憊，つまり反復ができなくなるまでトレーニング動作を継続した場合，高負荷でトレーニングを行ったときと同程度の筋肥大効果が得られると推測される．

低負荷大容量トレーニングを高齢者に介入した報告もある．Van Roieらは60歳以上の対象者を，高負荷（80%1RM，10−15回×2セット），低負荷＋（20%1RM，60回×1セットおよび40%1RM，10−20回×1セット），低負荷（20%1RM，80−100回×1セット）の3群に分け，レッグプレスおよびレッグエクステンションを週3回の頻度で12週間介入したところ，すべての群で有意な筋肥大，筋力増強が観察された[26]．なお，筋肥大効果に有意な群間差はないものの，1RMの改善効

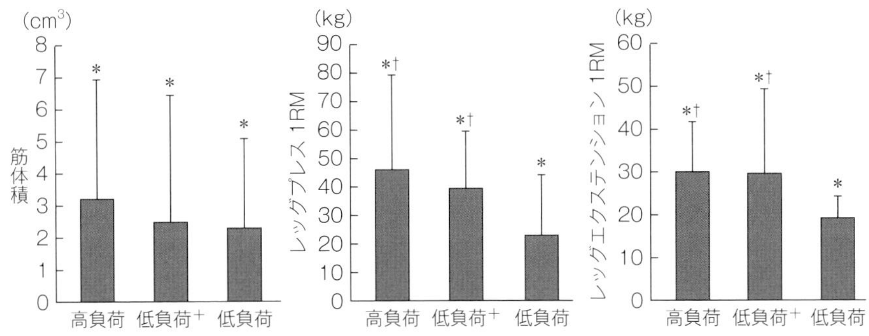

図6-3-4　高齢者における12週間のレジスタンストレーニングによる筋肥大効果（高負荷，低負荷+，低負荷の比較）（Van Roie et al., 2013[26] より作成）

40%1RMで行うセットを加えている低負荷＋では高負荷トレーニングと筋力増強の程度に差がない．少しでも強めの負荷で行うセットを追加することで十分な筋力増強効果を獲得できるのかもしれない．介入前後の比較：*P＜0.05，低負荷との比較：†P＜0.05．

果は高負荷および低負荷+において，低負荷に比べ有意に高値であった（図6-3-4）．

筋肥大のためには力学的ストレスだけでなく，さまざまな要因が関連することは，5章でも述べた通りであるが，低負荷で筋肥大効果を獲得するためには，特に筋中の速筋線維を疲労させることが要諦と考えられる．しかし，こうした低負荷大容量のトレーニングは，高反復回数に伴って中枢性の強い疲労を生じさせるため，主観的に高負荷トレーニングよりも過酷となる．つまり，極めて効率が悪い方法ともいえる．また，特に高齢者に処方する場合，過度な繰り返し動作が運動器の状態を悪化させる可能性もある．十分なトレーニング量を確保してトレーニング効果を引き出すことは重要であるが，高齢者に対する度を超えた容量のトレーニング処方は必ずしも適切とはいえない．

4）その他の低負荷運動プログラム介入

レジスタンストレーニングとは形態がやや異なるが，軽微な負荷で行う運動を活用したプログラムがいくつか報告されている．アンクルウエイト（足首に装着する重錘負荷）を活用する方法がその1つである．Yooらは，女性高齢者を対象に，アンクルウエイト（片足1kg：足首に装着する重錘）を用いた歩行プログラム（45分，週3回）を12週間介入したところ，下肢筋力などの身体機能に明確な改善は検出されないものの，転倒不安が軽減したことを報告している[27]．また，池永らは，特殊な重量ソールによって通常よりも重くなった靴（重量負荷靴：片足200〜600g）を用いた12週間の介入研究を行っている[28]．地域在住高齢者が重量負荷靴を装着して日常生活を送ることで，下肢骨格筋量が有意に増加することが示された．通常の靴で生活する群では，下肢骨格筋量に有意な変化が観察されなかったことから，筋肥大効果は重量負荷靴によるものと判断できる．こうした方法は，日常生活における身体活動に負荷を追加するものであり，生活スタイルを変えずにサルコペニアを予防できる方法といえる．しかしながら，適切な歩行指導がない場合，すり足のような歩行様式に変化が生じる懸念がある．さらに，200g程度の重量であっても動作を繰り返すことで関節へのダメージにもなり得る．高齢者を対象に処方する場合は，注意が必要である．

一方，日常における身体活動そのものが，高齢者にとっては重要な運動刺激になると考えられる．Hortobágyiらは，日常生活動作の遂行に要する相対的な筋力を若齢女性（平均22歳，171cm，70kg）と高齢女性（平均74歳，165cm，73kg）で比較して，高齢者における相対的努力度が明らかに高値であることを示した．例えば，椅子立ち上がり動作では，若齢女性の発揮筋力が最大筋力の42±19%であるのに対し，高齢女性の場合80±34%にも及んでいた[29]．つまり，高齢者では日常の些細な動作が，強めの負荷の活動に相当しているということになる．また，アメリカスポーツ医学会による運動処方の指針では，体力レベル別の相対的な運動強度の分類が提示されている[30]．当然ながら，低体力者においては通常の低負荷エクササイズであっても相対的な負荷は高くなる．これらの情報を勘案すると，高齢者とりわけ80歳以上の場合では，通常の歩行のような身体活動でも一定程度の負荷の運動に当てはまると解釈できる．したがって，特に運動習慣がなく身体活動レベルの低い高齢者においては，歩行というシンプルな活動が下肢骨格筋への負荷となり得る（同時に，高齢者では些細な活動がリスクになり得ることも理解しておく必要がある）．

Yamadaらは，高齢者に対する歩数計を利用したウォーキング介入の効果を報告している．日常の歩数が5,000歩/日以下の高齢者に歩数計を配布し，1カ月当たり10%の歩数増加を促すプログラムを6カ月介入したところ，下肢骨格筋量が有意に増加するとともに歩行の能力が有意に改善した[31]．歩行による刺激が対象者の日常生活よりも高い負荷となれば，過負荷の原理に則って，筋肥大効果や筋機能の改善効果が現れると推測される．つまり，歩数を増やすといった身体活動量へのアプローチによる筋肥大や筋機能の改善は，フレイルやサルコペニアの該当者など低体力者に限定されると考えられる．しかしながら，1章で述べた通り，地域在住高齢者におけるフレイル高齢者の割合は決して少なくはない．このような歩行を利用したプログラムは，ポピュレーションアプローチとして有効と考えられる．なお，ウォーキングなどの運動の継続的な実施を目指すには，歩数計のような何らかのデバイスの活用，日々の活動やトレーニング状況の記録，指導者によるフィードバック（管理）が重要なポイントとなる．Yamadaらは，郵便を活用して運動記録やフィードバックをやり取りすることで，遠隔地から歩行プログラムを多くの高齢者に提供し，運動効果を引き出すことが可能なことを示している[32]．

筆者らの研究グループは，活動量計を用いて地域在住高齢者3,616名の日常の歩数を評価し，フレイルとの関連を検討している[33]．解析の結果，歩数が少ない高齢者ほどフレイルの割合が高くなることが明らかになった．対象者を日常の歩数で四分位に分け，最も歩数が少ない（第1群：1,759±441歩/日）を基準にフレイルの調整済みオッズ比を計算すると，第2群（2,988±345歩）は0.73，第3群（4,377±476歩/日）は0.56，第4群（7,200±1662歩/日）は0.41という値が得られた．なお，1日あたり1,000歩の増加があった場合のフレイルのオッズ比は，日常の歩数が4,000歩未満の者で0.74，4,000歩以上の者で0.85となった．この結果は，1日1,000歩の増加，すなわち10分程度の身体活動の増加によって，フレイルを予防できること，その効果は普段の活動量が低い者で顕著なことを示唆している．日常の活動量が低い高齢者には，歩行プログラムの活用が効果的と考えられる．

また，歩行よりも強度が高い活動を利用するプログラムとして，歩くような速度でゆっくり走る「スロージョギング」があげられる．福岡大学の研究グループは，1分のスロージョギングと1分の歩行によるインターバル式のプログラムを週に180分（スロージョギング90分と歩行90分）行うことで，大腿部骨格筋量が有意に増加することを報告している[34]．ランニングなどに代表される有酸素運動による筋肥大，筋力増強効果は，レジスタンストレーニングと比べ明らかに小さい．しかしながら，ウォーキングやスロージョギングといったプログラムは，トレーニング機材を必要としないため，多様な地域で，大規模に取り組むことが可能であり，現実的な健康支援策として大きな可能性を持っている．ただし，速筋線維への刺激としては十分ではないかもしれない．

さらに近年，骨格筋電気刺激にも注目が集まっており，サルコペニア改善に対する効果が期待されている．重度のサルコペニアなど，レジスタンストレーニングを処方できないケースにおいては，こうした方法の活用が有効かもしれない．今後のエビデンスの蓄積が待たれる．

4．筋発揮張力維持スロー法（スロー法）

ここでは，先に少し触れた筋発揮張力維持スロー法（スロー法）の詳細を説明する．

1）筋発揮張力維持スロー法（スロー法）の動作様式

スロー法では，挙上（コンセントリック筋活動）3秒程度，下降（エキセントリック筋活動）3秒程度で動作する（実験プロトコルは3秒下降，3秒挙上，1秒保持）[21]．また，筋張力が消失する（脱力する）局面をつくらず常に主働筋の緊張を解かないこと，急な加減速（慣性）による筋力発揮低下を起こさないように滑らかに動作することが必要となる．50%1RM程度の負荷を用いて，上記の様式で動作することで，運動中を通じて40～50%MVC（Maximal voluntary contraction）程度の筋張力が維持される．

図6-4-1にスロー法（約50%1RM），高負荷通常法（約80%1RM），低負荷通常法（約50%1RM）のそれぞれでレッグエクステンションを行った際の膝関節角度，膝伸展トルク，外側広筋の筋活動動態を示した．スロー法は他の2つの通常法とは異なる様相を呈しており，滑らかな動作，一定の発揮トルク保持，持続的な筋活動動態が見て取れる．なお，スロー法は動作中，急な加減速をする局面がないため，発揮トルクのピーク値は一般的な高負荷通常法だけでなく，低負荷通常法よりも小さく，関節への負担も少ないと考えられる．したがって，スロー法は整形外科的な傷害のリスクも低いと推測される．

図6-4-2は上記の3つの異なる方法でレッグエクステンションを行った際の外側広筋の筋酸素化レベルの変化である．運動中の外側広筋の筋酸素化レベルはスロー法で最も低値を示しており，筋血流の抑制が最も強く起きていることが示唆される．また，運動後の筋酸素化レベルの上昇程度もスロー法で最も高くなる．

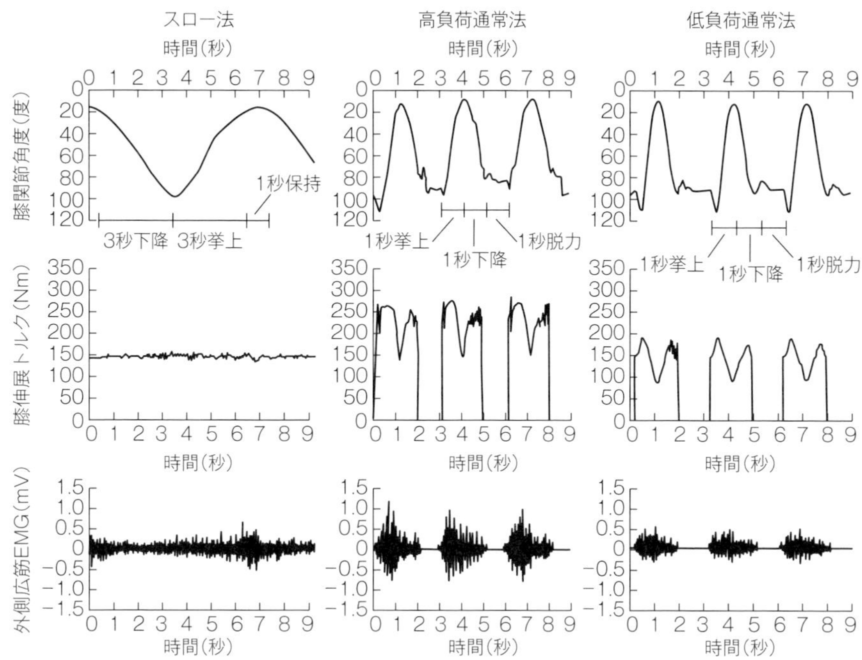

図6-4-1　3つの異なる方法でレッグエクステンションを実施した時の膝関節角度，膝伸展トルク，外側広筋の筋活動の変化 (Tanimoto et al., 2006[21] より改変)

スロー法および低負荷通常法は約50%1RM，高負荷通常法は約80%1RMの負荷で実施．EMG：筋電図

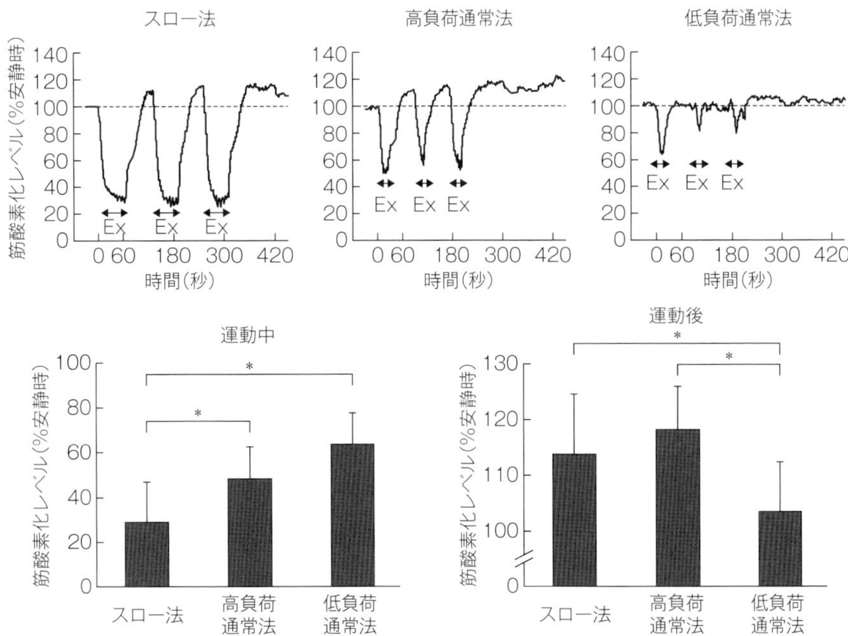

図6-4-2　レッグエクステンション実施に伴う外側広筋の筋酸素化レベル（相対値）の変化
(Tanimoto et al., 2006[21] より改変)

上段：典型例，下段：運動中の最低筋酸素化レベルおよび運動後の最高筋酸素化レベル，Ex：エクササイズの実施．群間の比較：*P<0.05.

2）血中乳酸ならびにホルモン応答

スロー法によって血流制限法に近い筋内環境をつくりだせるとすると，運動直後から30分後にかけて，血中乳酸，アドレナリン，ノルアドレナリン，成長ホルモンなどの濃度上昇が起こると予測される．**図6-4-3**に若齢男性を対象にスロー法（約50%1RM），血流制限法（約30%1RM），高負荷通常法（約80%1RM），アイソメトリック法（40%MVCでスロー法と同様の筋力発揮時間）のそれぞれの方法でレッグエクステンションを3セット行った際の血中乳酸濃度と血中成長ホルモン濃度の変化を示した[35]．アイソメトリック法を除く3つの条件で，同様の乳酸および成長ホルモンの応答が起きている．一方，アイソメトリック法では，筋力発揮中にスロー法の場合と同様の筋血流制限が起こるが，力学的仕事と短縮熱の発生がなく，エネルギー消費が極めて小さいために，これらの変化が小さいものと考えられる．

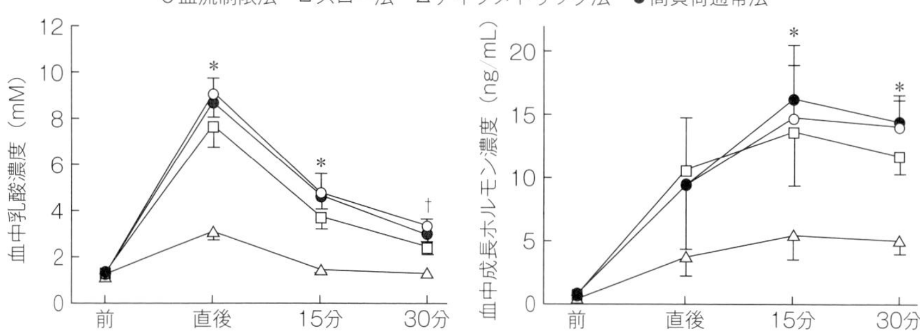

図6-4-3　レッグエクステンション実施に伴う血中乳酸濃度（左）ならびに血中成長ホルモン濃度（右）の変化（Tanimoto et al., 2005[35] より改変）
アイソメトリック法との有意差：*P＜0.05．高負荷通常法，血流制限法とアイソメトリック法の間での有意差：†P＜0.05．

3）トレーニングによる筋肥大・筋力増強効果

Tanimotoらは，若齢男性を対象にスロー法（約50%1RM），高負荷通常法（約80%1RM），低負荷通常法（約50%1RM：総仕事量はスロー法と同様）の長期的効果を比較した[21]．それぞれの方法でレッグエクステンション（3セット）を週3回，12週間実施したところ，スロー法では高負荷通常法と同程度の筋横断面積増加ならびに筋力増強が認められた（図6-4-4）．一方，低負荷通常法では筋横断面積，筋力ともに有意な変化は観察されなかった．したがって，低負荷で筋肥大と筋力増強をもたらすスロー法の効果は動作に特異的であると判断できる．

上述の研究は単関節種目（レッグエクステンション）におけるスロー法の効果を報告しているが，スロー法は専用のトレーニングマシンを用いた多関節種目でも筋肥大および筋力増強に有効であることが示されている．若齢男性を対象にスロー群と高負荷通常群を設定し，全身の5種目（レッグプレス，チェストプレス，ラットプルダウン，アブクランチ，バックエクステンション）を各3セットずつ行うプログラムを週2回，13週間の介入をしたところ，スロー法で高負荷通常法と同様の筋肥大，筋力増強効果が認められた[36]（図6-4-5）．このことから，多関節種目を含む多くのトレーニング種目にスロー法を適応できると考えられる．ただし，単関節種目の方がスロー法により適している．

他方，高齢者を対象としたスロー法の効果検証も行われており，その効果が明らかになっている[37]．著者らのグループでは，極めて軽い負荷（30%1RM）でも，

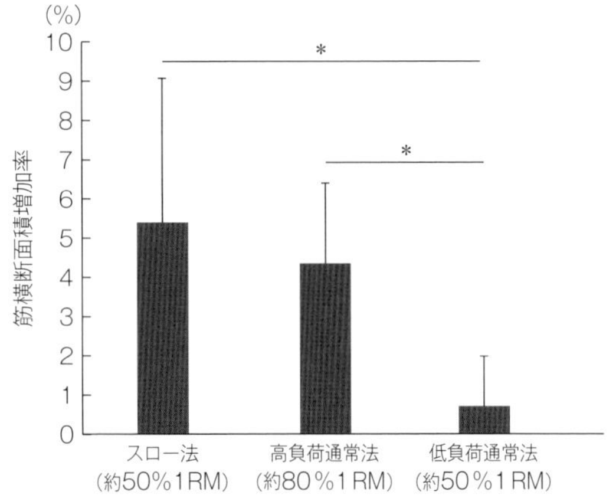

図6-4-4　スロー法を用いたレッグエクステンションによる筋肥大効果
(Tanimoto et al., 2006[21] より改変)

大腿四頭筋の筋横断面積増加率はスロー法で5.4%，高負荷通常法で4.3%，低負荷通常法で0.7%であった．群間の比較：*P<0.05.

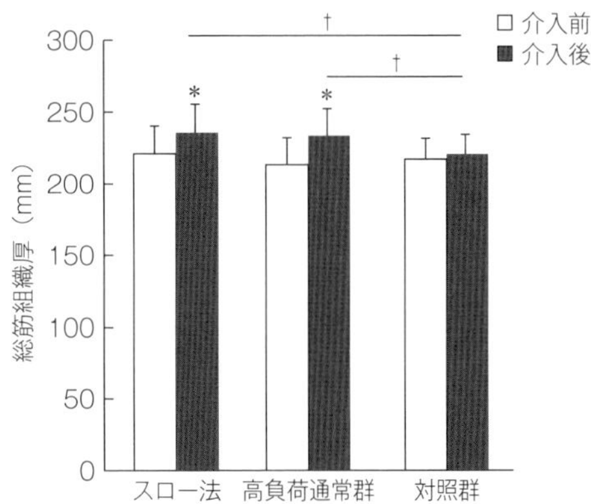

図6-4-5　スロー法を用いた複合関節種目における筋肥大効果
(Tanimoto et al., 2008[36] より改変)

総筋組織厚：上腕前部および後部，胸部，腹部，肩甲骨下部，大腿前部および後部の7カ所の筋組織厚の合計．介入前後の比較：*P<0.05，群間の比較：†P<0.05.

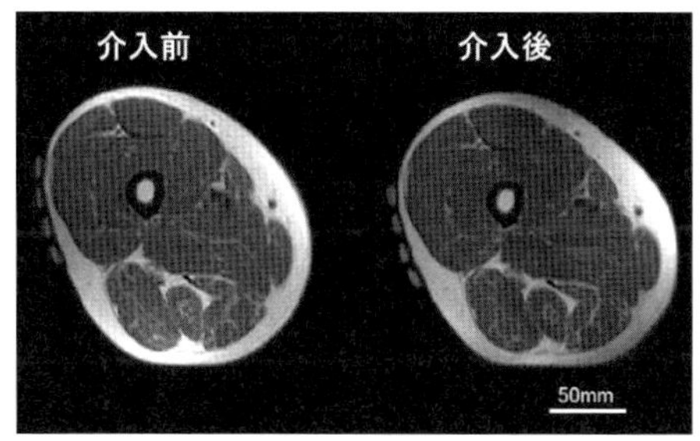

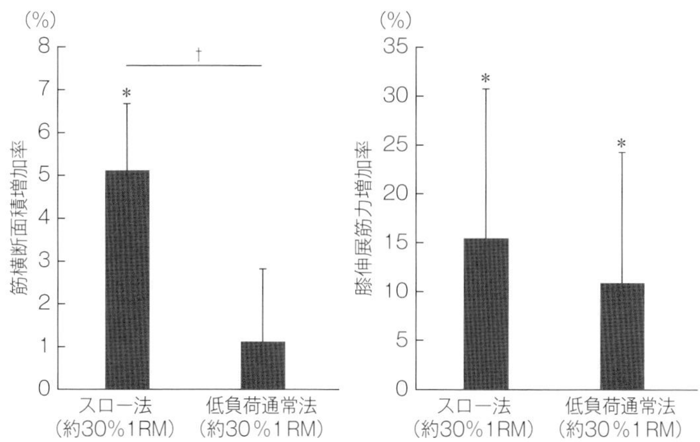

図6-4-6　高齢者を対象としたスロー法の筋肥大・筋力増強効果
(Watanabe et al., 2014[38] より引用・作成)
上段：大腿中央部のMRI横断画像（典型例），下段：膝伸展筋の筋横断面積増加率（左）と等尺性膝伸展トルクの増加率（右）．介入前後の比較：*P<0.05，群間の比較：†P<0.05.

筋肥大・筋力増強が生じることを報告している[38]．高齢者をスロー群および低負荷通常群（30%1 RM：総仕事量はスロー群と同様）の2群に分け，レッグエクステンション（13回×3セット）を週2回，12週間実施したところ，スロー群においてのみ有意な筋横断面積の増加が確認された（図6-4-6）．なお，等尺性随意最大膝伸展トルクは両群ともに有意に増加した．低負荷通常群においても筋力増強が生じているが，このような筋力増強は高齢者ではよくみられ，筋肥大による形態的な変化の影響よりも神経系の改善による影響が大きいと考えられる．その一因として，高齢者の日常的な身体活動レベルは若齢者に比べ低く，特に全力で動作する能力におけるトレーナビリティが高いためだと推察できる．

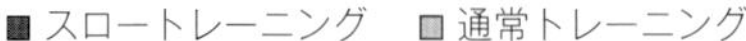

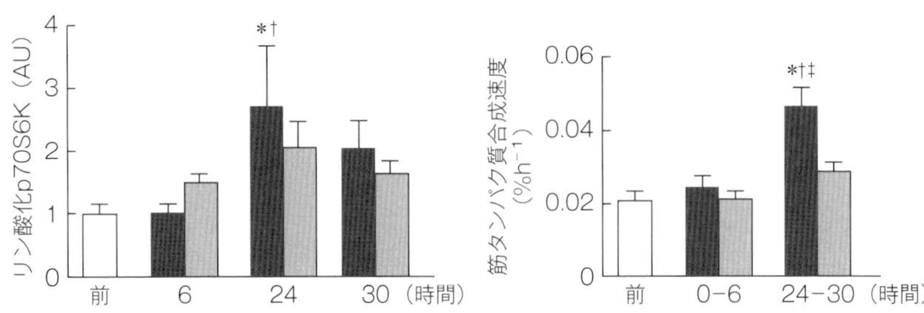

図6−4−7　単回のスロートレーニングがmTORシグナル伝達系および筋タンパク質合成に及ぼす効果（Burd et al., 2012[39] より改変）

スロートレーニング：30%1RM，6秒挙上・6秒降下，疲労困憊まで．通常トレーニング：スローと同負荷，同回数，1秒挙上・1秒降下．運動前後で経時的にバイオプシーを採取し，予め投与した13C−フェニルアラニンの筋タンパク質画分への取り込みからタンパク質合成速度を算出した．運動前との比較：*$p<0.05$，同時間ポイントでの通常トレーニングとの比較：†$p<0.05$，他時間ポイントでのスロートレーニングとの比較：‡$p<0.05$．スロートレーニング後には，p70S6Kのリン酸化ならびに筋タンパク質合成の上昇が起こる．

4）スロー法が筋肥大をもたらすメカニズム

スロー法が低負荷を用いながらも筋肥大をもたらすメカニズムは完全に解明されていないが，特殊な動作様式によって引き起こされる一連の生理応答が重要な役割を果たしていると推察される．前述の通り，スロー法では運動中の持続的な筋張力発揮により筋血流が低下し，主働筋の筋酸素化レベルが著しく低下する（図6−4−2）．筋が低酸素環境にさらされると，筋力発揮のために速筋線維が動員され，乳酸などの代謝産物が局所的に蓄積し，これが間脳の視床下部を刺激して成長ホルモンなどの分泌を活性化させる（図6−4−3）．また，運動が終わると，筋内は再還流によって低酸素環境から一転高酸素環境となり，活性酸素種（Reactive Oxygen Species：ROS）が生成される．ROSは筋に微細な損傷をもたらす一方，筋サテライト細胞などを刺激して筋線維の増殖や肥大，血管の新生などを引き起こすと考えられている．

一方，Burdらは，若齢男性がスロー法と類似したプロトコル（30%1RM，6秒挙上，6秒下降）を実施することで，mTORシグナル伝達系の活性化と筋タンパク質合成の増加が効果的に起こることを示している[39]（図6−4−7）．その要因として，低負荷でも総筋力発揮時間を増やすことで速筋線維を含むより多くの筋線維が動員されることを指摘している．著者らの研究では，Burdらの仮説を支持する結果が得られている．高齢者を対象に，30%1RM負荷でレッグエクステ

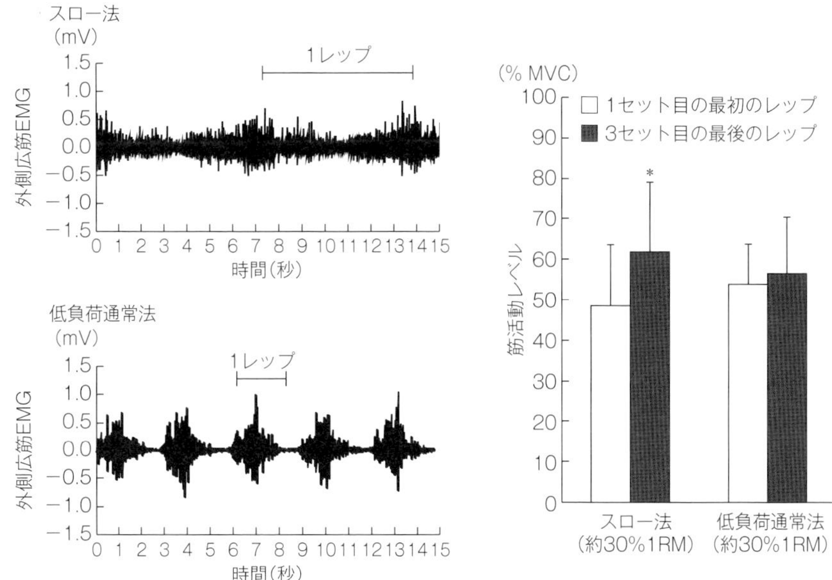

図6-4-8　スロー法と通常法によるレッグエクステンション実施時のEMG典型例（左）と筋活動レベルの比較（右）（Watanabe et al., 2014[38] より改変）

筋放電量は得られたEMGの1レップごとの平均振幅をRMS（Root Mean Square）で評価し，膝関節角度60°での5秒間の最大随意収縮（MVC）に対する百分率で表した．EMG：筋電図．最初のレップと最後のレップの比較：$^{*}p<0.05$.

ンションを行った際の血中乳酸濃度の変化をスロー法と低負荷通常法で比較すると，血中乳酸濃度の増加はスロー法で有意に高値を示している．さらに，エクササイズ中の主働筋の筋活動レベルの変化を見ると，スロー法では1セット目の最初のレップに対して3セット目の最終レップでの有意な増加が観察された[38]（図6-4-8）．以上のことから，スロー法では単回のエクササイズにおいて，速筋線維を含むより多くの筋線維が動員されており，それに伴う筋タンパク質合成の増加が長期的な効果として筋肥大をもたらしたと解釈できる．

5）循環器系への影響

血流制限法やスロー法は，筋内の循環抵抗を一時的に増加させるため，運動中の血圧上昇をもたらすことが懸念される．しかし，スロー法を用いた運動中の血圧を測定してみると，筋肥大・筋力増強効果を得るために一般的に処方される高負荷通常法と比較して，収縮期血圧の上昇は明らかに低いことが分かった[21]．

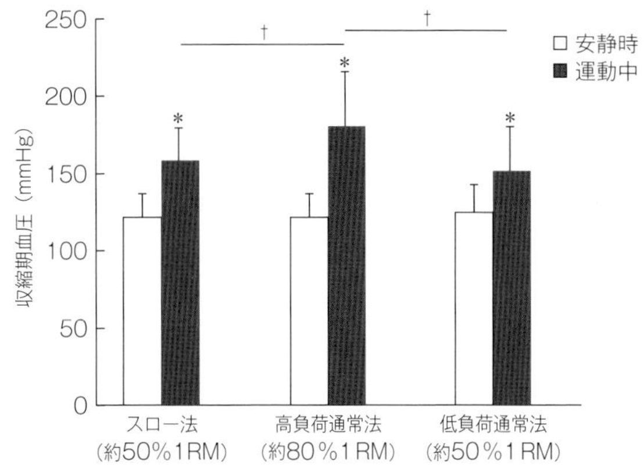

図6-4-9　高齢者のレッグエクステンション実施に伴う収縮期血圧の変化
（渡邊，谷本，石井，未発表データ）
このグラフは健康な高齢者を対象とした結果である．高血圧の高齢者やサルコペニア高齢者がスロー法を行った場合の血圧応答を報告した研究はなく，今後の研究が待たれる．
安静時との比較：*$p<0.05$，群間の比較：†$p<0.05$.

なお，この傾向は健康な高齢者においても当てはまる（図6-4-9）．したがって，高負荷で行う通常のレジスタンストレーニングによる血圧上昇は，体幹周辺筋群の収縮に伴う胸部内圧の上昇や，筋の強いポンプ作用によるものであると考えられる．高負荷通常法と比べ血圧の大幅な上昇が生じないスロー法は，幅広い対象者に適応可能な処方の1つとして期待される．

一方，スロー法を用いた下肢筋力トレーニングが循環系に及ぼす長期効果として，安静時の下肢筋血流の増加が認められている[40)]．このことはスロー法が末梢循環の改善に効果的であることを示唆している．また，高負荷で行うレジスタンストレーニングによって引き起こされるとされる動脈コンプライアンスの低下も生じないようである．

6）筋活動パターンへの影響

動作中にあえて筋張力を維持したまま行うスロー法は，骨格筋量を増やすという点では非常に効果的である一方，ダイナミックな動作における動作効率を向上させる効果はあまり期待できない．下肢筋のトレーニングをスロー法で13週間行い，その前後で自転車ペダリング動作時の外側広筋の筋活動動態を評価した研究では，トレーニング後に筋放電のパターンが緊張的（tonic）になり，ペダリン

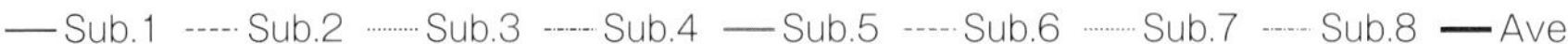

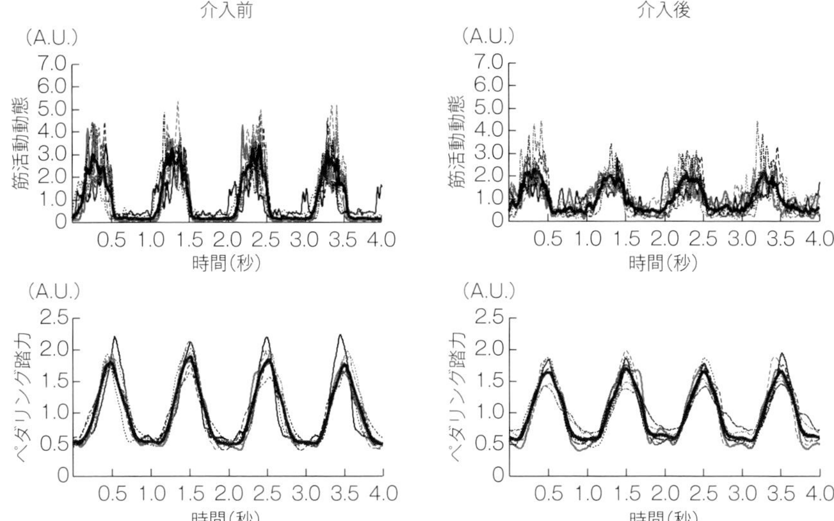

図6−4−10　スロー法による介入が自転車ペダリング中の筋活活動動態（外側広筋）に及ぼす影響（Tanimoto et al., 2009[41] より改変）

介入前（左）の尖った形状の波形が介入後（右）丸みのある形状に変化した．また，介入後（右）遊脚期に脱力できていない様子が観察される．A.U.：Arbitrary unit（任意単位）．

グトルクも平坦になる傾向が確認された[41]（図6−4−10）．この結果は，スロー法を用いたトレーニングを続けることで，別種の動作における筋活動様式も，よりtonicになる可能性を示している．高齢者に対して，スロー法のみで構成されるプログラムを介入しても，階段の上り下りなどの日常的な活動の動作効率改善にはつながらないと考えられる．したがって，スロー法はあくまでも筋機能改善の基礎的ステップとしてとらえ，動作改善につながる他の方法と組み合わせて行うのが理想的である．

7）高齢者を対象とした健康支援の現場への応用

幅広く運動による健康支援を展開するには，安全性や効果に加えて，汎用性が必須の条件となる．しかし，ここまで述べてきたスロー法の効果はいずれも専用のトレーニングマシンを用いたマンツーマン指導による介入の結果であり，大規模な展開は現実的に難しい．したがって，スロー法をスクワットなどの自体重エ

①スクワット
主な主働筋
・大腿四頭筋
・大殿筋

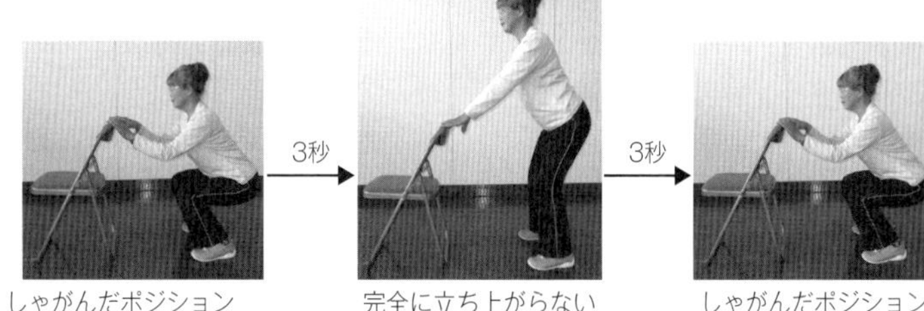

しゃがんだポジション
からスタート
※足は肩幅程度のスタンス

完全に立ち上がらない

しゃがんだポジション
で1秒キープ

②スプリット
　スクワット
主な主働筋
・大腿四頭筋
・大殿筋

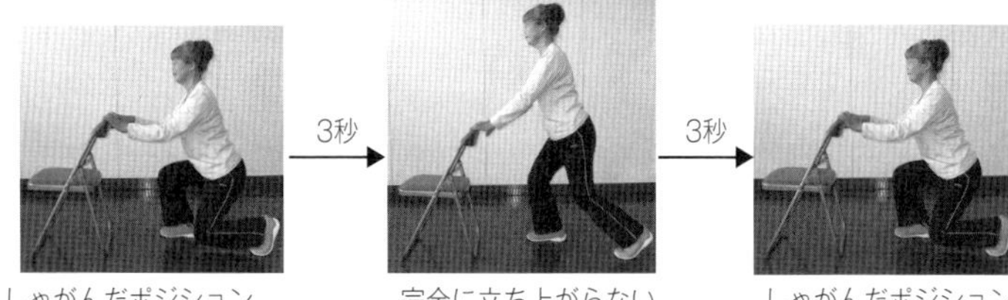

しゃがんだポジション
からスタート
前の脚に少し体重をかける

完全に立ち上がらない

しゃがんだポジション
で1秒キープ

③プッシュアップ
主な主働筋
・大胸筋
・上腕三頭筋

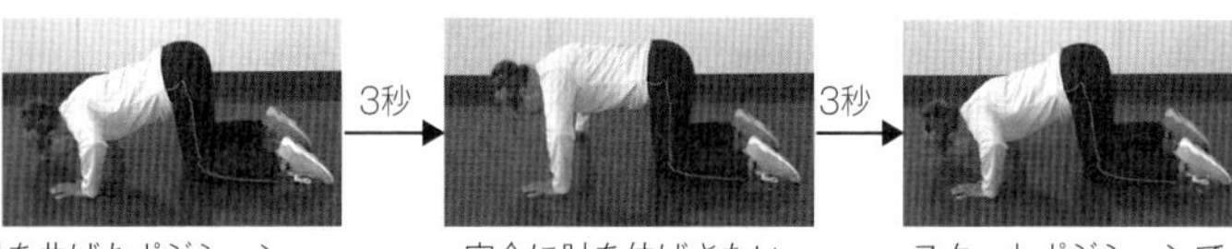

肘を曲げたポジション
からスタート
※手幅は肩幅の約1.5倍が目安
　手と手の間に胸を落とす

完全に肘を伸ばさない

スタートポジションで
1秒キープ

図6−4−11　自体重レジスタンストレーニングプログラム
（Watanabe et al., 2015[42] より作成）

介入研究では，スプリットスクワットは左右5〜10回，その他の種目は10〜15回実施した．スクワットおよびスプリットスクワットは椅子等に手を置くことでより安全に行える．また，椅子に置いた手に体重をかけることで負荷を調節できる．プッシュアップは膝の位置で，バックエクステンションは手の位置（膝<胸<頭）で，ニートゥチェストは膝の角度で負荷を調節できる．

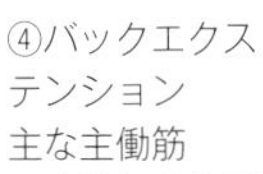

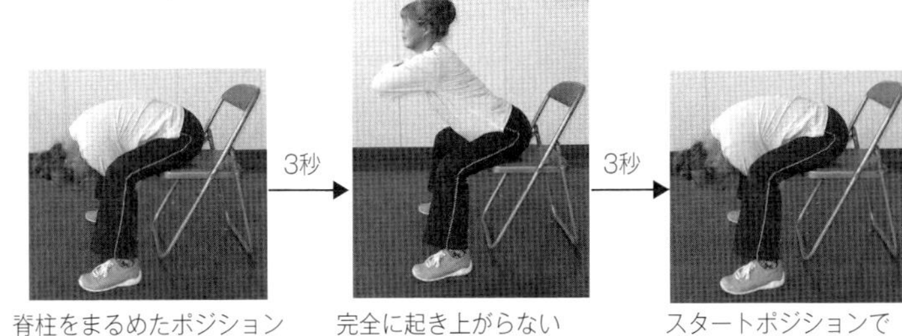
3秒
3秒
脊柱をまるめたポジション
からスタート
完全に起き上がらない
※動作は脊柱の伸展と屈曲
スタートポジションで
1秒キープ
力が抜けないように注意

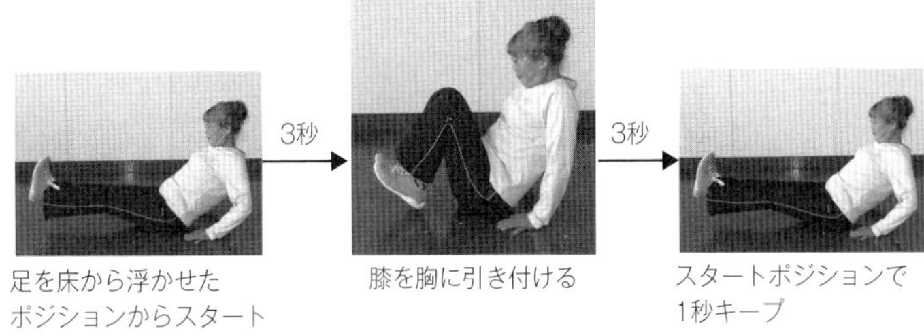

図6-4-11　続き

クササイズに応用したプログラムを作成し，集団指導や自己管理型といった形式で提供することで，多くの人々にレジスタンストレーニングを普及させることが可能となる．著者らのグループは，フレイルやサルコペニアの予防，改善のために自体重を利用するエクササイズ5種目（スクワット，スプリットスクワット，プッシュアップ，バックエクステンション，ニートゥチェスト）をピックアップし，トレーニングプログラムを作成した．これらは下肢や体幹の種目に上肢の種目を加えた構成になっている[42]（図6-4-11）．

この5種目のエクササイズを，高齢者がスロー法（3秒挙上，3秒下降，1秒保持）と通常法（1秒下降，1秒挙上，1秒休息）の2種の動作様式で行った際の主働筋の筋活動動態を比較すると，スロー法では自体重エクササイズにおいても，持続的な筋力発揮が概ね達成されていることが確認された．なお，スロー法では，ほとんどの種目においてエクササイズの終盤に主働筋の筋活動レベルが有意に増加することがわかっている[43]．さらに，トレーニング前後の血中乳酸濃度の変化を比較したところ，両動作様式ともに各種目実施後に追加的に血中乳酸濃度が増加する様子が観察されたが，その上昇程度はすべての種目においてスロー法で有意に高値であった[43]（5種目目のニートゥチェスト後の値：スロー法6.0±1.9mM，通常法3.3±0.8mM）．これらの結果を総合すると，スロー法では速筋線維を含むたくさんの筋線維が結果的に運動に動員されていたと理解でき，自体重レジスタンスエクササイズ種目であっても，適切にスロー法を実施することでマシンを用いた下肢の単関節エクササイズと同様の筋内環境を再現できるといえる．したがって，ある程度の期間，適切に実施することで十分な筋肥大効果が見込めると考えられる．

前述の通り，スロー法のみの処方では日常動作の動作効率を改善する効果は見込めない．そこで著者らのグループは，現場での運用を想定した介護予防プログラムとして，先ほどの5種目に日常動作の改善を目的とした軽負荷プライオメトリクス4種目（反動壁プッシュアップ，反動椅子立ち上がり，反動起き上がり，ワイドステップ）を追加した（図6-4-12）．このプログラムを健康な高齢者を対象に，集団指導のスタイルで16週間，週3回（1回は運動教室，2回は自宅にて実施）介入し，筋機能への長期的効果を，自体重エクササイズの動作様式（スロー法と通常法）の違いで比較したところ，両様式とも膝伸展ならびに肩水平屈曲の等尺性筋力，2ステップ値，脚伸展パワーは有意に増加し，筋機能の向上が認められた[42]．各種目1セットであっても，活発な高齢者の筋機能改善に効果的であることが明らかになった．しかし，対象者の介入前の体力レベルが高かったことが影響したせいか，骨格筋量に有意な変化は認められなかった．

その他にも複数の研究グループが高齢者を対象にスロー法の効果検証を行っている．Tsuzukuらは，運動習慣のない高齢者にスロー法を応用したプログラムを介入し，その効果を検証している[44]．介入プログラムは自体重を負荷として利用するスクワット，ランジ，バックキック，プッシュアップ，シットアップの5種目と，ゴムチューブを用いたロープーリー，ショルダープレスの2種目で構成され，10回（4週間ごとに2回ずつ増加）×2セットを，週3回（1回は運動教室，2回は自宅）実施した．12週間の介入の結果，大腿前部の筋組織厚が有意に増加したことに加え，腹膜前および大腿前部の脂肪厚ならびにウエスト周囲径が有意に減少した．さらに，HDL（High density lipoprotein）コレステロールが有意に増加し，ヘモグロビン$A1_C$が有意に減少した．また，同グループはスクワット，プッシュアップ，シットアップの3種目から成るプログラムの検証も行っており，12週間の介入により有意な大腿前部の筋組織厚の増大や下肢筋力の増強が生じたこ

①反復壁プッシュアップ

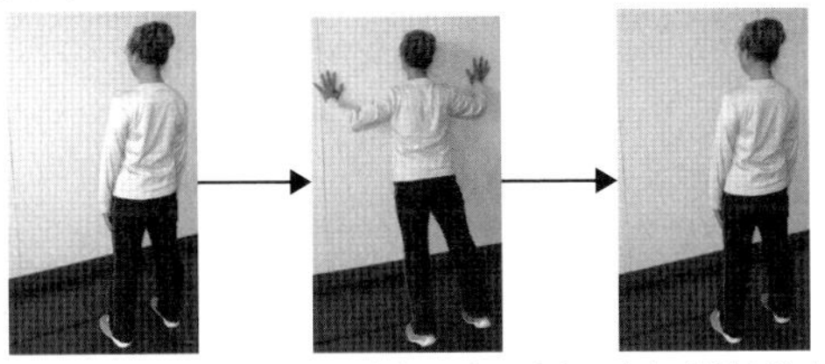

壁から少し離れた位置に立ち，壁に手をつきなが倒れ込む
→動作の切り返しの瞬間に壁を軽く押し，もと位置戻る

②反動椅子立ち上がり

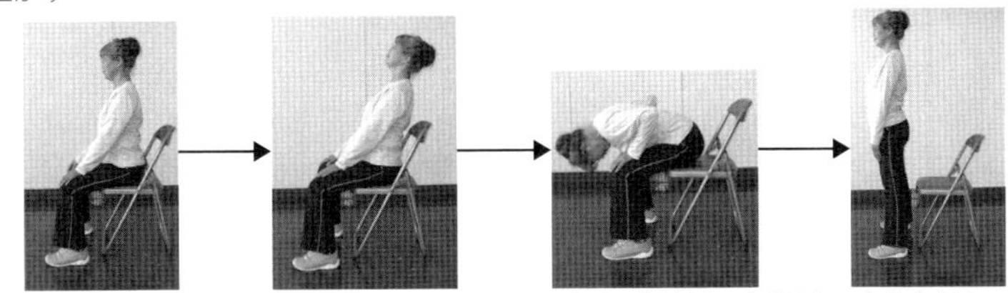

椅子に座り，軽く後ろに上体を反らした後，上体を前に倒す勢いを利用して立ち上がる

③反動起き上がり

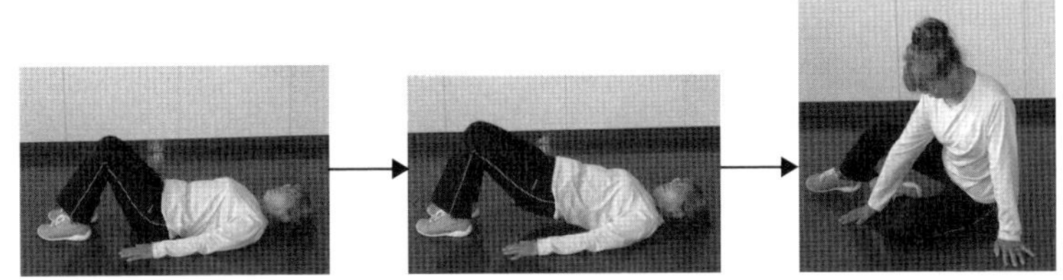

仰向けで膝を立て，臀部を軽く浮かせる→臀部を落とす勢いを利用して起き上がる
※起き上がる方向はどちらでも構わない

④ワイドステップ

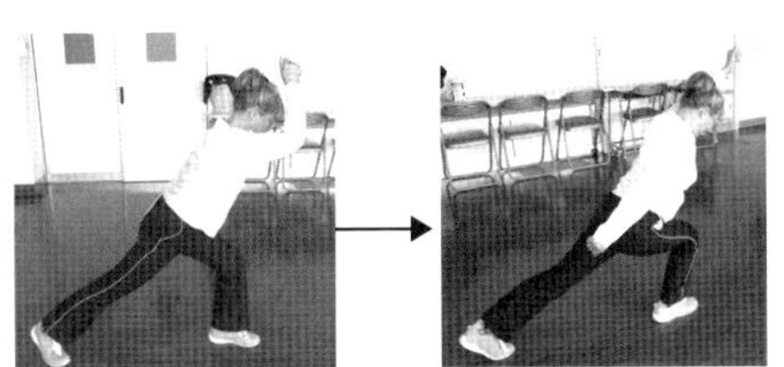

広めの歩幅で足を前に踏み込み，上体を前に倒す勢いを利用して行う

図6-4-12　高齢者に向けの動作改善エクササイズ（軽負荷プライオメトリクス）
（Watanabe et al., 2015[42] より作成）

このプログラムは「立ち上がる」，「起き上がる」，「歩く」の基本動作の改善を目的とした3種目と上肢の動作改善のための1種目で構成される．介入研究では，反動壁プッシュアップ，反動椅子立ち上がり，反動起き上がりは各5回，ワイドステップは20歩実施した．

とを報告している[45]．

Kandaらは要支援および要介護（1～2）の認定を受けた高齢者に対する介入研究を行っている[46]．プログラムはスクワットやカーフレイズなどの6種目で構成されており，すべての種目でスロー法を応用している．なお，6種目はバーを両手でつかんで身体を支えて行う，あるいは椅子に座った状態で行うエクササイズである．各種目2セットを週に1～2回の頻度で12週間介入することで，歩行能力や椅子立ち上がり能力が有意に改善したことが示されている．また，Takenamiらは，2型糖尿病患者を対象としたスロー法のプログラムの効果検証を行っている[47]．スクワット，ワイドスクワット，クランチの3種目をスロー法で行うプログラムを16週間（8～15回を2～3セット，週に2回）介入することで，大腿前部の筋組織厚および下肢筋力が有意に増加するとともに脂肪量が減少した．あわせて，ヘモグロビン$A1_C$も改善する傾向が認められた．

先行研究の情報をまとめると，スロー法を応用したプログラムがサルコペニア対策，生活習慣病対策になり得ることがうかがえる．また，スロー法を応用した自体重エクササイズによって確かな筋肥大効果を得るには，トレーニングのボリュームが重要な要素と考えられる．

ここでスロー法を自体重エクササイズへ応用する際，特に注意が必要な点を確認したい．スクワットやプッシュアップなどの多関節種目は，動作中に各筋の貢献度が変化するため，単関節種目に比べると主働筋の張力を維持したままで行いたいスロー法にはあまり適していない．したがって，動作の切り返し（例えば，スクワットの立ち上がり局面や腰を下ろす局面）で特に丁寧で滑らかな動作を心掛けることが必要となる．多関節種目では，運動強度が実施者の動作の精度に依存するので，十分な効果を得るには適切な指導が求められる．

5．からだにやさしいトレーニングの地域展開（亀岡スタディ）

1章で述べた通り，地域在住高齢者の10～20％程度はサルコペニアであると予想される．サルコペニアはフレイルの悪循環の起点となることから，特に後期高齢者では要介護に至る主要因の1つとなる．したがって，地域におけるサルコペニア対策が介護予防における重要事項に位置付けられる．

サルコペニアは，身体活動の低下だけではなく，食事内容の変化に伴う低栄養，栄養を取り込むための口腔機能の低下といった複数の要因が，相互に関連しあいながら進行していく．そのため，地域においてサルコペニア予防を展開し，成果を上げていくには，レジスタンストレーニングを中心とした運動はもちろんのこと，こういった周辺要素にもアプローチしていくことが求められる．著者らの研究グループは，京都府亀岡市において地域在住高齢者を対象とした介護予防プログラムの大規模検証を実施しているので，そのプログラムを紹介したい．

このプログラムは，運動を中心として口腔ケアおよび栄養改善を含めた複合的な内容で構成されている[48, 49]．運動プログラムは，活動量計を利用した日常の歩数増加へのはたらきかけと手軽に実施可能なレジスタンストレーニングとした．対象者全員に活動量計を配布して，介入開始前から1日あたり2,500歩の増加を目標に少しでも身体活動量を増やすように促した．トレーニングは自体重やゴムバンド等を負荷とする8種目とし，スロー法を応用した．また動作改善を目的として，すばやく動作する種目も含まれている．トレーニングプログラムの内容を（図6-4-13）にまとめた．口腔機能改善に対しては，歯磨きと口腔ケア体操の実施を促し，栄養改善へのはたらきかけとしては，バランスの取れた食生活につながる情報提供を行った．介入期間は12週間とし，初めの2週は公民館などの地域施設でレクチャーを開催し（週に1度，合計2回），運動，口腔機能改善，栄養改善に関する講義を行うとともにプログラムの実施方法を説明した．日々のプログラム実施は自分自身で管理することとして，歩数やプログラムの実施状況，食事内容を，配布した日誌（図6-4-14）に記録するよう依頼した．

著者らは，プログラムの現実的な運用を想定して，教室型と自宅型の2つの介入様式を設定した（図6-4-15）．教室型では，3週目以降，週に1度開催する運動教室において集団でプログラムを実施し，教室開催毎に日誌を確認した．日誌には簡単なコメントを書き込んで返却した．一方，自宅型はレクチャーのみの開催で，日誌はおよそ4週間毎に郵便で回収し，新たな日誌を発送した．なお，自宅型においても回収した日誌にはコメントを記載し，返却した．

12週間の短期介入の結果，1日あたりの平均歩数は教室型で1,318.3歩，自宅型で691.9歩増加しており，両介入とも有意な身体活動量の上昇が認められた．なお，歩数の増加量は教室型で有意に高値であった[50]．また，歯磨きの回数が改善した，食事バランスについて意識するようになったなど，介入を通して口腔ケア行動や食生活習慣に変化が認められた（渡邊ほか，投稿準備中）．骨格筋量の変化を見ると，下肢においては両介入ともに，上肢においては教室型のみで有意な筋肥大が認められた[51]（図6-4-16）．ゴムバンドを使った上肢のレジスタンストレー

①ステッピングエクササイズ
　動作改善を目的としたエクササイズ
負荷：アンクルウエイト
（足の重さのみでも構わない）
※座面をしっかりつかんで身体を固定し，
10秒間できるだけすばやく足踏みを行う

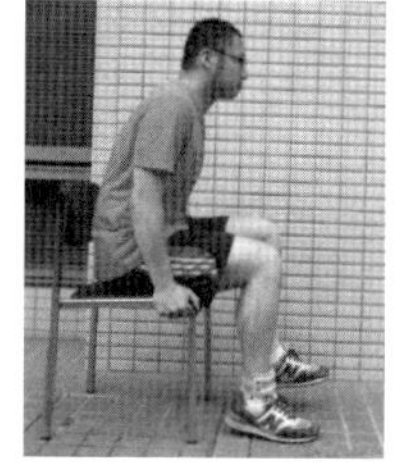

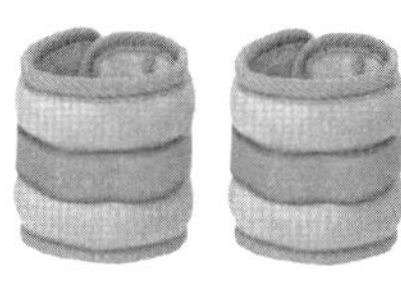

アンクルウエイト

②シングルレッグレイズ
主な主働筋：大腰筋　負荷：アンクルウエイト
（足の重さのみでも構わない）

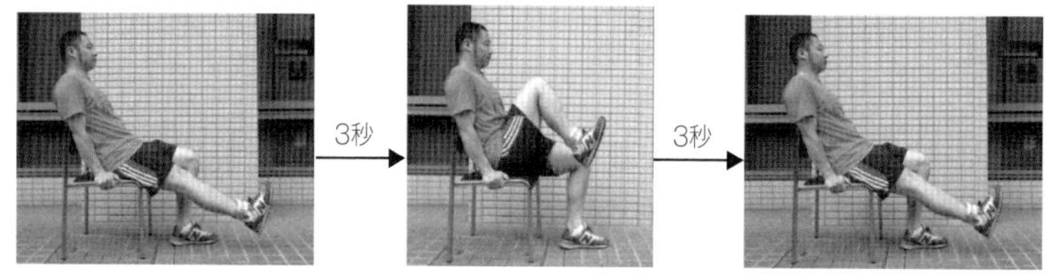

1秒保持※足は浮かせたまま行う

③スクワット
主な主働筋：大腿四頭筋，大殿筋
負荷：自体重

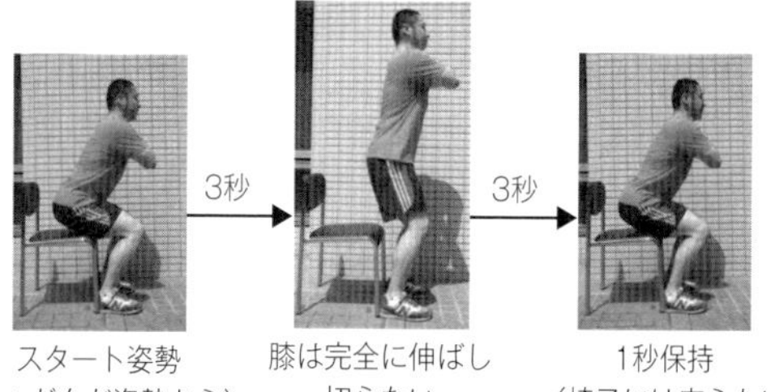

スタート姿勢（しゃがんだ姿勢から）　膝は完全に伸ばし切らない　1秒保持（椅子には座らない＝脱力しない）

④カーフレイズ
主な主働筋：腓腹筋，ヒラメ筋
負荷：自体重

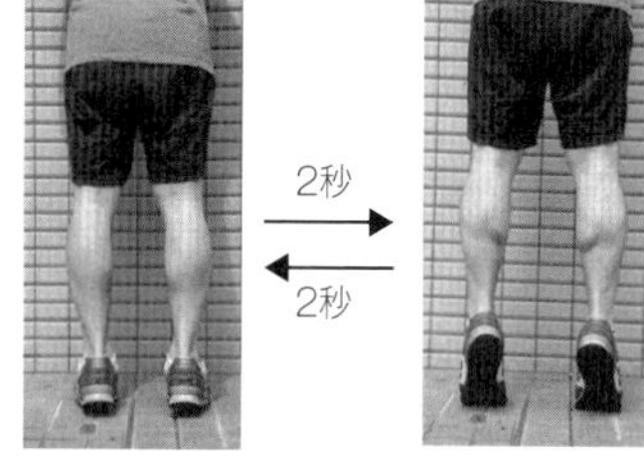

図6-4-13　亀岡スタディにおけるレジスタンストレーニングプログラム
（Watanabe et al., 2018[48]；京都府立医科大学，亀岡市，京都地域包括ケア推進機構，2014[49] より作成）
ステッピングエクササイズは10秒を3～5セット，シングルレッグレイズおよびスクワットは6～10回を1～2セット，カーフレイズは10～15回を1～2セット，上肢の4種目は6～10回を1～2セット行った．介入5週目以降，動作効率の改善を目的にシングルレッグレイズ，スクワット，カーフレイズですばやい動作で行うセットを追加した（10回を1セット）．アンクルウエイトは各500gで，ゴムバンドは黄色，赤，緑の順で負荷が高くなる．シングルレッグレイズは座ったまま行うことができ，膝の痛みなどでスクワットが適さない場合でも処方できる．

⑤アームカール
主な主働筋：上腕二頭筋
負荷：ゴムバンド

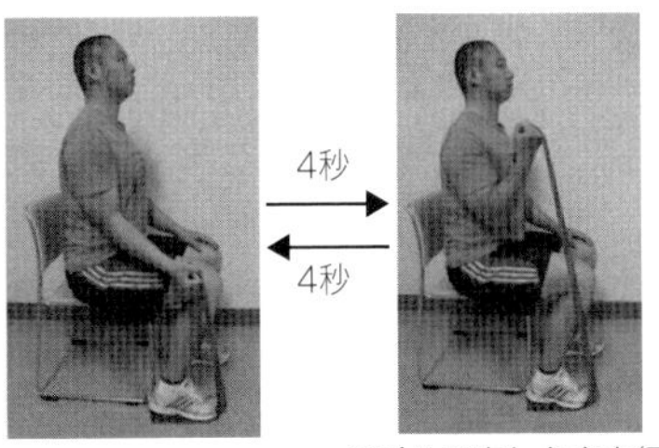

※肘は固定したまま行う

⑥フロントレイズ
主な主働筋：三角筋
負荷：ゴムバンド

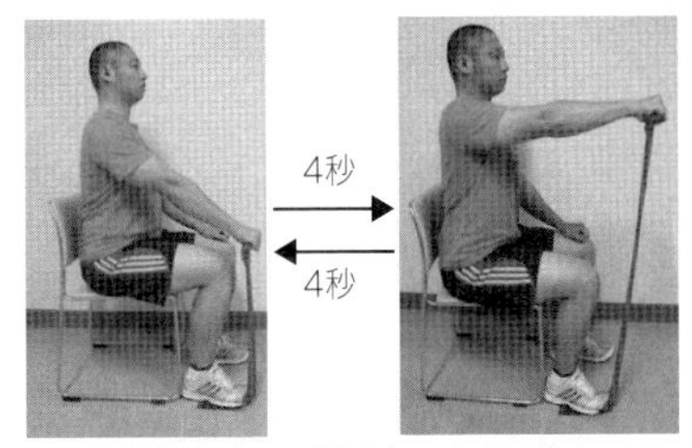

※身体を後ろに傾けないように注意

⑦サイドレイズ
主な主働筋：三角筋
負荷：ゴムバンド

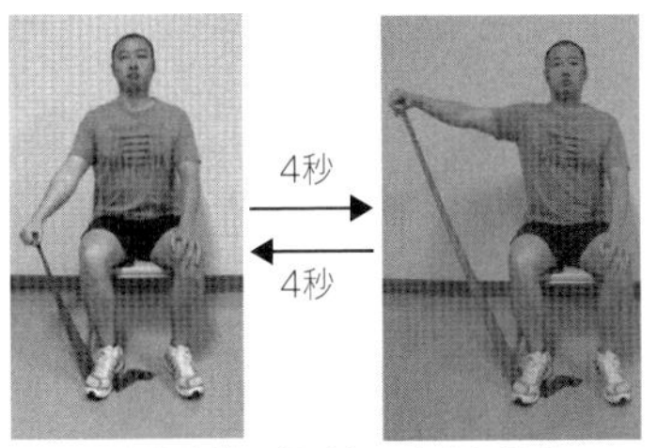

※身体を横に傾けないように注意

⑧エクスターナルローテーション
主な主働筋：棘下筋，小円筋
負荷：ゴムバンド

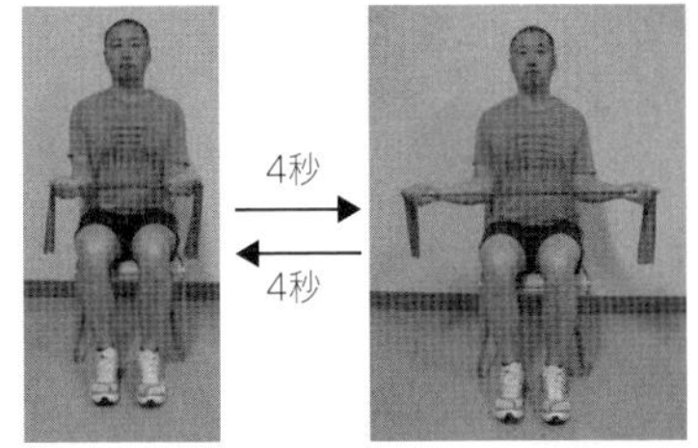

※肘は固定したまま行う

図6-4-13　続き

3月第1週	運動				口腔		食事				
	今日の歩数	腕の筋トレ	足の筋トレ	その他の運動（ストレッチ・バランス体操など）	歯みがき	お口の体操	朝食	昼食	夕食	その他	食事合計点
	寝る前に歩数を記入	○した ×しなかった			3. 3回以上 2. 2回 1. 1回 0. 0回	○した ×しない	朝, 昼, 夕の食事ごとに食べたものと, その他に乳製品と果物を食べたら○で囲みましょう.				食事の○の数を数えて, 記入する
記入例	3200歩	○	○	×	3	○					8/11点
3/4　月	9,000 歩	○			3		主食(○) 主菜(○) 副菜	主食(○) 主菜(○) 副菜(○)	主食(○) 主菜(○) 副菜(○)	牛乳・乳製品 果物(○)	9 /11点
3/5　火	歩						主食 主菜 副菜	主食 主菜 副菜	主食 主菜 副菜	牛乳・乳製品 果物	/11点
3/6　水	歩						主食 主菜 副菜	主食 主菜 副菜	主食 主菜 副菜	牛乳・乳製品 果物	/11点

図6-4-14　毎日の歩数およびプログラムの実施状況を記録する日誌
(Watanabe et al., 2018[48]；京都府立医科大学, 亀岡市, 京都地域包括ケア推進機構, 2014[49])

日誌への記録

歩数計

	介入前	1週目	2週目	3週～12週	介入後
教室型	体力テスト	講義 口腔ケア＆運動（90分）	講義 栄養＆運動（90分）	毎週の教室	体力テスト
自宅型	体力テスト	講義 口腔ケア＆運動（90分）	講義 栄養＆運動（90分）	復習会（5～6週）	体力テスト

図6-4-15　教室型介入と自宅型介入のスケジュール
（Watanabe et al., 2018[48] より改変）

教室型：レクチャー＋歩数計＆日誌＋教室開催（週に1度），自宅型：レクチャー＋歩数計＆日誌．口腔ケアに関する講義は京都府歯科衛生士会，栄養に関する講義は京都府栄養士会のそれぞれ協力を得て実施した．自宅型では，介入5週目あるいは6週目に自由参加の復習会を開催し，プログラムの内容を確認する機会を設けた．

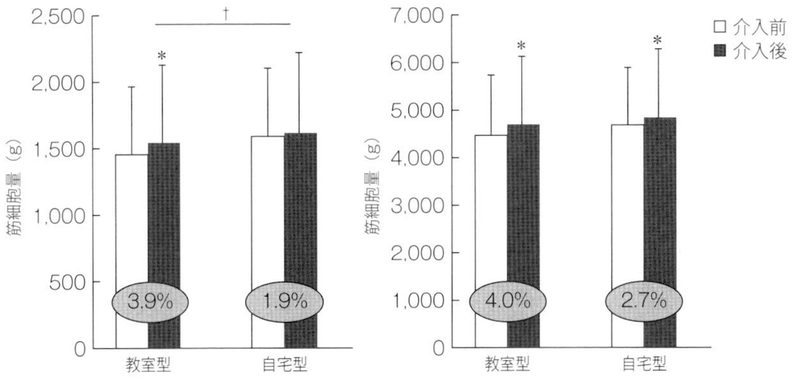

図6-4-16　介入前後の骨格筋量（筋細胞量指標）の変化（渡邊ほか，2019[51] より改変）
左：上肢，右：下肢．介入前後の比較：$^{*}p<0.001$，群間の比較：$^{\dagger}p<0.05$．

ニングを適切に指導するには，数回のレクチャーだけでは不十分であったと推察される．膝伸展筋力，椅子立ち上がり能力，垂直跳びといった身体機能は両介入様式ともに有意な改善を認めている[50]．なお，膝伸展筋力の増加率には有意な群間差が認められ，教室型でより大きな改善が観察された（図6-4-17）．

以上のことから，高齢者が自宅で自己管理のもと取り組めるような汎用性の高いプログラムにおいても，一定のトレーニング効果を引き出すことが可能と考えられる．加えて，比較的低コストで展開可能な自宅型介入においても，教室型と同様の効果が得られた意義は大きい．この結果は，適切な情報提供とプログラム

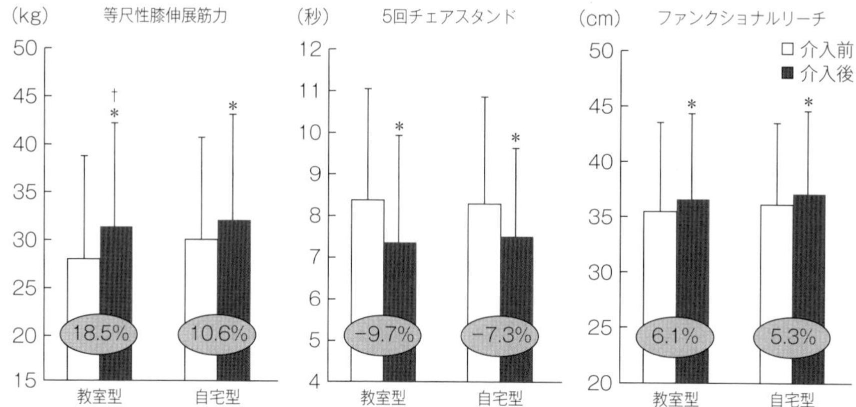

図6-4-17 介入前後の身体機能の変化（Watanabe et al., 2020[50]より作成）
介入前後の比較：*p<0.001，群間の比較：†p<0.05.

の継続をサポートする工夫（日誌のやり取りなど）によって，地域在住高齢者の骨格筋量の増加および身体機能の改善，すなわちサルコペニアの予防，改善を達成し得ることを示している．上記の介入プログラムは地域での現実的な運用を想定して作成したものである．著者らのグループでは，健康運動指導士，理学療法士，看護師，歯科衛生士，栄養士と地域ボランティアが協力して介入を運営している．今後，既存の地域の力（地域資源）を活用して，多くの地域で展開されることを願っている．

【文　献】

1）Pollock ML, Carroll JF, Graves JE et al.: Injuries and adherence to walk/jog and resistance training programs in the elderly. Med Sci Sports Exerc, 23: 1194－1200, 1991.

2）Hatzaras I, Tranquilli M, Coady M et al.: Weight lifting and aortic dissection: more evidence for a connection. Cardiology, 107: 103－106, 2007.

3）MacDougall JD, Tuxen D, Sale DG et al.: Arterial blood pressure response to heavy resistance exercise. J Appl Physiol, 58: 785－790, 1985.

4）Bermon S, Rama D, Dolisi C: Cardiovascular tolerance of healthy elderly subjects to weight-lifting exercises. Med Sci Sports Exerc, 32: 1845－1848, 2000.

5）鯵坂隆一：運動の安全基準．松田光生他編．地域における高齢者の健康づくりハンドブック．pp46－49．ナップ．2001．

6）ACSM：ACSM's Guidelines for Exercise Testing and Prescription 9th ed. Lippincott

Williams & Wilkins, 2013.
7）厚生労働省：介護予防マニュアル改訂版. 2012．https://www.mhlw.go.jp/topics/2009/05/dl/tp0501-1_1.pdf
8）Garber CE, Blissmer B, Deschenes MR et al.: American College of Sports Medicine position stand. Quantity and quality of exercise for developing and maintaining cardiorespiratory, musculoskeletal, and neuromotor fitness in apparently healthy adults: guidance for prescribing exercise. Med Sci Sports Exerc, 43: 1334－1359, 2011.
9）渡邊裕也，山田陽介，三宅基子ほか：高齢者向けの運動教室が参加者の身体機能と医療費に及ぼす効果．厚生の指標，60：26－32，2013．
10）Meijer EP, Goris AH, Wouters L et al.: Physical inactivity as a determinant of the physical activity level in the elderly. Int J Obes Relat Metab Disord, 25: 935－939, 2001.
11）Csapo R, Alegre LM: Effects of resistance training with moderate vs heavy loads on muscle mass and strength in the elderly: A meta-analysis. Scand J Med Sci Sports, 26: 995－1006, 2016.
12）山田実：サルコペニア予防のための運動・身体活動．介護福祉・健康づくり，3：29－32，2016．
13）山田実：フレイル・サ　ルコペニアの予防と対策．内科，121：697－701，2018．
14）Takarada Y, Takazawa H, Sato Y et al.: Effects of resistance exercise combined with moderate vascular occlusion on muscular function in humans. J Appl Physiol, 88: 2097－2106, 2000.
15）Takarada Y, Sato Y, Ishii N: Effects of resistance exercise combined with vascular occlusion on muscle function in athletes. Eur J Appl Physiol, 86: 308－314, 2002.
16）Ozaki H, Sakamaki M, Yasuda T et al.: Increases in thigh muscle volume and strength by walk training with leg blood flow reduction in older participants. J Gerontol A Biol Sci Med Sci, 66: 257－263, 2011.
17）Takarada Y, Nakamura Y, Aruga S et al.: Rapid increase in plasma growth hormone after lowintensityresistance exercise with vascular occlusion. J Appl Physiol, 88: 61－65, 2000.
18）太田晴康，黒澤尚，桜庭景植ほか：萎縮筋に対する血流制限下での低負荷筋力訓練の有効性について－前十字靱帯再建術後のトレーニングでの検討－. 日本臨床スポーツ医学会誌，10：282－289，2002．
19）Yasuda T, Abe T, Sato Y et al.: Muscle fiber cross-sectional area is increased after two weeks of twice daily KAATSU-resistance training. Int J KAATSU Training Res, 1: 65－70, 2005.
20）Mukaimoto T, Han I, Naka T et al.: Effects of low-intensity and low-velocity resistance training on lower limb muscular strength and body composition in elderly adults. Jpn J Phys Fitness Sports Med, 55: S209－S212, 2006.
21）Tanimoto M, Ishii N: Effects of low-intensity resistance exercise with slow movement

and tonic force generation on muscular function in young men. J Appl Physiol, 100: 1150－1157, 2006.

22）Bonde-Petersen F, Mork AL, Nielsen E: Local muscle blood flow and sustained contractions of human arm and back muscles. Eur J Appl Physiol Occup Physiol, 34: 43－50, 1975.

23）Holm L, Reitelseder S, Pedersen TG et al.: Changes in muscle size and MHC composition in response to resistance exercise with heavy and light loading intensity. J Appl Physiol, 105: 1454－1461, 2008.

24）Mitchell CJ, Churchward-Venne TA, West DW et al.: Resistance exercise load does not determine training-mediated hypertrophic gains in young men. J Appl Physiol, 113: 71－77, 2012.

25）Ogasawara R, Loenneke JP, Thiebaud RS et al.: Low-load bench press training to fatigue results in muscle hypertrophy similar to high-load bench press training. Int J Clin Med, 4: 114－121, 2013.

26）Van Roie E, Delecluse C, Coudyzer W et al.: Strength training at high versus low external resistance in older adults: effects on muscle volume, muscle strength, and force-velocity characteristics. Exp Gerontol, 48: 1351－1361, 2013.

27）Yoo EJ, Jun TW, Hawkins SA: The effects of a walking exercise program on fall-related fitness, bone metabolism, and fall-related psychological factors in elderly women. Res Sports Med, 18: 236－250, 2010.

28）池永昌弘，山田陽介，三原里佳子ほか：中敷に重量負荷した靴の運動介入が高齢者の下肢筋量および歩容に及ぼす影響．体力科学，61：467－477，2012．

29）Hortobágyi T, Mizelle C, Beam S et al.: Old adults perform activities of daily living near their maximal capabilities. J Gerontol A Biol Sci Med Sci, 58: M453－M460, 2003.

30）ACSM: American College of Sports Medicine Position Stand. The recommended quantity and quality of exercise for developing and maintaining cardiorespiratory and muscular fitness, and flexibility in healthy adults. Med Sci Sports Exerc, 30: 975－991, 1998.

31）Yamada M, Mori S, Nishiguchi S et al.: Pedometer-based behavioral change program can improve dependency in sedentary older adults: a randomized controlled trial. J Frailty Aging, 1: 39－44, 2012.

32）Yamada M, Nishiguchi S, Fukutani N et al.: Mail-Based intervention for sarcopenia prevention increased anabolic hormone and skeletal muscle mass in community-dwelling Japanese older adults: the INE（intervention by nutrition and exercise）study. J Am Med Dir Assoc, 16: 654－660, 2015.

33）Watanabe D, Yoshida T, Watanabe Y et al.: Objectively measured daily step counts and prevalence of frailty in 3616 older adults. J Am Geriatr Soc, 68: 2310－2318, 2020.

34）Ikenaga M, Yamada Y, Kose Y et al.: Effects of a 12-week, short-interval, intermittent, low-intensity, slow-jogging program on skeletal muscle, fat infiltration, and fitness in older adults: randomized controlled trial. Eur J Appl Physiol, 117: 7－15, 2017.

35) Tanimoto M, Madarame H, Ishii N: Muscle oxygenation and plasma growth hormone concentration during and after resistance exercise: comparison between "Kaatsu" and other types of regimen. Int J Kaatsu Training Res, 1: 51－56, 2005.

36) Tanimoto M, Sanada K, Yamamoto K et al.: Effects of whole-body low-intensity resistance training with slow movement and tonic force generation on muscular size and strength in young men. J Strength Cond Res, 22: 1926－1938, 2008.

37) Watanabe Y, Tanimoto M, Ohgane A et al.: Increased muscle size and strength from slowmovement, low-intensity resistance exercise and tonic force generation. J Aging Phys Act, 21: 71－84, 2013.

38) Watanabe Y, Madarame H, Ogasawara R et al.: Effect of very low-intensity resistance training with slow movement on muscle size and strength in healthy older adults. Clin Physiol Funct Imaging, 34: 463－470, 2014.

39) Burd NA, Andrews RJ, West DW et al.: Muscle time under tension during resistance exercise stimulates differential muscle protein sub-fractional synthetic responses in men. J Physiol, 590: 351－362, 2012.

40) Tanimoto M, Kawano H, Gando Y et al.: Low intensity resistance training with slow movement and tonic force generation increases basal limb blood flow. Clin Physiol Funct Imaging, 29: 128－135, 2009.

41) Tanimoto M, Arakawa H, Sanada K et al.: Changes in muscle activation and force generation patterns during cycling movements because of low intensity squat training with slow movement and tonic force generation. J Strength Cond Res, 23: 2367－2376, 2009.

42) Watanabe Y, Tanimoto M, Oba N et al.: Effect of resistance training using bodyweight in the elderly: Comparison of resistance exercise movement between slow and normal speed movement. Geriatr Gerontol Int, 15: 1270－1277, 2015.

43) 渡邊裕也，来田宣幸，谷本道哉ほか：筋発揮張力維持スロー法を応用した自体重運動の筋活動動態および乳酸応答．体力・栄養・免疫学雑誌，30：36－45，2020.

44) Tsuzuku S, Kajioka T, Sakakibara H et al.: Slow movement resistance training using body weight improves muscle mass in the elderly: A randomized controlled trial. Scand J Med Sci Sports, 28: 1339－1344, 2018.

45) Tsuzuku S, Kajioka T, Endo H et al.: Favorable effects of non-instrumental resistance training on fat distribution and metabolic profiles in healthy elderly people. Eur J Appl Physiol, 99: 549－555, 2007.

46) Kanda K, Yoda T, Suzuki H et al.: Effects of low-intensity bodyweight training with slow movement on motor function in frail elderly patients: a prospective observational study. Environ Health Prev Med, 23: 4, 2018.

47）Takenami E, Iwamoto S, Shiraishi N et al.: Effects of low-intensity resistance training on muscular function and glycemic control in older adults with type 2 diabetes. J Diabetes Investig, 10: 331－338, 2019.
48）Watanabe Y, Yamada Y, Yokoyama K et al.: Comprehensive geriatric intervention program with and without weekly class-style exercise: research protocol of a cluster randomized controlled trial in Kyoto-Kameoka Study. Clin Interv Aging, 13: 1019－1033, 2018.
49）京都府立医科大学，亀岡市，京都地域包括ケア推進機構：京都式介護予防総合プログラム構築事業 地域資源を活用した総合型介護予防プログラム実施マニュアル．2014．
50）Watanabe Y, Yamada Y, Yokoyama K et al.: Comprehensive geriatric intervention in community-dwelling older adults: A cluster-randomized controlled trial. J Cachexia Sarcopenia Muscle, 11: 26－37, 2020.
51）渡邊裕也，山田陽介，三宅基子ほか：幅広い高齢者に適応可能なサルコペニア予防法．デサントスポーツ科学，35：78－86，2019．

Index

和文索引

あ

か

さ

た

な

は

ま

ら

欧文索引

<著者紹介>
渡邊 裕也（わたなべ　ゆうや）
現職：公益財団法人 明治安田厚生事業団 体力医学研究所　研究員
平成15（2003）年3月　高千穂大学商学部卒業
平成24（2012）年7月　東京大学大学院総合文化研究科博士課程修了，博士（学術）
平成24（2012）年4月～平成28（2016）年3月　京都府立医科大学医学部　博士研究員
平成28（2016）年4月～令和3（2021）3月　同志社大学スポーツ健康科学部　助教
令和 3（2021）年4月より現職
専門はトレーニング科学，応用健康科学．高齢者を対象としたスロートレーニング（筋発揮張力維持スロー法），超音波画像から算出する筋輝度を用いた骨格筋の質的評価，地域在住に対する大規模運動介入（亀岡スタディ，八王子プロジェクト）に関する研究に従事している．

2022年 6 月 20日　第1版第1刷発行

下肢と体幹の筋がよくわかる基礎ノート
定価（本体3,000円+税）　　検印省略

著　者　渡邊 裕也
発行者　太田 康平
発行所　株式会社　杏林書院
〒113-0034　東京都文京区湯島4-2-1
Tel　03-3811-4887（代）
Fax　03-3811-9148
http://www.kyorin-shoin.co.jp
© Y. Watanabe
ISBN 978-4-7644-1230-9　C3047　　三報社印刷/川島製本所
Printed in Japan
乱丁・落丁の場合はお取り替えいたします．

・本書の複製権・翻訳権・上映権・譲渡権・公衆送信権（送信可能化権を含む）は株式会社杏林書院が保有します．
・JCOPY <（一社）出版者著作権管理機構 委託出版物>
本書の無断複製は著作権法上での例外を除き禁じられています．複製される場合は，そのつど事前に，（一社）出版者著作権管理機構（電話 03-5244-5088，FAX 03-5244-5089，e-mail：info@jcopy.or.jp）の許諾を得てください．